KYRA UND SASCHA KAUFFMANN

HISTAMIN IRRTUM

DAS KOCHBUCH

KYRA UND SASCHA KAUFFMANN

HISTAMIN IRRTUM

DAS KOCHBUCH

Lecker und gesund essen bei histaminbedingten Beschwerden

VAK Verlags GmbH
Kirchzarten bei Freiburg

Haftungsausschluss und allgemeiner Hinweis

Die in diesem Buch enthaltenen Informationen dienen ausschließlich Bildungs- und Informationszwecken. Sie stellen keine medizinische Beratung dar und ersetzen nicht die Konsultation eines Arztes oder eines anderen qualifizierten Gesundheitsdienstleisters. Die Verwendung der Informationen erfolgt auf eigenes Risiko des Lesers/der Leserin. Dieses Buch ist nicht als Grundlage für eigenständige Diagnosen oder den Beginn, die Änderung oder Beendigung einer Behandlung von Krankheiten gedacht. Bei gesundheitlichen Fragen oder Beschwerden konsultieren Sie bitte immer einen Arzt oder Apotheker Ihres Vertrauens. Die Autoren und der Verlag übernehmen keine Haftung für eventuelle Unannehmlichkeiten oder Schäden, die sich aus der Anwendung der hier dargestellten Informationen ergeben könnten.

Bibliographische Information der Deutschen Nationalbibliothek

Die Deutsche Nationalbibliothek verzeichnet diese Publikation in der Deutschen Nationalbibliographie; detaillierte bibliographische Daten sind im Internet über http://dnb.d-nb.de abrufbar.

VAK Verlags GmbH
Eschbachstraße 5
79199 Kirchzarten
Deutschland
E-Mail: info@vakverlag.de
www.vakverlag.de

Lektorat: Gina Janosch, Freiburg
Produktion: Schmieder Media GmbH, Lünen
Covergestaltung: Kathrin Steigerwald, Hamburg
Layout: KRÜGER'S Satzgestaltung, Lünen
Druck: mediaprint solutions GmbH, Paderborn
Printed in Germany
ISBN: 978-3-86731-294-3

VORWORT DER AUTOREN 9

DIE GRUNDLAGEN 14

Was dich in diesem Buch konkret erwartet ... 15
Kurze Wiederholung: Histamin – kleines Molekül, große Wirkung ... 17
Welcher Histamin-Typ bist du? Warum Ernährung bei jedem hilft ... 26
Warum wir beim Thema Histamin nicht auf Verzicht setzen, sondern auf Balance ... 29

DER PLAN 34

Das Baukastenprinzip der Histamin-Ernährung – in drei Phasen zurück ins Gleichgewicht ... 35
So funktioniert die histaminbewusste Küche ... 37
Die Histamin-Pyramide: Orientierung leicht gemacht ... 39
Schritt-für Schritt-Ansatz für deine Ernährung ... 43
Die TAFF-Regel: Dein einfacher Wegweiser zur histaminfreundlichen Ernährung ... 44

PRAXISTEIL ERNÄHRUNG 50

Die Küchenpraxis: Jetzt geht's ans Eingemachte ... 51
Dein Weg zu einer gesünderen Küche ... 52
Weitere Grundsätze der histamingesunden Küche ... 58

REZEPTTEIL | DAS 12-WOCHEN-PROGRAMM **63**

Genuss trotz Histamin-Intoleranz 64

I **Phase 1 – Entlastung:**
Reize reduzieren und System beruhigen 65
(Woche 1–4)
- 9 Frühstücke ohne Stress 67
- Zusatzrezept – selbst gemachter Joghurt 78
- 10 Snacks/kleine Mahlzeiten/Abend- oder Mittagessen 80
- 15 Hauptgerichte 91
- Zusatzrezept – selbst gemachte histaminarme Gemüsebrühe 108
- 7 reizarme Desserts 109
- 2 Smoothies 117
- Upgrades für Phase 1 119

II **Phase 2 – Aufbau:**
Vielfalt aufbauen und Nährstoffe auffüllen 121
(Woche 5–8)
- 6 aufbaugerechte Frühstücke 122
- 9 Snacks/kleine Mahlzeiten 128
- 14 Hauptrezepte mit neuen Lebensmitteln 137
- 6 aufbauende Dessertvariationen 154
- 6 Smoothies 162
- Upgrades für Phase 2 169

III **Phase 3 – Erweiterung & neue Freiheit:**
Alltag, Genuss und Stabilisierung 171
(Woche 9–12)
- 4 Frühstücke 173
- 5 Snacks/kleine Mahlzeiten 177
- 10 Lieblingsrezepte für jeden Tag 183
- Zusatzrezept – selbst gemachtes Tomatenmark 197
- 6 gut verträgliche Süßspeisen 198
- 4 Smoothies 206
- Upgrades für Phase 3 210

ORIENTIERUNG | VERTIEFUNG 211

Unser »Teller-Modell« ... 212
Die große Lebensmittelübersicht ... 214
Danksagung ... 221

ANHANG 222

FAQ – häufig gestellte Fragen ... 223
Glossar ... 226
Rezeptregister ... 230
Stichwortregister ... 232
Labore, Bezugsquellen, Literaturquellen und -empfehlungen ... 233
Bildnachweise ... 238

VORWORT

VORWORT DER AUTOREN

Willkommen in unserer gesunden Genussküche!

Vielleicht kennst du das: Du hast »Der Histamin-Irrtum« und auch unser Praxisbuch gelesen, viele Aha-Momente erlebt – und dann kommt der Alltag. Einkaufen, Kochen, Familienessen ... und plötzlich steht die Frage im Raum: Und was koche ich jetzt eigentlich? Genau dafür haben wir dieses Kochbuch geschrieben. Wir möchten dir zeigen, dass histaminbewusstes Essen weder kompliziert noch langweilig sein muss. Ganz im Gegenteil: Mit ein wenig Know-how und frischen Zutaten lassen sich Gerichte zubereiten, die leicht gelingen, toll schmecken und dein Wohlbefinden unterstützen.

Genuss statt Verzicht

Unser Ansatz ist klar: Kochen soll Freude machen. Anstatt sich in endlosen Listen von »verbotenen« Lebensmitteln zu verlieren, konzentrieren wir uns auf das, was geht – und das ist erstaunlich viel. Wir haben Rezepte entwickelt, die Lust auf mehr machen, ohne dass du ständig das Gefühl hast, auf etwas verzichten zu müssen. Von wärmenden Suppen und schnellen Feierabendideen über knackige Salate bis hin zu besonderen Gerichten für Gäste findest du hier eine bunte Mischung für jeden Tag.

Alltagstauglich und flexibel

Wir wissen, dass nicht jeder Tag gleich ist. Manchmal bleibt nur wenig Zeit, manchmal willst du in Ruhe etwas Neues ausprobieren. Deshalb findest du in diesem Buch sowohl blitzschnelle Lieblingsgerichte als auch etwas aufwendigere Rezepte für gemütliche Wochenenden. Viele Ideen kannst du außerdem individuell anpassen – je nach Jahreszeit, Vorratsschrank oder persönlichem Geschmack. Die Rezepte basieren auf unseren eigenen Erfahrungen und auf unzähligen Rückmeldungen aus der Histamin-Irrtum-Community. Wir haben Tipps eingebaut, wie du Zutaten klug kombinierst, Frische sicherst und kleine Stolperfallen vermeidest. So bekommst du nicht nur Rezepte, sondern auch Sicherheit und Routine für deinen histaminbewussten Alltag.

Dein Weg, dein Tempo

Vielleicht bist du ganz neu auf diesem Gebiet, vielleicht schon länger dabei. Ganz egal, wo du stehst: Dieses Buch möchte dich vor allem ermutigen, statt Regeln zu diktieren. Kochen ist ein lebendiger Prozess – probiere aus, passe an, lass dich inspirieren und finde deinen eigenen Rhythmus. Wir wünschen dir, dass diese Rezepte dein Leben leichter, bunter und genussvoller machen. Lass dich überraschen, wie viel Spaß histaminarmes Kochen bringen kann – für dich, deine Familie und Freunde.

Wir wünschen dir viel Spaß beim Ausprobieren, beim Entdecken und natürlich beim Genießen – für mehr Energie, Wohlbefinden und Lebensfreude in deinem Alltag!

Herzlichst
Kyra & Sascha Kauffmann

Folge uns gerne auf unseren Social-Media-Kanälen:

@die_hormonexperten

MCAS; Mastozytose und HIT

Hier teilen wir regelmäßig aktuelle Informationen, Erfahrungsberichte und nützliche Tipps zum Mastzellaktivierungssyndrom (MCAS), zur Mastozytose und Histamin-Intoleranz. Bleibe auf dem Laufenden und sei Teil unserer Community!

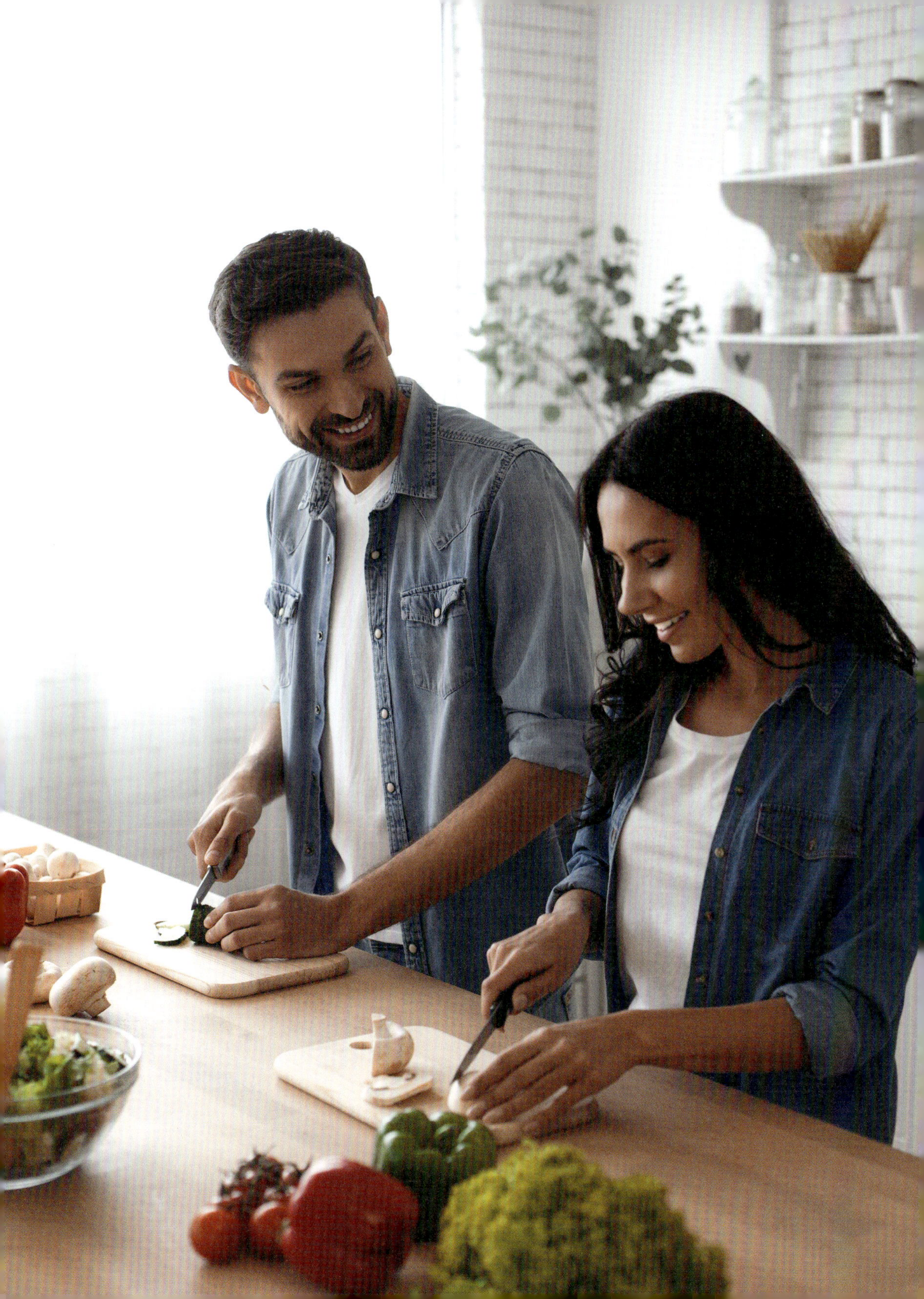

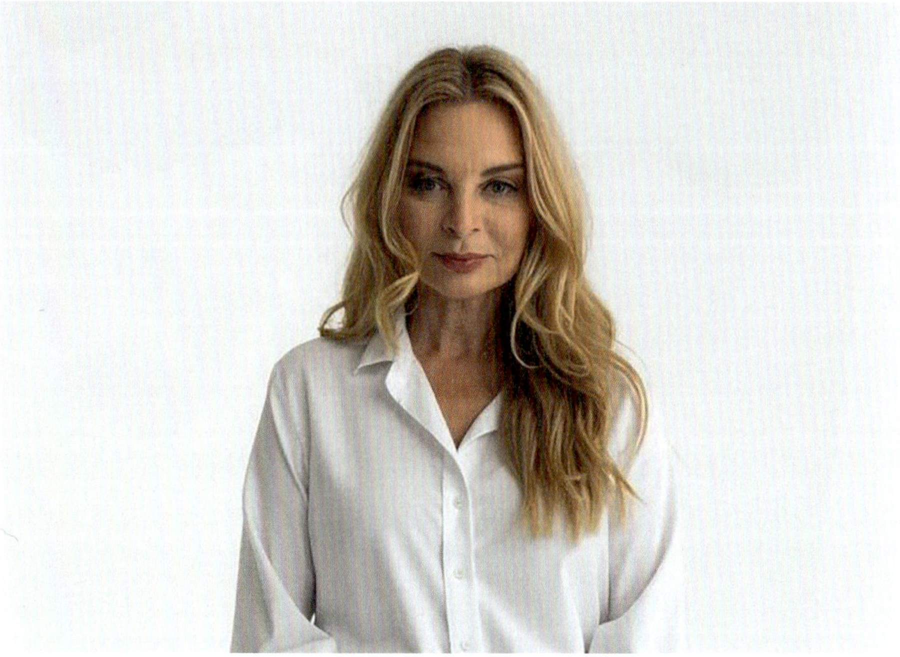

Ich bin Kyra Kauffmann,

leidenschaftliche Heilpraktikerin mit über zwei Jahrzehnten Erfahrung in der funktionellen Medizin und Naturheilkunde. Als Dozentin gebe ich mein Wissen gerne weiter und habe bereits mehrere Fachbücher im Bereich der ganzheitlichen Medizin veröffentlicht. Neben meiner beruflichen Tätigkeit bin ich Mutter zweier Söhne, die mich täglich inspirieren und herausfordern. Mein Wissensdurst treibt mich stets zu neuen Horizonten: Aktuell stehe ich kurz vor dem Abschluss meines Medizinstudiums. Meine persönliche Reise mit dem Thema Histamin begann in den Wechseljahren – eine Erfahrung, die viele Frauen teilen. Plötzlich reagierte mein Körper anders auf alltägliche Genüsse. Ein Schlüsselerlebnis war, als ein Glas Rotwein unerwartet Herzrasen und massive Schlafstörungen auslöste. Diese Erfahrung weckte mein Interesse an den komplexen Zusammenhängen zwischen Hormonen, Histamin und Gesundheit, was letztendlich zu diesem Buch führte.

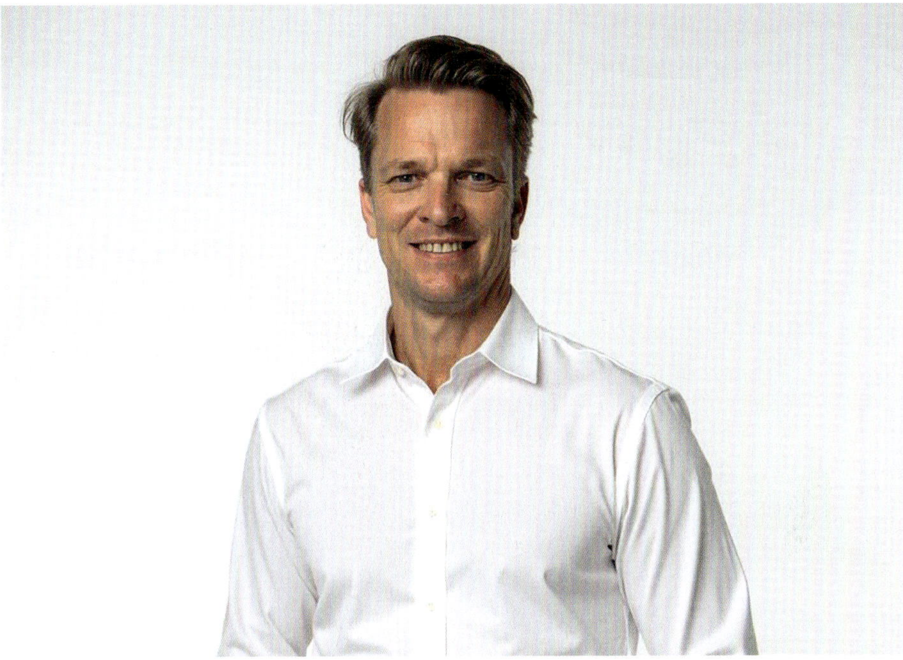

Ich bin Sascha Kauffmann,

arbeite seit 15 Jahren als niedergelassener Heilpraktiker und setze mein Wissen über ganzheitliche Gesundheitsansätze ein. Parallel dazu bin ich Friseurmeister – zwei Berufe, die auf den ersten Blick wenig gemeinsam haben, aber beide eines erfordern: ein tiefes Verständnis für Menschen und ihre individuellen Bedürfnisse. Als Autor mehrerer Gesundheitsratgeber teile ich mein Wissen mit einem breiten Publikum. Privat bin ich Vater zweier Söhne, die mich jeden Tag aufs Neue daran erinnern, wie wichtig es ist, Gesundheit und Familie in Einklang zu bringen. Meine intensive Beschäftigung mit dem Thema Histamin ist kein Zufall – sie hat eine sehr persönliche Geschichte. Seit Jahren kämpfe ich mit Allergien, doch eine schwere Wespengiftallergie hat mein Leben nachhaltig geprägt. Ein dramatischer Vorfall brachte mich sogar auf die Intensivstation und machte mir auf schmerzhafte Weise bewusst, welche lebensbedrohlichen Auswirkungen Histamin-Reaktionen haben können. Diese Erfahrung war ein Wendepunkt: Seitdem setze ich mich dafür ein, das Bewusstsein für Histamin-Problematiken zu schärfen und Betroffenen praktische Hilfe zu bieten.

DIE GRUNDLAGEN

WAS DICH IN DIESEM BUCH KONKRET ERWARTET

Dieses Buch ist für dich, wenn du mit Histaminintoleranz, Mastzellaktivierungssyndrom (MCAS) oder histaminbedingten Beschwerden lebst – oder einfach nur bewusster essen möchtest, ohne auf Geschmack und Freude zu verzichten. Hier stehen praktische Rezepte im Mittelpunkt: alltagstauglich, erprobt und mit Liebe entwickelt.

Wenn du unsere beiden anderen Bücher zum Thema Histamin kennst, hast du bereits ein gutes Verständnis davon, wie Histamin im Körper wirkt, welche Zusammenhänge zwischen Ernährung, Verdauung und Wohlbefinden bestehen und wie du deine persönliche Toleranzschwelle besser einschätzen kannst. Dieses Kochbuch ist die praktische Ergänzung dazu – es bringt das Wissen aus den Grundlagen direkt auf deinen Teller.

Hier geht es nicht um komplizierte Theorie, sondern um das Tun: ums Ausprobieren, Anpassen, Erleben und Genießen. Du findest in diesem Buch eine Vielzahl an Rezepten für den Alltag – vom schnellen Frühstück über einfache Snacks bis hin zu warmen Hauptgerichten und kleinen Genussmomenten zwischendurch. Alle Rezepte sind so gestaltet, dass sie leicht nachzukochen sind und dir helfen, deinen Speiseplan abwechslungsreich, bekömmlich und lecker zu gestalten.

Histaminbewusste Ernährung bedeutet nicht, auf alles zu verzichten. Es bedeutet, bewusster zu wählen. Dieses Buch soll dir zeigen, dass du trotz Einschränkungen mit Freude und Kreativität kochen kannst. Die Rezepte basieren auf frischen, natürlichen Zutaten, die du problemlos im Supermarkt bekommst. Wo es sinnvoll ist, findest du Varianten und Alternativen – damit du jedes Gericht an deine persönlichen Bedürfnisse anpassen kannst. Denn jeder Körper reagiert anders, und was dir heute guttut, kann sich morgen schon verändern. Deshalb geht es hier nicht um starre Regeln, sondern um Inspiration und Flexibilität.

Wir möchten dir zeigen, wie ein gesundes, genussvolles Leben mit Histamin möglich ist – ohne starre Verbotslisten, dafür mit Freude am Essen und einem sicheren, entspannten Körpergefühl.

Um dich dabei Schritt für Schritt zu begleiten, haben wir ein 3-Phasen-Programm entwickelt. Auf den folgenden Seiten erfährst du, wie du mit klaren, alltagstauglichen Impulsen mehr Sicherheit im Umgang mit Histamin gewinnst, deine Ernährung individuell anpasst und so wieder mehr Lebensqualität spürst.

Neben den Rezepten findest du hilfreiche Tipps zum Einkaufen, zur Vorratshaltung und zur Planung deiner Mahlzeiten. Du erfährst, wie du dir den Alltag erleichterst, Stress beim Kochen vermeidest und wieder Vertrauen in deine Ernährung gewinnst. Denn je besser du vorbereitet bist, desto leichter fällt dir der histaminarme Alltag – und desto mehr Freude wirst du am Essen haben.

Dieses Kochbuch ist dein Begleiter für den Alltag – praktisch, verständlich und motivierend. Es ersetzt kein Grundlagenwissen, sondern baut darauf auf. Wenn du die Hintergründe rund um Histamin, Enzyme und Toleranzmechanismen vertiefen möchtest, empfehle ich dir, in die Grundlagenbücher oder das Workbook hineinzuschauen. Dort findest du das theoretische Wissen, das dir hilft, langfristig Stabilität und Sicherheit zu entwickeln.

Hier aber steht der Genuss im Vordergrund. Dieses Buch lädt dich ein, mit Leichtigkeit und Freude zu kochen – Schritt für Schritt, ganz ohne Perfektionismus. Nimm dir Zeit, entdecke neue Lieblingsgerichte und spüre, was dir guttut.

KURZE WIEDERHOLUNG: HISTAMIN – KLEINES MOLEKÜL, GROSSE WIRKUNG

Vielleicht kennst du das: Nach einem Glas Rotwein kommen Kopfschmerzen, nach gereiftem Käse juckt die Haut oder nach Tomatensuppe rumoren Magen und Darm. Dahinter kann ein Stoff stecken, der auch in vielen Lebensmitteln vorkommt – Histamin.

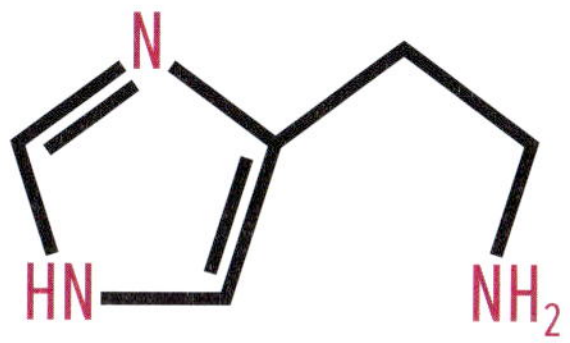

Was Histamin in deinem Körper bewirkt

Histamin ist weit mehr als nur ein Stoff aus Lebensmitteln – es ist vor allem ein körpereigenes Botenmolekül, das winzig klein, aber von enormer Wirkung ist. Dein Körper produziert es fortlaufend selbst, weil es für viele grundlegende Abläufe unverzichtbar ist. Besonders wichtig sind dabei drei große Wirkfelder:

Abwehr und Heilung

Histamin spielt eine Schlüsselrolle für das Immunsystem. Wenn Krankheitserreger in den Körper eindringen oder Gewebe verletzt wird, sorgt Histamin dafür, dass sich die Blutgefäße erweitern. So können Abwehrzellen und heilungsfördernde Stoffe schnell dorthin gelangen, wo sie gebraucht werden. Rötung, Wärme und leichte Schwellung – typische Entzündungszeichen – sind also auch Ausdruck der Arbeit von Histamin.

Gehirn, Stimmung und innere Uhr

Im Nervensystem wirkt Histamin als Neurotransmitter, also als chemischer Signalüberträger zwischen Nervenzellen. Es hilft, den Schlaf-Wach-Rhythmus zu steuern, beeinflusst Appetit, Hunger- und Sättigungsgefühl und kann auch Stimmung und Aufmerksamkeit mitbestimmen. Ohne ein fein abgestimmtes Histaminsystem wären Wachheit und Konzentration schwer aufrechtzuerhalten.

Vielseitiger Regulator

Darüber hinaus ist Histamin an zahlreichen weiteren Prozessen beteiligt: Es beeinflusst zum Beispiel die Magensäureproduktion für eine gute Verdauung und wirkt auf Blutdruck und Kreislauf. So trägt es dazu bei, dass der Körper sich ständig an wechselnde Anforderungen anpassen kann. Stress, Hormone oder manche Medikamente können den Histaminspiegel deutlich anheben.

Ernährung: Nicht die einzige, aber eine wichtige Rolle

Histamin ist ein körpereigener Botenstoff, den wir selbst herstellen, zum Beispiel bei Immunreaktionen. Gleichzeitig nehmen wir Histamin auch über Lebensmittel auf. Das bedeutet: Histamin gelangt auf zwei Wegen in unseren Körper – von innen und von außen.

Wo Histamin vorkommt

Kleine Mengen Histamin finden sich fast überall, sogar in frischem Gemüse wie einem einfachen Salatblatt. Für die meisten Menschen sind diese Mengen unproblematisch.

Wann besonders viel Histamin entsteht

Histamin ist ein körpereigener Botenstoff, der auch in vielen Lebensmitteln vorkommt. Manche Menschen reagieren empfindlich auf zu viel Histamin. Vor allem Reifung, Fermentation und längere Lagerung führen dazu, dass der Histamingehalt stark ansteigt. Je länger ein Produkt lagert oder gärt, desto mehr Histamin kann sich bilden.

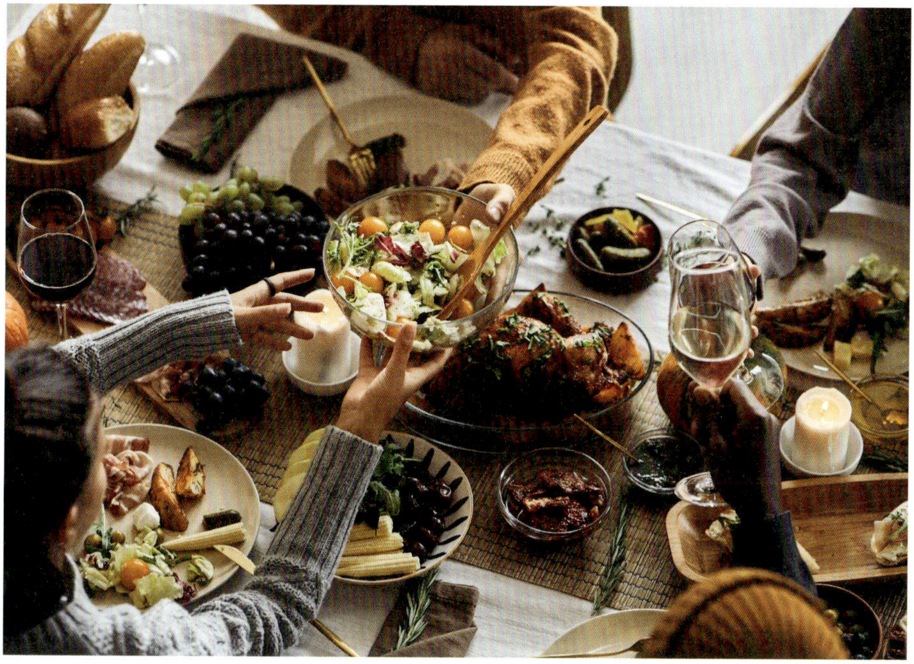

Essen mit Genuss und was man möchte – für viele Menschen mit Histaminbeschwerden ein Vabanquespiel.

Typische Beispiele für histaminreiche Lebensmittel sind:

- **Rotwein und andere alkoholische Getränke**
  wie Sekt oder Prosecco
- **gereifter Käse**
  wie Parmesan, Emmentaler oder Camembert
- **Wurstwaren**
  wie Salami, Rohschinken oder Mettwurst
- **fermentiertes Gemüse**
  wie Sauerkraut oder Kimchi
- **Fischkonserven**
  (z. B. Thunfisch aus der Dose) oder lange gelagerter Fisch

Diese Produkte enthalten durch ihren Herstellungs- oder Reifungsprozess deutlich mehr Histamin als frische, unverarbeitete Lebensmittel.

Histamin-Liberatoren: Lebensmittel, die Histamin im Körper freisetzen

Neben Lebensmitteln, die von Natur aus viel Histamin enthalten, gibt es sogenannte Histamin-Liberatoren. Sie enthalten selbst kaum Histamin, können aber körpereigene Histamin-Speicher in den Zellen anregen und so ähnliche Beschwerden auslösen.

Typische Histamin-Liberatoren sind zum Beispiel:
- Erdbeeren, Zitrusfrüchte, Tomaten, Spinat
- Schokolade, Kakao
- Nüsse (v. a. Walnüsse, Cashews, Erdnüsse)
- einige Gewürze und Zusatzstoffe wie Glutamat oder bestimmte Farbstoffe

Das bedeutet: Auch wenn diese Lebensmittel frisch und histaminarm erscheinen, können sie bei empfindlichen Personen eine Reaktion hervorrufen, weil sie die Freisetzung von körpereigenem Histamin anstoßen.

Nicht jeder reagiert auf Histamin-Liberatoren, daher ist das Konzept auch wissenschaftlich umstritten.

Kurz gefasst

Hohe Histaminwerte entstehen vor allem durch Reifung, Fermentation und lange Lagerung. Zusätzlich können Histamin-Liberatoren auch ohne hohen Histamingehalt Beschwerden auslösen. Wer empfindlich auf Histamin reagiert, profitiert von frischen Lebensmitteln und aufmerksamem Beobachten der eigenen Reaktionen.

Normalerweise sorgen Enzyme wie Diaminoxidase (DAO) und Histamin-N-Methyltransferase (HNMT) dafür, dass der Histaminspiegel im Gleichgewicht bleibt. Doch wenn mehr Histamin zugeführt oder freigesetzt wird, als dein Körper abbauen kann, gerät dieses Gleichgewicht ins Wanken.

Typische Symptome sind: Kopfschmerzen, Hautausschläge, Magen-Darm-Beschwerden, Herzrasen, Schwindel oder Atemprobleme. Diese ähneln einer Allergie, sind aber keine klassische Allergie.

Das Bild vom »Histamin-Fass«

Stell dir deinen Körper wie ein Fass vor. Alles, was Histamin erhöht, füllt es langsam – oft unbemerkt.

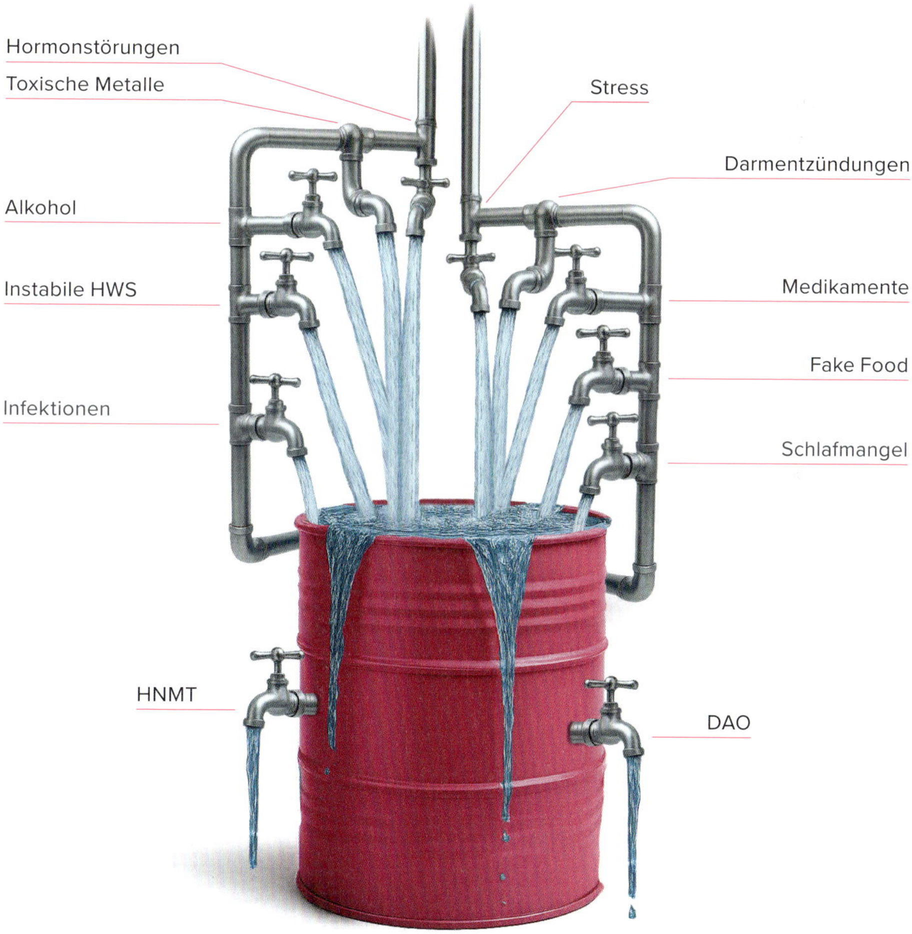

Auslöser sind z. B.:

- Dauerstress im Alltag
- Ungleichgewicht der Darmflora, z. B. nach Antibiotika
- hormonelle Schwankungen, etwa in den Wechseljahren

Isst du dann Käse oder trinkst Rotwein, ist das Fass vielleicht schon fast voll – und läuft über.

Der neue Weg ist, mit Histamin umgehen zu lernen. Statt Angst vor Lebensmitteln zu haben, geht es darum, die Ursachen für einen hohen Pegelstand im Histamin-Fass zu erkennen und es gezielt zu entlasten.

Praxisbeispiele

- Stressausgleich durch Spaziergänge oder Atemübungen
- Schlafhygiene – einer der wichtigsten Hebel für einen niedrigen Histamin-Pegel
- Darmaufbau, um die DAO im Darm zu stärken
- hormonelle Unterstützung in Umbruchphasen wie in den Wechseljahren
- unterstützende Einnahmen von Pflanzenstoffen wie Quercetin

So kehrt schrittweise Gelassenheit und vor allem Lebensqualität zurück. Wer den Verdacht hat, sollte zunächst ein Ernährungs- und Symptomtagebuch führen. So lassen sich Muster erkennen.

Das Symptom-Tagebuch

Check deinen Lebensstil! Vielleicht hast du schon eine genaue Vorstellung, welche Faktoren in deinem Fall die Schuldigen sind. Vielleicht rätselst du aber noch. Denn oft sind wir uns gar nicht bewusst, welche Faktoren unser »Histamin-Fass« zum Überlaufen bringen. Viel zu häufig beschuldigen wir das Stück Avocado oder Käse als vermeintlichen Verursacher unserer Beschwerden und wir übersehen, dass unser Histamin-Fass ständig bis knapp an den Rand gefüllt ist. Möchtest du herausfinden, welche Faktoren bei dir persönlich eine Rolle spielen? Welche Faktoren dein »Histamin-Fass« schleichend und unbemerkt füllen?

Wir haben einen einfachen, aber effektiven Tipp für dich: Führe ein Symptom-Tagebuch! Dies ist ein fantastisches Werkzeug, um Muster zu erkennen und auf diese Weise deine persönlichen Auslöser zu identifizieren, falls du diese bislang nicht kennst. Wir setzen dieses Tool seit vielen Jahren erfolgreich in unserer Praxis ein. Bist du bereit dafür?

Los geht's! So gehst du beim Ausfüllen des Tagebuchs vor:

- Täglich 5 Minuten: Am besten schreibst du abends vor dem Schlafengehen.
- Mindestens 4 Wochen: Je länger, desto besser (ideal sind 3 Monate).
- Alles aufschreiben: Symptome, Essen, Stress, Schlaf etc.
- Sei ehrlich: Nur so lernst du wirklich etwas.
- Regelmäßig checken: Alle 7 Tage nach Mustern suchen.
- Mach es zur Gewohnheit: Wähle einen festen Zeitpunkt jeden Tag.
- Durchhalten: Bleib dran, auch wenn's mal mühsam ist.
- Details sind wichtig: Je genauer, desto besser.

Dein Tagebuch wird dein treuer Begleiter auf dem Weg zu mehr Wohlbefinden. Es hilft dir, deine Histamin-Probleme zu entschlüsseln und Lösungen zu finden.

Nutze unsere Vorlage oder lade dir die PDF-Version herunter (siehe QR-Code). Deine Mühe wird sich lohnen – für deine Gesundheit und Lebensqualität!

Möchtest du mehr über die Hintergründe von Histamin erfahren und lernen, wie du dein »Fass« im Alltag Schritt für Schritt leeren kannst?

Dann empfehlen wir dir unsere beiden Bücher:

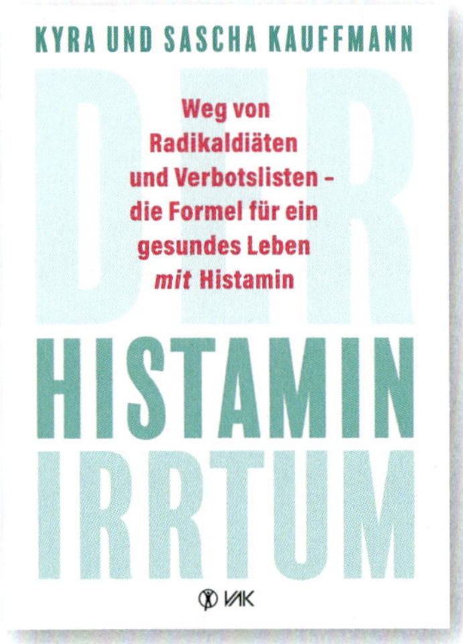

Der Histamin-Irrtum
Dieses Buch vermittelt dir ein tiefes Verständnis der Zusammenhänge.

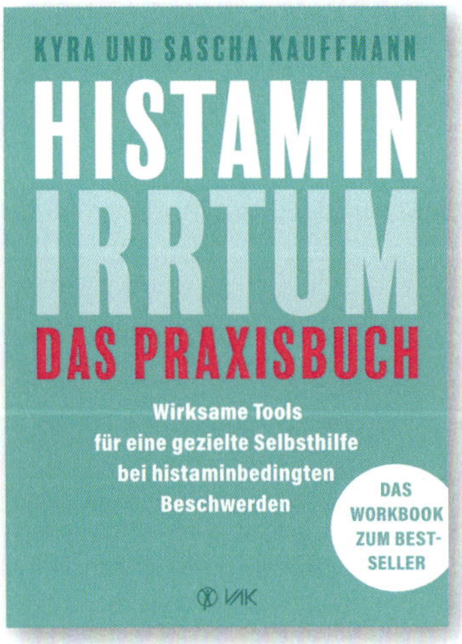

Histamin-Irrtum – Das Praxisbuch
bietet alltagstaugliche Tipps, Selbstests und praktische Übungen.

Warum wir über die Ernährung das Histamin-Fass beeinflussen können

Das Histamin-Fass beschreibt sehr anschaulich, was bei einer Histaminose im Körper passiert: Jeder Mensch hat eine gewisse individuelle Kapazität, Histamin abzubauen. Wird diese Grenze überschritten, »läuft das Fass über« – und typische Beschwerden wie Kopfschmerzen, Hautausschlag, Bauchschmerzen oder Herzklopfen können auftreten.

Unser Körper bildet selbst jede Menge Histamin, etwa bei Entzündungen oder allergischen Reaktionen, aber auch, wenn wir komplett gesund sind. Gleichzeitig nehmen wir Histamin über die Ernährung auf. Genau hier können wir ansetzen: Manche Lebensmittel enthalten von Natur aus viel Histamin, etwa gereifter Käse, Rotwein, Bier, Salami, Räucherfisch, Sauerkraut oder Tomaten. Auch langes Lagern oder Aufwärmen von Speisen lässt den Histamingehalt steigen. Außerdem regen manche Nahrungsmittel – z. B. Erdbeeren oder Zitrusfrüchte – die körpereigene Histaminausschüttung zusätzlich an.

Wer das Fass nicht ständig nachfüllen möchte, kann über seine Essgewohnheiten eine Menge bewirken. Frische, wenig verarbeitete Lebensmittel enthalten in der Regel deutlich weniger Histamin. Kurze Lagerzeiten, schnelle Kühlung und ein bewusster Umgang mit Resten sind ebenfalls hilfreich. Viele Betroffene merken schon nach wenigen Wochen einer histaminbewussten Ernährung, dass sich die Beschwerden deutlich bessern.

Natürlich spielen auch andere Faktoren eine Rolle: Stress, Alkohol, bestimmte Medikamente oder Infekte können den Histamin-Abbau hemmen und das Fass zusätzlich füllen. Ernährung bleibt aber der Bereich, den wir tagtäglich selbst steuern können.

Die gute Nachricht: Wer seine persönlichen Auslöser kennt und frische, abwechslungsreiche Mahlzeiten wählt, kann das Histamin-Fass gut im Gleichgewicht halten – und so mehr Lebensqualität gewinnen.

WELCHER HISTAMIN-TYP BIST DU? WARUM ERNÄHRUNG BEI JEDEM HILFT

Manche Menschen fühlen sich, als würde ihr Körper auf alles überreagieren: Ein Stück Käse – Kopfschmerzen. Ein Glas Rotwein – Hautrötung. Ein stressiger Tag – Herzklopfen, Blähbauch oder Schlaflosigkeit. Oft steckt hinter diesem bunten Sammelsurium an Symptomen ein Problem mit Histamin, einem körpereigenen Botenstoff, der viele wichtige Aufgaben hat – aber auch jede Menge Chaos anrichten kann, wenn das Gleichgewicht verloren geht.

Doch Histaminprobleme sind nicht bei jedem gleich. Es gibt verschiedene Histamin-Typen, die auf unterschiedliche Weise aus dem Gleichgewicht geraten. Wer versteht, welcher Typ man ist, kann gezielter gegensteuern – und das Wichtigste: über die Ernährung das eigene Histamin-Fass leeren.

Du weißt nicht, welcher Histamin-Typ du bist?
Du findest den ausführlichen Test in unserem Buch »HISTAMIN-IRRTUM – DAS PRAXISBUCH« oder unter diesem Download.

Der Mastzell-Typ: Die Drama-Queen unter den Zellen

Beim Mastzell-Typ (auch MCAS genannt) sind die Mastzellen – kleine Wächter des Immunsystems – einfach übermotiviert. Eigentlich sollen sie nur im Notfall Alarm schlagen und Botenstoffe wie Histamin ausschütten, etwa wenn ein Krankheitserreger auftaucht. Doch hier reagieren sie auf alles: Stress, Kälte, Gerüche, sogar bestimmte Lebensmittel. Das Ergebnis? Hautrötung, Juckreiz, Herzrasen, Schwindel – ein Feuerwerk der Symptome, ganz ohne erkennbare Ursache. Man könnte sagen, die Mastzellen sind wie Rauchmelder, die schon beim Toasten losheulen. Wer sich hier wiederfindet, sollte versuchen, diese Zellen zu »beruhigen«: Weniger Stress, entzündungsarme Ernährung und ein bisschen Geduld helfen, das System wieder zu entspannen.

Der Darm-Lunge-Typ: Wenn Schleimhäute aus dem Takt geraten

Beim Darm-Lunge-Typ ist der Verdauungstrakt die Bühne des Geschehens. Der Darm ist unser größtes Immunorgan – wenn dort die Balance kippt, kann das Folgen haben. Eine geschwächte Darmflora, Entzündungen oder eine durchlässige Darmwand führen dazu, dass zu viel Histamin entsteht oder nicht richtig abgebaut wird. Auch die Atemwege können betroffen sein – Husten, Druck auf der Brust oder zäher Schleim sind keine Seltenheit. Wer diesen Typ verkörpert, profitiert von einer »Schleimhautkur«: darmfreundliche Kost, Probiotika, weniger Zucker, frische Luft und Zeit zum Durchatmen – im wahrsten Sinne des Wortes.

Der Hormon-Typ: Wenn Östrogen und Histamin Händchen halten

Besonders Frauen kennen ihn gut – den Hormon-Typ. Denn Östrogen sorgt nicht nur für Fruchtbarkeit, sondern beeinflusst auch, wie viel Histamin im Körper zirkuliert. In der zweiten Zyklushälfte oder in den Wechseljahren, wenn die Hormone Achterbahn fahren, zeigen sich plötzlich Migräne, Hitzewallungen oder Hautreaktionen. Histamin und Hormone wirken hier wie ein chaotisches Tanzpaar – der eine stolpert und der andere tritt nach. Für diesen Typ gilt: Hormone sanft harmonisieren, z. B. durch ausreichend Schlaf, nährstoffreiche Ernährung, Stressabbau und natürliche Unterstützung wie Mönchspfeffer oder Magnesium – natürlich immer mit ärztlicher Begleitung.

Der Histadelie-Typ: Wenn das Hirn in Histamin schwimmt

Bei diesem Typ reagiert der Körper, als wäre dauerhaft zu viel Histamin im System – besonders spürbar wird das oft im Nervensystem. Während DAO vor allem im Darm Histamin aus Lebensmitteln abbaut, übernimmt im Gehirn hauptsächlich HNMT (Histamin-N-Methyltransferase) den Histamin-Abbau. Wenn dieser Weg überlastet ist oder zu langsam läuft, kann Histamin im Kopf sprichwörtlich das Gehirn überschwemmen: Typisch sind z. B. Kopfschmerzen, innere Unruhe, Schlafprobleme, Reizbarkeit oder Konzentrationsschwierigkeiten – manchmal schon nach etwas Rotwein, gereiftem Käse oder anderen histaminreichen Speisen. Zur Unterstützung der HNMT sind vor allem Nährstoffe wichtig, die den

Methylierungsstoffwechsel stabilisieren, insbesondere Methionin, Magnesium und Vitamin B12.

Fazit: Nicht jeder »Histamin-Mensch« ist gleich

Kaum jemand passt zu hundert Prozent in nur eine Schublade. Viele sind Mischtypen – ein bisschen Mastzell-Typ mit einer Prise Hormontyp oder Darmbeteiligung. Entscheidend ist, das eigene Muster zu erkennen. Denn wer versteht, warum der Körper reagiert, kann gezielt unterstützen, statt planlos zu verzichten.

Histamin-Probleme sind also kein Schicksal, sondern eine Einladung, den eigenen Körper besser kennenzulernen. Und manchmal beginnt Heilung genau dann, wenn man nicht mehr nur gegen die Symptome kämpft, sondern beginnt, den eigenen Typ zu verstehen.

Ernährung – das wichtigste Werkzeug zur Balance

Egal, welcher Typ überwiegt: Ernährung ist das zentrale Werkzeug, um das Histamin-Fass wieder zu entlasten. Dabei geht es nicht um starre Diätpläne oder Verbote, sondern um bewusste Entscheidungen. Manche Lebensmittel erhöhen die Histamin-Last, andere helfen, den Körper zu beruhigen und den Abbau zu unterstützen.

Mit gezielter Ernährung lässt sich das Immunsystem besänftigen, der Darm regenerieren, die Hormonbalance verbessern und der Stoffwechsel entlasten. Schritt für Schritt leert sich so das Fass – und viele Betroffene spüren, dass ihr Körper wieder zur Ruhe kommt.

Am Ende ist Ernährung kein Verzicht, sondern eine Befreiung: Wer versteht, wie der eigene Körper auf bestimmte Nahrungsmittel reagiert, gewinnt Lebensqualität zurück. Und plötzlich wird deutlich – das vermeintliche Histamin-Problem war vielleicht ein Hinweis darauf, dass der Körper einfach wieder ins Gleichgewicht gebracht werden wollte.

WARUM WIR BEIM THEMA HISTAMIN NICHT AUF VERZICHT SETZEN, SONDERN AUF BALANCE

Wenn Menschen hören, dass ihre Beschwerden mit Histamin zu tun haben könnten, entsteht oft sofort ein Gedanke: »Oh nein, jetzt darf ich gar nichts mehr essen!« Käse, Tomaten, Rotwein, Schokolade – alles scheint plötzlich tabu. Die Angst vor der nächsten Reaktion wächst, der Speiseplan schrumpft und die Lebensfreude gleich mit. Doch genau hier liegt der Irrtum: Es geht nicht um radikalen Verzicht, sondern um Balance.

Histamin ist kein Feind. Es ist ein lebenswichtiger Botenstoff, der im Körper viele sinnvolle Aufgaben erfüllt – er steuert Immunreaktionen, regt die Verdauung an, beeinflusst den Schlaf und sogar die Stimmung. Erst wenn der Körper zu viel davon ansammelt oder es nicht richtig abbauen kann, kippt das Gleichgewicht. Dann entsteht das, was viele als »Histamin-Intoleranz« erleben – also eine Überforderung des Systems.

Statt also Histamin vollständig aus dem Leben zu verbannen, ist es viel sinnvoller, zu verstehen, warum das Fass überläuft. Man kann sich den Körper wie ein Gefäß vorstellen, das sich mit jeder Mahlzeit, jeder Stresssituation oder hormonellen Schwankung ein Stück weiter füllt. Wird es zu voll, treten Symptome auf – Kopfschmerzen, Hautrötungen, Verdauungsbeschwerden, Herzklopfen. Die Lösung liegt nicht darin, alles wegzulassen, sondern darin, das Fass zu entlasten und das Gleichgewicht wiederzufinden.

Und genau das gelingt über bewusste Ernährung, nicht über Angst. Eine ausgewogene, entzündungsarme Ernährung hilft, den Körper zu beruhigen, die Verdauung zu stabilisieren und die Histaminbelastung zu senken – ohne Genussverbot. Ziel ist, wieder zu spüren, was einem guttut, statt starr nach Listen zu leben. Denn jeder Körper reagiert anders: Was für den einen ein Problem ist, kann für den anderen völlig unbedenklich sein.

Balance bedeutet auch, nicht nur auf den Teller zu schauen. Stress, Schlafmangel, hormonelle Veränderungen oder Umweltfaktoren haben genauso Einfluss auf den Histaminhaushalt wie Käse oder Rotwein. Wenn wir also lernen, in mehreren

Bereichen für Ausgleich zu sorgen – körperlich, seelisch und mental –, wird der Körper insgesamt widerstandsfähiger. So kann man sich auch mal wieder ein histaminreiches Lebensmittel gönnen, ohne dass sofort alles entgleist.

Wir sehen Ernährung daher als Werkzeug, nicht als Zwang. Sie darf Spaß machen, Kraft geben und im Alltag funktionieren. Es geht um ein Miteinander mit dem Körper – nicht um Krieg gegen ihn. Wenn man lernt, die Signale des Körpers zu verstehen, entsteht Vertrauen: Man weiß, wie man das eigene Histamin-Fass leeren kann, bevor es überläuft.

Viele unserer Patientinnen und Patienten erleben, dass sich mit dieser Haltung nicht nur die Symptome bessern, sondern auch Lebensfreude, Energie und Genuss zurückkehren. Der Körper darf atmen, das Nervensystem kommt zur Ruhe – und plötzlich fühlt sich Gesundheit wieder leicht an.

Balance statt Verzicht bedeutet also: Wir nehmen dem Thema Histamin die Schwere. Wir hören auf, ständig *gegen* etwas zu kämpfen, und beginnen, *für* unseren Körper zu handeln. Denn Heilung geschieht nicht im Mangel, sondern in der Mitte – da, wo Genuss, Achtsamkeit und Selbstfürsorge sich die Hand geben.

Noch ein Wort zu Histamin-Listen

Viele Menschen, die auf Histamin empfindlich reagieren, wünschen sich endlich wieder Leichtigkeit beim Essen. Doch oft stehen sie ratlos vor Listen, Verboten und oft auch Widersprüchen. In der Welt der Histaminosen erscheinen Verbotslisten oft als vermeintlicher Rettungsanker. Doch diese scheinbar klare Einteilung in »gute« und »böse« Lebensmittel kann mehr Schaden als Nutzen anrichten.

Werfen wir gemeinsam einen genaueren Blick darauf – und erklären, warum wir Ernährungslisten kritisch sehen, sobald sie zum ständigen Begleiter des Alltags werden:

Variabilität des Histamin-Gehalts: Der Histamin-Gehalt in Lebensmitteln ist nicht statisch. Er variiert je nach Reifegrad, Lagerung und Verarbeitung. Eine Tomate kann heute histaminarm sein und morgen nicht.

Individuelle Reaktionen: Unser Körper ist keine Maschine. Die Verträglichkeit kann sich von Tag zu Tag ändern, beeinflusst durch Faktoren wie den Hormonspiegel oder Stress und andere Faktoren, die den Pegel in deinem Histamin-Fass ansteigen lassen.

Der Nocebo-Effekt: Die ständige Angst vor »verbotenen« Lebensmitteln kann Symptome verstärken oder sogar hervorrufen – ein klassischer Nocebo-Effekt.

Tunnelblick auf Ernährung: Durch den Fokus auf Nahrungsmittel können andere wichtige Faktoren wie Stress oder Hormonstörungen übersehen werden. Dies ist nach unserer Erfahrung sogar regelmäßig der Fall! Eine zu strikte Befolgung von Verbotslisten kann zu einer drastischen Einschränkung des Speiseplans führen.

Die Folgen sind oft:

- massive Nährstoffmängel
- eine gestörte Darmflora
- erhöhtes Risiko für weitere Erkrankungen
- zunehmende Nahrungsmittelunverträglichkeiten

Statt seitenlanger Verbotslisten plädieren wir für einen ganzheitlichen Ansatz, der die Nahrungsvielfalt in den Vordergrund stellt. Um Missverständnissen vorzubeugen: Histamin-Nahrungsmittellisten können vorübergehend eine Hilfe für Betroffene sein, aber langfristig sollte eine gesunde und vor allem vielfältige Nahrungsauswahl im Vordergrund stehen. Wichtig zu wissen: Unser Darm ist evolutionär auf Vielfalt programmiert. Eine diverse Ernährung unterstützt eine gesunde Darmflora.

Bewusste Auswahl: Wähle Lebensmittel, die deinen Körper nähren und gleichzeitig die Histamin-Belastung reduzieren.

Individuelles Experimentieren: Beobachte, wie dein Körper auf verschiedene Lebensmittel reagiert. Jeder Mensch ist einzigartig.

Ganzheitlicher Blick: Berücksichtige neben der Ernährung auch andere Faktoren wie Stress, Schlaf und Bewegung. Der Weg zu einem ausbalancierten Histamin-Spiegel ist eine Reise der Entdeckung und des Lernens – nicht eine der Verbote und dauerhaften Einschränkungen.

Unsere Erfahrung aus über 20 Jahren Praxis zeigt: Verbote allein lösen das Problem so gut wie nie. Im Gegenteil – häufig kommen neue Beschwerden hinzu, zum Beispiel anhaltende Müdigkeit oder erhöhte Infektanfälligkeit.

Ein nachhaltiger Weg besteht daher darin, individuelle Toleranzgrenzen zu erkennen, den Körper zu stärken und den Speiseplan gezielt, aber genussvoll zu gestalten.

DER PLAN

DAS BAUKASTENPRINZIP DER HISTAMIN-ERNÄHRUNG – IN DREI PHASEN ZURÜCK INS GLEICHGEWICHT

Unser Ansatz ist anders: Wir setzen auf ein Baukastenprinzip in drei klaren Phasen, das Schritt für Schritt den Körper entlastet, heilt und wieder in Balance bringt – ganz ohne Angst und Druck.

Die Idee dahinter ist einfach: Der Körper kann sich nur dann regenerieren, wenn er eine Zeit lang Ruhe bekommt. Danach darf er langsam wieder aufbauen und lernen, was ihm guttut. Dieses Prinzip haben wir in drei strukturierte Phasen gegliedert, die jeweils etwa vier Wochen dauern. So entsteht ein klarer, aber flexibler Weg zurück zu mehr Energie, besserer Verdauung und mehr Vertrauen in den eigenen Körper.

Phase 1: Entlastung – vier Wochen Schonkost und Heilung

Die erste Phase ist die Basis des gesamten Programms. Sie dient dazu, das »Histamin-Fass« zu leeren, den Magen-Darm-Trakt zu beruhigen und die Selbstheilung anzuregen. Man kann sie sich wie einen Neustart für das Verdauungssystem vorstellen.

In diesen vier Wochen steht Schonkost im Mittelpunkt: leicht verdauliche, histaminarme Lebensmittel, wenig Reizstoffe und viel Ruhe für den Körper. Die Verdauung soll nicht mehr kämpfen müssen, sondern endlich regenerieren dürfen. Typische Lebensmittel in dieser Zeit sind z. B. gekochtes Gemüse, frisches weißes Fleisch, mild gegarte Getreide und gut verträgliche Fette. Gleichzeitig wird auf stark verarbeitete Produkte, Zucker, Alkohol und Lebensmittel mit hohem Histamingehalt verzichtet.

Wichtig ist: Es geht nicht um Hungern oder Strenge, sondern um Entlastung. Der Körper darf herunterfahren, der Darm kann sich erholen, Entzündungen klingen ab. Viele spüren schon nach wenigen Tagen mehr Ruhe im Bauch, klarere Haut und erholsameren Schlaf.

Phase 2: Aufbau – vier Wochen Stabilisierung und Erweiterung

Nach der Entlastung folgt die zweite Phase – der Aufbau. Jetzt wird der Körper langsam wieder mit neuen Lebensmitteln bekannt gemacht. Ziel ist, die Ernährung schrittweise zu erweitern, ohne den Darm zu überfordern.

In dieser Zeit wird getestet, welche Nahrungsmittel wieder gut vertragen werden und welche vielleicht noch Reaktionen auslösen. So entsteht ein persönliches Ernährungsmuster – ganz individuell, ohne starre Regeln. Gleichzeitig wird auf nährstoffreiche Lebensmittel gesetzt, um den Körper zu stärken: frisches Gemüse, hochwertige Eiweiße, natürliche Fette und ballaststoffreiche Beilagen.

Der Fokus liegt auf Stabilisierung: Der Darm soll wieder seine Schutzfunktion aufbauen, das Immunsystem beruhigt sich und der Körper gewinnt neue Kraft.

Phase 3: Erweiterung – vier Wochen Lebensfreude und Vertrauen

In der dritten Phase geht es um Erweiterung und Balance. Jetzt darf wieder mehr ausprobiert und genossen werden – achtsam, aber ohne Angst. Ziel ist, dauerhaft zu einer Ernährung zu finden, die sich leicht anfühlt, schmeckt und alltagstauglich ist.

Das Baukastenprinzip hilft dabei, das Gelernte dauerhaft umzusetzen. Man kann jederzeit einzelne Elemente wieder aufgreifen – z. B. eine Entlastungswoche einlegen oder auf bewährte Schonkost zurückgreifen, wenn der Körper gestresst reagiert. So bleibt man flexibel und selbstbestimmt.

Am Ende steht kein Dogma, sondern ein neues Körpergefühl: Man versteht, was einem guttut, hat Werkzeuge zur Hand und kann wieder mit Freude essen. Das Ziel ist nicht Perfektion, sondern Balance, Vertrauen und Lebensqualität.

SO FUNKTIONIERT DIE HISTAMINBEWUSSTE KÜCHE

Eine histaminbewusste Ernährung folgt einfachen Prinzipien: frisch, klar, ausgewogen. Sie entlastet den Körper, beruhigt das Nervensystem und stärkt die Verdauung – ohne Dogma, aber mit Struktur.

Frische statt Lagerung
Verwende nur frische, unverarbeitete Zutaten.
Bewahre keine Reste auf und wärme keine Speisen wieder auf.
Histamin bildet sich mit der Zeit – Frische ist daher die wichtigste Regel.

Milchprodukte
Es sollten nur ganz frische Milchprodukte verwendet werden. Lange gereifte oder fermentierte Produkte sind erst in den späteren Phasen empfehlenswert.

Gluten
Verzichte auf glutenhaltige Getreide, um die Darmschleimhaut zu entlasten.
Greife zu Hirse, Buchweizen, Mais, Quinoa oder Reis (in Maßen).

Fette und Öle
Verwende Olivenöl, Kokosöl oder Leinöl. Sie wirken entzündungshemmend.
Meide Sonnenblumen-, Distel- und Sesamöl – sie enthalten viele Omega-6-Fettsäuren.

Kohlenhydrate
Erlaubt, aber in Maßen: Nimm sie als Beilagen statt Hauptbestandteil einer Mahlzeit.
Setze auf Hirse, Quinoa, Kartoffeln und Süßkartoffeln.

Süßungsmittel
Ahornsirup, Reissirup, ab Phase 3 auch Kokosblütenzucker, sind mild und verträglich. Verzichte auf Zucker, Honig oder stark fruktosehaltige Süßungsmittel.

Eiweißquellen

Bevorzuge frisches Geflügel, frischen Fisch oder pflanzliche Alternativen wie Quinoa. Verarbeitete Wurst- oder Fleischprodukte solltest du vermeiden.

Die drei Phasen im Überblick

Phase 1 Entlastung	Phase 2 Aufbau	Phase 3 Erweiterung
Ziel	**Ziel**	**Ziel**
Nahrungs-Histamin reduzieren, Verdauung beruhigen, Entzündung reduzieren	Nahrungsauswahl erweitern, Darm stabilisieren	Ernährung festigen, Balance finden
Prinzip	**Prinzip**	**Prinzip**
mild, frisch, schonend	langsam steigern, achtsam testen	Vielfalt genießen, Körper beobachten
Fokus	**Fokus**	**Fokus**
histaminarm	histaminreduziert	histaminbewusst

DIE HISTAMIN-PYRAMIDE: ORIENTIERUNG LEICHT GEMACHT

Um dir einen besseren Überblick über histaminreiche und histaminarme Nahrungsmittel zu verschaffen, werfen wir am besten zunächst gemeinsam einen Blick auf die Histamin-Pyramide. Sie zeigt dir anhand von Beispielen, welche Lebensmittelgruppen gut für dich geeignet sind und welche du – phasenweise – besser meiden solltest.

Blättere um und entdecke die Histamin-Pyramide!

DIE HISTAMIN-PYRAMIDE

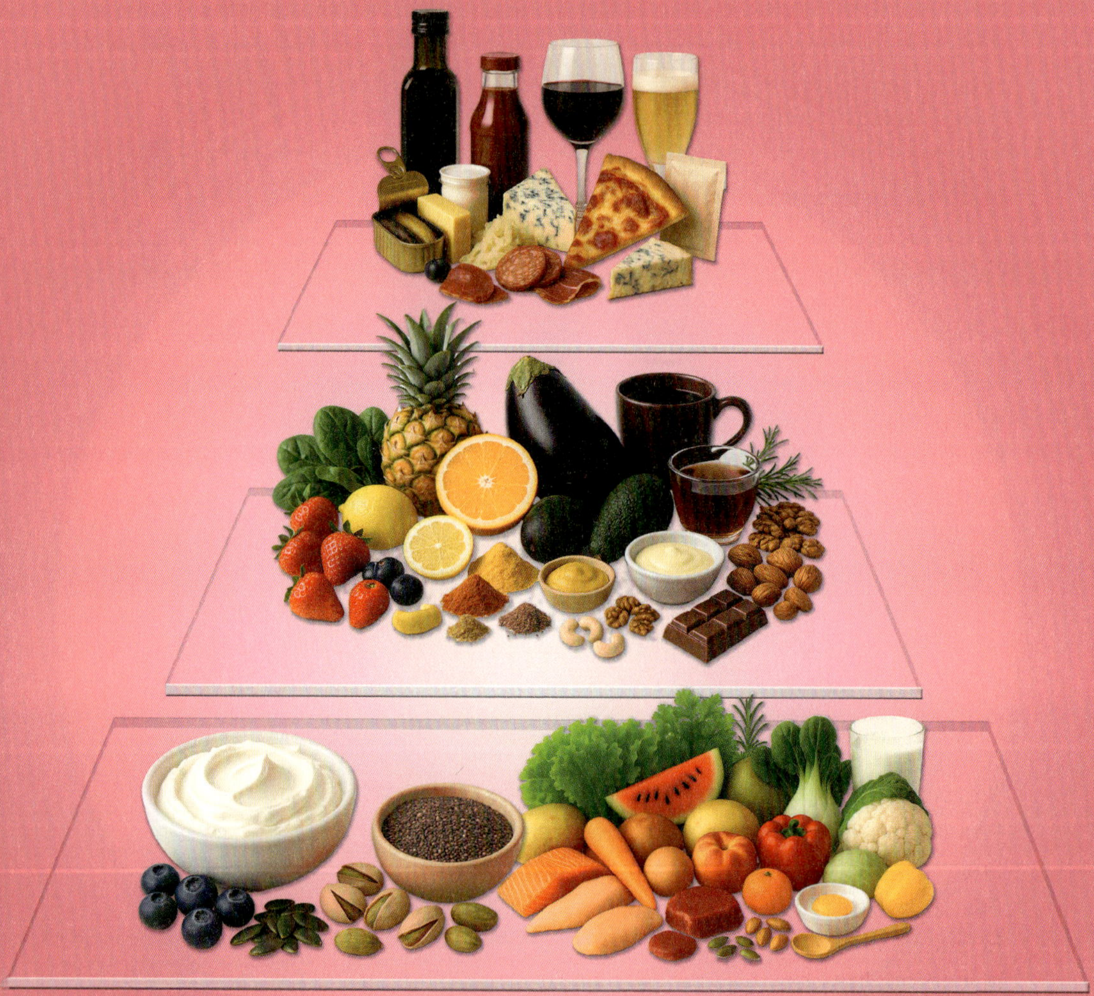

Foto: Dieses Bild wurde zur besseren Veranschaulichung mit KI generiert.

Spitze der Pyramide
Höchster Histamin-Gehalt – vermeiden

Tomatenprodukte: Ketchup, Tomatensauce, Tomatenmark
Fermentierte Produkte: Sauerkraut, Essig, Sojasauce, Hefeextrakt
Lang gereifter Käse: Emmentaler, Brie, Roquefort, Camembert, Parmesan
Wurstwaren: Salami, roher Schinken, Mettwurst
Fisch in Konserven: wie z. B. Thunfisch, Makrele, Sardellen sowie Räucherlachs
Alkoholische Getränke: Rotwein, Prosecco, Bier und Champagner
Fertigprodukte: Pizza, Tütensuppen, Konserven

Mittlere Ebene
Moderater Histamin-Gehalt – mit Vorsicht genießen

Gewürze und Saucen: Curry-Gewürzmischungen, Senf, Chilli, Pfeffer, Brühe (mit Hefe)
Früchte: Zitrusfrüchte (Orangen, Zitronen), Ananas, reife Bananen, Erdbeeren
Gemüse: Tomaten, Avocado, Auberginen, Spinat
Nüsse: Cashews, Haselnüsse, Walnüsse
Kaffee und schwarzer Tee, Schokolade

Basis der Pyramide
Niedriger Histamin-Gehalt – meist gut verträglich

Frisches Gemüse: Zucchini, Karotte, Kartoffel, Brokkoli, Fenchel, Pastinake, Paprika, Kohlgemüse, Blattsalat, Kürbis
Früchte: Apfel, Heidelbeere, Mango, Granatapfel, Melone, Nektarine, Aprikose
Frisches Fleisch und Fisch (ungewürztes Fleisch und fangfrischer Fisch), Ei (insbesondere Eigelb)
Milchprodukte ohne Reifung: Frischkäse, Quark, junger Gouda, Süßrahmbutter, Mozzarella
Getreideprodukte: Reis, Quinoa, Hirse
Pilze: Champignon, Shiitake, Kräuterseitling
Nüsse, Samen: Mandel, Macadamia, Pistazien, Kürbiskerne, Chia- und Leinsamen

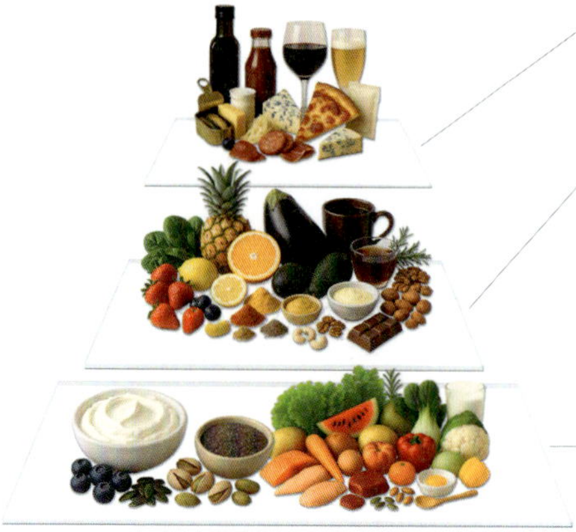

Diese Lebensmittel enthalten durch ihren hohen Grad der Verarbeitung besonders viel Histamin und sollten gemieden werden.

Diese Lebensmittel haben je nach Reifungs- und Verarbeitungsgrad teilweise einen hohen Histamingehalt oder wirken als Histamin-Liberatoren. Sie können daher bei einigen Menschen zu Histamin-Symptomen führen. Daher sollten sie mit Vorsicht und ggf. nur in kleinen Mengen konsumiert werden.

Lebensmittel mit geringem Histamin-Gehalt oder solche, die frisch und unverarbeitet konsumiert werden können.

Was fällt dir auf, wenn du die Pyramide ansiehst? Genau: Je stärker ein Lebensmittel verarbeitet ist, desto höher ist in der Regel sein Histamin-Gehalt. Das macht die Pyramide zu einem praktischen und leicht einprägsamen Leitfaden für deine Ernährung.

- **An der Spitze:**
  Lebensmittel mit hohem Histamin-Gehalt – hier ist Vorsicht geboten.

- **In der Mitte:**
  Nahrungsmittel, die in Maßen genossen werden können. Menschen reagieren sehr unterschiedlich auf diese Lebensmittel.

- **An der Basis:**
  Deine »sicheren Häfen« – Lebensmittel mit geringem Histamin-Gehalt.

Im Gegensatz zu starren Verbotslisten lädt die Histamin-Pyramide dich ein, flexibel und bewusst mit deiner Ernährung umzugehen. Sie ist ein Leitfaden, kein strenges Regelwerk. Die einprägsame Form der Pyramide macht es leicht, die Informationen auch ohne ständiges Nachschlagen abzurufen. So wird die bewusste Lebensmittelauswahl zu einer natürlichen Gewohnheit.

SCHRITT-FÜR-SCHRITT-ANSATZ FÜR DEINE ERNÄHRUNG

Erster Schritt: Sanfte Entlastung

In den ersten Wochen liegt der Fokus darauf, deinen Körper zu entlasten und dein »Histamin-Fass« schnell zu entleeren. Dafür empfehlen wir dir, vor allem Lebensmittel aus der Basis der Histamin-Pyramide zu wählen, aber sogar einiges daraus erst einmal ganz wegzulassen. Die Lebensmittel in der Gruppe sind besonders gut verträglich und helfen deinem Körper, zur Ruhe zu kommen.

Zweiter Schritt: Behutsame Erweiterung

Nach der anfänglichen Entlastungsphase kannst du deine Ernährung langsam erweitern. Füge schrittweise Lebensmittel aus der mittleren Ebene der Pyramide hinzu, um herauszufinden, welche Nahrungsmittel für dich gut funktionieren und welche du besser meiden solltest.

Dritter Schritt: Finden der Balance

Produkte aus der Spitze der Pyramide enthalten besonders viel Histamin und sollten daher nur selten und in besonderen Ausnahmefällen auf deinem Speiseplan stehen. Sie können Beschwerden auslösen und sollten mit Vorsicht genossen werden.

Dieser Ansatz hilft dir, deine Ernährung gezielt anzupassen und gleichzeitig herauszufinden, was deinem Körper guttut.

DIE TAFF-REGEL: DEIN EINFACHER WEGWEISER ZUR HISTAMINFREUNDLICHEN ERNÄHRUNG

Die Histamin-Pyramide bietet dir eine klare Orientierung, welche Lebensmittel besonders verträglich sind. Aber wir wollen dir noch eine zusätzliche Unterstützung an die Hand geben: die TAFF-Regel. Das war's dann auch mit den Regeln. Versprochen!

Die TAFF-Regel enthält vier Grundprinzipien einer gesunden und histaminfreundlichen Ernährungsweise. Das Akronym TAFF steht dabei für: Trinkmenge, Abwechslung, Frische und Fette. Lass uns gemeinsam entdecken, wie du mit der TAFF-Regel eine Ernährung gestalten kannst, die dich und deinen Körper optimal unterstützt.

T wie Trinkmenge

Wusstest du, dass Wasser ein echtes Wundermittel gegen Histamin sein kann? Schauen wir uns an, warum und wie du es optimal nutzen kannst!

- Histamin ist wasserlöslich.
- Nieren und Darm bauen Histamin ab – wenn genug Wasser da ist.
- Wasser hilft, Histamin schneller aus dem Körper zu spülen.

Wie viel solltest du trinken?

- mindestens 2 Liter stilles Wasser täglich
- Faustregel: 35 ml pro kg Körpergewicht
  Beispiel: Bei 70 kg sind das 2,5 Liter pro Tag.
- An heißen Tagen oder beim Sport ist es besonders wichtig, deinen Körper mit ausreichend Flüssigkeit zu versorgen. Trink dann also noch ein bisschen mehr, um fit und energiegeladen zu bleiben.
- Trinke extra viel nach histaminreicheren Mahlzeiten.
- Wichtig zu wissen: Cola und andere Softdrinks zählen nicht als Wasser!

Clevere Tricks, um mehr Wasser zu trinken

Fällt es dir schwer, regelmäßig zu trinken? Wir haben ein paar einfache und kreative Lösungen für dich! Mit den folgenden Tipps wird es dir leichter fallen, deinen Körper mit genug Wasser zu versorgen, und dein Histamin-Spiegel wird es dir danken.

Lass dich erinnern

- Smarte Helfer: Deine Smartwatch oder dein Fitness-Tracker kann dich ans Trinken erinnern.
- Trink-Apps: Probiere Apps wie »Wasser Trinkwecker« oder »Daily Water« aus. Sie schicken dir freundliche Erinnerungen.

Mach es sichtbar

- Flasche mit Markierungen: Eine Wasserflasche mit Skala zeigt dir, wie viel du schon geschafft hast.
- Bunte Gläser: Verwende schöne oder farbenfrohe Gläser – das macht Lust aufs Trinken!

Baue es in deinen Alltag ein

- Feste Trinkzeiten: Trinke immer nach dem Aufstehen, vor Mahlzeiten oder vor dem Schlafengehen.

Unser Tipp

Stelle deine Wasserflasche gut sichtbar auf deinen Schreibtisch oder neben die Couch. So denkst du automatisch öfter daran, zu trinken.

Mit diesen einfachen Tricks wird regelmäßiges Wassertrinken bald zu deiner neuen Gewohnheit.

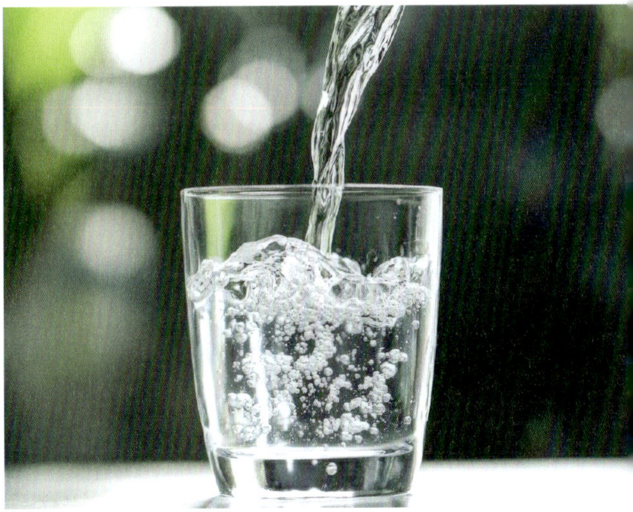

Kyras Tipp für gesundes Wasser – ayurvedisches Wasser für jeden Tag

Ein besonderer Tipp für dich ist das ayurvedische Wasser. Es ist das ganze Jahr hindurch dein perfekter Begleiter und lässt sich sehr gut mit frischer Kurkuma- oder Ingwerwurzel würzen.

Wie geht das?

- Morgens vorbereiten: Koche 2 Liter stilles Wasser für 1–2 Minuten in einem Topf mit offenem Deckel und fülle es dann in eine Thermoskanne.
- Regelmäßig trinken: Trinke über den Tag verteilt alle 30 Minuten ein paar Schlucke davon. So bleibt dein Körper hydriert und dein Stoffwechsel aktiv.

Ayurvedisches Wasser ist nicht nur lecker, sondern fördert auch die Verdauung und hilft, Giftstoffe auszuspülen. Probiere es aus und entdecke die Vorteile für dich selbst!

A wie Abwechslung

Eine abwechslungsreiche und bunte Ernährung ist nicht nur ein Fest für die Sinne, sondern auch ein echter Gewinn für deine Gesundheit. Sie unterstützt deinen Darm, versorgt deine Zellen mit wichtigen Nährstoffen und kann sogar helfen, Nahrungsmittelallergien vorzubeugen. Jedes Lebensmittel liefert einzigartige Nährstoffe, die dein Körper braucht, darunter:

- Vitamine und Mineralstoffe für starke Abwehrkräfte und Energie und die optimale Funktion von DAO und HNMT
- essenzielle Aminosäuren Bausteine für Muskeln und Immunsystem
- gesunde Fettsäuren für Herz und Gehirn und für die »Beruhigung« der Mastzellen
- Spurenelemente für Stoffwechsel und Zellfunktionen und als Cofaktoren für DAO und HNMT
- sekundäre Pflanzenstoffe für den Schutz vor freien Radikalen und zur »Beruhigung« der Mastzellen (z. B. Quercetin)

Eine vielfältige Ernährung mit viel frischem Obst und Gemüse liefert dem Darm und Gehirn wichtige Vitalstoffe, die beim Abbau von biogenen Aminen und Histamin helfen können. Nutze die Vielfalt! Noch nie war die Auswahl an Lebensmitteln so groß wie heute. Greife zu buntem Obst, frischem Gemüse, Hülsenfrüchten, Nüssen und vielem mehr und schenk deinem Körper alle wichtigen Vitalstoffe, die er braucht!

F wie Frische

Frische Lebensmittel sind wahre Kraftpakete für histaminsensitive Menschen und bieten zahlreiche Vorteile. Darum sind frische Lebensmittel so wichtig:

- Histaminarm: Frische Produkte enthalten in der Regel wenig bis kein Histamin, da Histamin meist erst durch Lagerung, Reifung oder Verarbeitung entsteht.
- Nährstoffe: Sie liefern wertvolle Vitamine, Mineralstoffe und Antioxidantien, die deinen Körper unterstützen.
- Histamin-Regulation: Bestimmte Nährstoffe wie Vitamin B6, Vitamin C, Folat und sekundäre Pflanzenstoffe fördern den Abbau von Histamin im Körper.

Verarbeitete Lebensmittel haben viele problematische Eigenschaften:

- Hoher Histamin-Gehalt: Durch längere Lagerung und Verarbeitung steigt der Histamin-Gehalt oft stark an.
- Zusatzstoffe: Konservierungsstoffe und andere Zusätze können Unverträglichkeiten auslösen.
- Nährstoffverlust: Viele Vitamine und Mineralstoffe gehen bei der Verarbeitung verloren.

Tipps für mehr Frische im Alltag:

- Saisonal einkaufen: Kaufe frisches Obst und Gemüse vom lokalen Markt.
- Planung: Plane deine Mahlzeiten so, dass du frische Zutaten direkt verwenden kannst.
- Experimentieren: Probiere neue Rezepte mit frischen Zutaten aus.
- Fertigprodukte minimieren: Reduziere den Konsum von Fertigprodukten auf ein Minimum.

Eine Ernährung, die überwiegend auf frischen und unverarbeiteten Lebensmitteln basiert, kann bedeutend dazu beitragen, Histamin-Probleme zu reduzieren, und gleichzeitig deine Gesundheit fördern. Nutze die Power frischer Produkte! Natürlich so naturbelassen wie möglich. Je frischer, desto besser. Je regionaler, desto besser.

F wie Fette (aber die richtigen!)

Du gibst deinem Auto vermutlich nur das allerbeste Öl – warum solltest du für deinen Körper weniger tun? Es ist Zeit für einen Ölwechsel in deiner Küche. Bring deine Gesundheit auf Hochtouren!

Viele herkömmliche Öle in unseren Küchen sind wie Sand im Getriebe unseres Körpers:

- Omega-6-haltige Pflanzenöle
- ranzige Öle
- billige Margarinen
- gehärtete Pflanzenfette

Diese Öle können Entzündungen fördern und stehen im Verdacht, oxidativen Stress zu verursachen. Lass uns deine Küche mit hochwertigen Ölen aufwerten, die wahre Gesundheits-Booster sind:

- natives Olivenöl extra: reich an Antioxidantien, perfekt für Salate, zum sanften Braten und aufgrund der Omega-9-Öle super für deine DAO
- Leinöl: eine Omega-3-Bombe, ideal für kalte Speisen
- Kokosöl: stabil beim Erhitzen und mit antimikrobieller Wirkung

Der Omega-9-Boost für dein DAO-Enzym

Stell dir vor, du könntest die Aktivität eines wichtigen Enzyms in deinem Körper um das Fünffache steigern – und das ganz natürlich! Genau das ist mit Omega-9-Fettsäuren möglich. Diese Wunderwaffen der Ernährung, insbesondere die Ölsäure, haben einen beeindruckenden Effekt auf das DAO-Enzym. Wissenschaftliche Studien haben Erstaunliches enthüllt: Die Aufnahme von Omega-9-Fettsäuren kann die Freisetzung des DAO-Enzyms in deinem Blutkreislauf um sagenhafte 500 Prozent erhöhen. Das ist wie ein Turbo für deinen Stoffwechsel.

Die Hauptquelle dieser Superkraft? Olivenöl! Besonders kaltgepresstes, natives Bio-Olivenöl ist ein wahrer Schatz. Es ist nicht nur lecker, sondern kann auch einem DAO-Mangel vorbeugen. Neben Olivenöl gibt es noch andere Omega-9-Helden: Nüsse – besonders Macadamianüsse – sind echte Omega-9-Kraftpakete. Die Omega-9-Fettsäuren sind wie ein Startsignal für dein DAO-Enzym. Sie lösen die Freisetzung über die Blutbahn aus – ein cleverer Mechanismus deines Körpers.

Integriere Omega-9-Fettsäuren in deinen Alltag:
- Verwende Olivenöl in Salaten oder zum Kochen
- Snacke Nüsse zwischendurch

Mit den richtigen Ölen und Fetten in deiner Ernährung beruhigst du u. a. deine Mastzellen, unterstützt dein Herz-Kreislauf-System und förderst deine Gehirngesundheit. Auf Seite 56 gehen wir noch einmal genauer auf die Funktion und Art der Fette bzw. Fettsäuren ein.

PRAXISTEIL ERNÄHRUNG

DIE KÜCHENPRAXIS: JETZT GEHT'S ANS EINGEMACHTE

Du bist bereit – jetzt wird's praktisch!

Du hast dir bereits eine Menge Wissen angeeignet. Jetzt ist es an der Zeit, aktiv zu werden! Lass uns gemeinsam deine Küche erkunden und einen kritischen Blick in deine Schränke werfen. Mach deinen Vorratsraum zu einer echten Oase der Gesundheit.

Das große Ausmisten

Was darf bleiben, was muss gehen? Schritt für Schritt schaffen wir Platz für Lebensmittel, die dir guttun – und verabschieden uns von denen, die dir nicht helfen. Bereit? Los geht's!

Folgende Lebensmittel könnten deiner Gesundheit eher schaden als nützen:

1. Konserven und Gläser: oft reich an Histamin und Zusatzstoffen
2. Eingelegtes und Gepökeltes: Histamin-Bomben par excellence
3. Lange gelagertes Fleisch und Fisch: z. B. Salami, Rauchfleisch, Thunfisch in Dosen
4. minderwertige Öle, insbesondere raffinierte Sonnenblumenöle
5. Zucker und zuckerhaltige Produkte: Förderer von Entzündungen

Was darf bleiben oder neu einziehen?

- frisches Obst und Gemüse: die Basis einer gesunden Ernährung
- hochwertige Öle: natives Olivenöl, frisches Leinöl, Kokosöl
- Nüsse und Samen: in Maßen als gesunde Snacks
- Hülsenfrüchte: getrocknete Linsen, Bohnen, Kichererbsen
- Vollkornprodukte: Quinoa, Buchweizen, Haferflocken
- Kräuter und Gewürze: frisch oder tiefgefroren für mehr Geschmack
- Säfte aus histaminarmen Früchten: selbst gepresst oder ohne Zusätze

DEIN WEG ZU EINER GESÜNDEREN KÜCHE

1. Inventur machen: Gehe Schrank für Schrank durch und sortiere gezielt aus.
2. Bewusst einkaufen: Plane deine Mahlzeiten und kaufe gezielt ein.
3. Frische bevorzugen: Setze auf frische, unverarbeitete Lebensmittel.

Dieser Küchen-Check ist der erste Schritt zu einer histaminfreundlichen und gesundheitsfördernden Ernährung. Mit jedem aussortierten Produkt und jeder neuen gesunden Zutat kommst du deinem Ziel einer vitaleren Lebensweise näher. Genieße den Prozess und die positiven Veränderungen, die du bald spüren wirst!

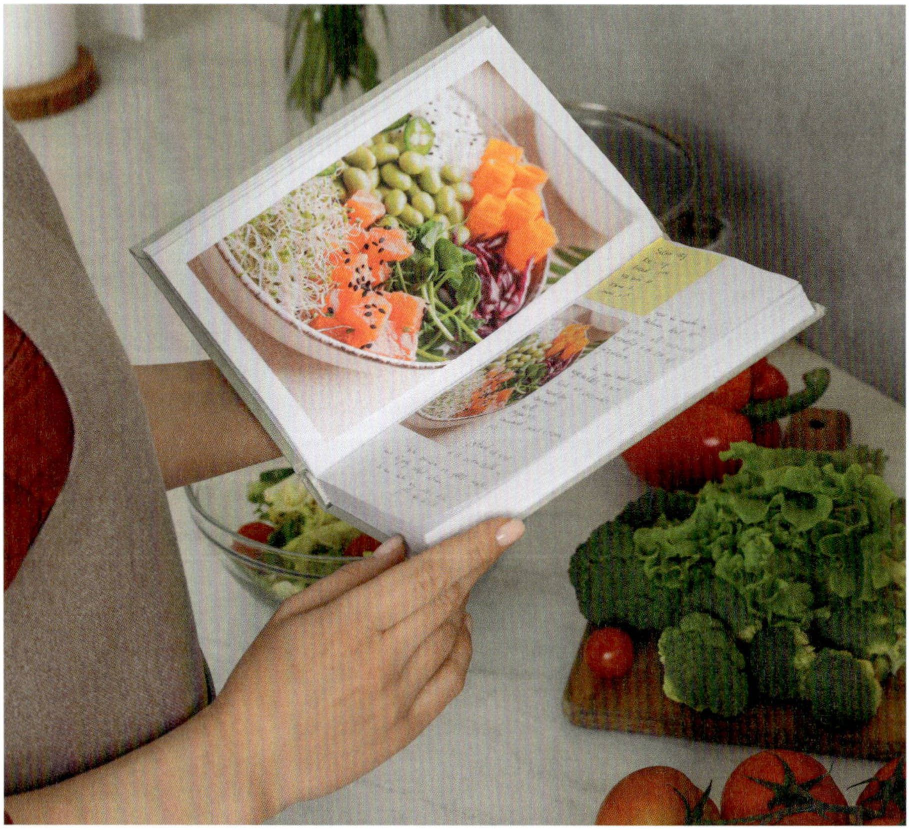

Fleisch & Fisch und Milchprodukte – frisch ist besser

Histamin bildet sich vor allem in gereiften, gepökelten oder stark verarbeiteten Fleisch- und Fischprodukten. Deshalb gilt: Je frischer, desto besser!

Setze lieber auf frisches Fleisch oder Fisch, das du direkt nach dem Einkauf zubereitest. Wurst, Speck, Schinken oder Fertigprodukte solltest du meiden, da sie meist reich an Histamin und Zusatzstoffen sind.

Gut verträglich sind Wildlachs (frisch oder tiefgekühlt), Geflügel und Kalbfleisch. Achte darauf, die Kühlkette einzuhalten und Reste möglichst bald zu verbrauchen oder einzufrieren. So schützt du dich vor unnötigen Reaktionen und genießt dennoch wertvolles Eiweiß für Energie, Muskeln und Stoffwechsel.

Joghurt selbst machen – frischer geht's nicht!

Selbst gemachter Joghurt ist ein echtes Upgrade für die histaminarme Küche. Du entscheidest, was reinkommt, und bekommst einen superfrischen, milden Joghurt ohne versteckte Zusätze. Außerdem lässt sich die Reifezeit steuern – perfekt, um den Histamingehalt niedrig zu halten.

Selbst gemachter Joghurt ist frischer und milder – kein Vergleich zu Fertigjoghurt, der oft tagelang unterwegs ist und dadurch mehr Histamin bildet. Außerdem hast du die Kontrolle: Nur Milch und gute Bakterien – mehr braucht es nicht. Joghurt ist vielseitig: pur, mit frischem Obst, im Müsli oder als Basis für Dips und Dressings.

Selbst gemachter Joghurt kann sich lohnen, wenn du histaminempfindlich bist. Denn du bestimmst selbst, wie lange er gärt – je kürzer die Reifezeit, desto weniger Histamin kann sich bilden.

Auch bei den Kulturen hast du die Wahl: Starter mit Lactobacillus bulgaricus und Streptococcus thermophilus gelten als eher mild. Wichtig ist außerdem Frische: Kühl ihn nach dem Andicken schnell ab und genieße ihn möglichst bald. Tipp: Fang mit kleinen Portionen an, um herauszufinden, was dir gut bekommt.

Viele histaminempfindliche Menschen berichten, dass sie Joghurt besser vertragen, wenn er vor allem aus diesen Kulturen hergestellt wird: Streptococcus thermophilus oder Lactobacillus delbrueckii ssp. bulgaricus. Diese beiden sind die »klassischen« Joghurtbakterien. Sie produzieren kaum oder kein Histamin und werden deshalb häufig empfohlen.

Weitere oft gut verträgliche Helfer sind Bifidobacterium longum und Bifidobacterium lactis. Beide können die Darmflora unterstützen und gelten als histaminarm oder sogar leicht histaminabbauend. Manche Starterkulturen kombinieren sie mit den klassischen Joghurtbakterien.

So einfach geht's:
Du brauchst: 1 Liter Bio-Milch (gern laktosefrei, wenn dir das besser bekommt) und 2–3 EL Bio-Naturjoghurt mit lebenden Kulturen. Alternativ kannst du auch statt des Bio-Naturjoghurts spezielle Bakterienmischungen verwenden, die für die Joghurt-Zubereitung zusammengesetzt wurden.

Für selbst gemachten Joghurt brauchst du also in jedem Fall Milchsäurebakterien. Rühr sie einfach in Milch ein und halte alles schön warm. Die kleinen Helfer verwandeln den Milchzucker (Laktose) in Milchsäure – dadurch dickt die Milch ein und wird zu Joghurt. Welche Bakterien du verwendest, macht den Unterschied: Sie entscheiden, ob dein Joghurt mild oder eher frisch-säuerlich schmeckt.

Milch erwärmen
Langsam auf ca. 90 °C erhitzen, 5 Minuten sanft köcheln lassen. Dann auf ca. 40 °C abkühlen lassen.

Joghurtstarter einrühren
Den Naturjoghurt in die lauwarme Milch rühren. Nicht heißer als 45 °C – die Bakterien mögen es gemütlich.

Reifen lassen
Alles in saubere Gläser oder den Joghurtbereiter füllen und 8–10 Stunden bei ca. 40 °C ruhen lassen. Backofen mit eingeschaltetem Licht funktioniert auch.

Kühlen & genießen
Danach in den Kühlschrank stellen. Nach ein paar Stunden ist der Joghurt schön fest.

Noch einfacher geht es mit einem automatischen Joghurtbereiter.

Tipp für den perfekten und gesunden Joghurt-Genuss

- Je frischer, desto besser – also innerhalb von ein, zwei Tagen genießen.
- Reifezeit nicht zu lang: kürzere Fermentation = milder und histaminärmer.
- Immer sauber arbeiten, damit sich nur die guten Bakterien wohlfühlen.

Unser Fazit:
Selbst gemachter Joghurt ist unkompliziert, schmeckt genial und passt perfekt in die histaminarme Küche. Einmal probiert, willst du keinen gekauften mehr!

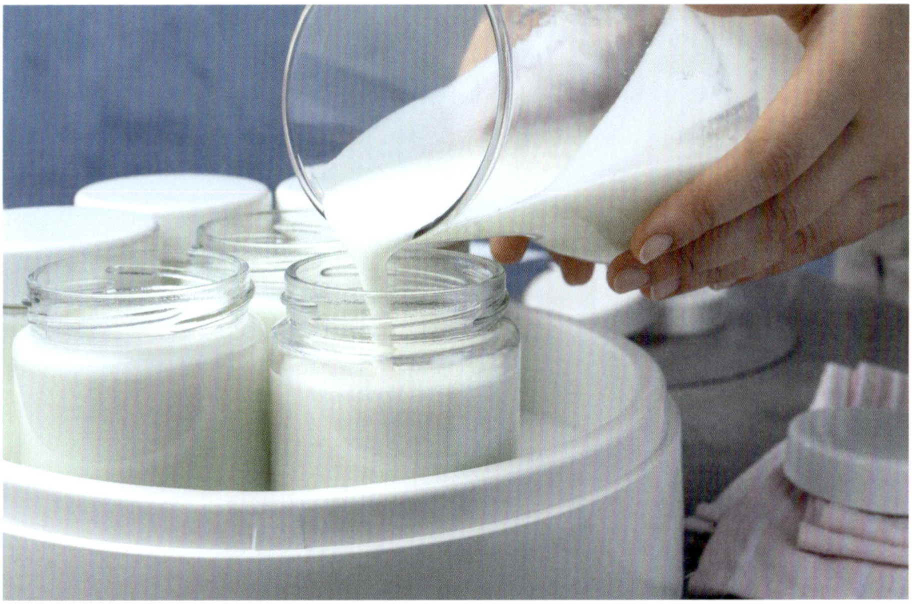

Fette & Öle – das richtige Fett macht den Unterschied

Fett ist nicht grundsätzlich schlecht – im Gegenteil: Es ist ein lebenswichtiger Nährstoff! Fette liefern Energie, sind Bausteine für unsere Zellen und helfen dem Körper, fettlösliche Vitamine (A, D, E, K) aufzunehmen. Entscheidend ist die Qualität des Fettes. Besonders bei einer histaminarmen Ernährung spielt das eine große Rolle, weil bestimmte Fette Entzündungen fördern können – und andere sie bremsen.

Gesunde Fette – die »guten« Fettsäuren

Man unterscheidet verschiedene Arten von Fettsäuren:

Einfach ungesättigte Fettsäuren
Sie gelten als besonders wertvoll, weil sie das Herz-Kreislauf-System schützen und Entzündungen im Körper reduzieren können. Hauptquelle ist Olivenöl – am besten kaltgepresst, in dunkler Flasche und nicht zu heiß erhitzt. Olivenöl ist der Klassiker der mediterranen Küche: Es schmeckt mild, ist gut verträglich und enthält viele Antioxidantien, die Zellen schützen.

Tipp
Für Salate, Dips oder zum sanften Anbraten ist Olivenöl ideal.

Mehrfach ungesättigte Fettsäuren (Omega-3 und Omega-6)
Diese Fettsäuren sind essenziell, das heißt, der Körper kann sie nicht selbst herstellen – wir müssen sie über die Nahrung aufnehmen. Omega-3-Fettsäuren wirken entzündungshemmend, unterstützen Gehirn, Herz und Haut. Sie kommen in Leinöl, Walnussöl, Hanföl, aber auch in fettem Fisch wie Wildlachs oder Makrele vor (bei histaminarmer Ernährung: frischer oder tiefgekühlter Fisch). Omega-6-Fettsäuren sind ebenfalls wichtig, wirken aber in zu großen Mengen entzündungsfördernd. Sie stecken in Sonnenblumen-, Distel- und Maiskeimöl – also lieber sparsam verwenden. Wichtig ist das Verhältnis von Omega-3 zu

Omega-6. In der modernen Ernährung überwiegen oft Omega-6-Fettsäuren (durch Fertigprodukte und billige Pflanzenöle). Ideal wäre ein Verhältnis von etwa 1:3 – also lieber mehr Leinöl oder Olivenöl und weniger Sonnenblumenöl verwenden.

Gesättigte Fette – erlaubt, aber in Maßen

Gesättigte Fettsäuren finden sich in Butter, Kokosöl oder tierischem Fett. Sie sind nicht grundsätzlich schlecht, sollten aber nicht den größten Anteil der Fettzufuhr ausmachen. Butter ist bei Histaminintoleranz oft gut verträglich, solange sie frisch ist. Kokosöl kann eine gute Alternative zum Braten sein, da es hitzestabil ist.

Transfette – die versteckte Gefahr

Transfette entstehen, wenn Fette stark erhitzt oder industriell gehärtet werden, z. B. bei der Herstellung von Margarine, frittierten Speisen, Chips oder Fertigbackwaren. Diese Fette sind absolut ungesund: Sie fördern Entzündungen, belasten die Gefäße und können den Histamin-Abbau zusätzlich erschweren. Darum gilt: Finger weg von billigen Frittierfetten, Margarine und industriell verarbeiteten Snacks.

Praktische Tipps für den Alltag

Kalt verwenden:	Leinöl, Walnussöl und Hanföl nie erhitzen – sie eignen sich perfekt für Salate oder zum Verfeinern
Zum Braten:	Olivenöl oder Kokosöl verwenden
Frische zählt:	Alte oder ranzige Öle unbedingt entsorgen – sie enthalten Oxidationsprodukte, die Entzündungen fördern
Lagerung:	Öl dunkel und kühl aufbewahren, idealerweise in Glasflaschen

Fazit

Das richtige Fett kann helfen, Entzündungen zu lindern, die Verdauung zu unterstützen und das allgemeine Wohlbefinden zu steigern. In der histaminarmen Küche gilt: Weniger ist mehr – aber das Wenige sollte hochwertig sein. Ein gutes Olivenöl, etwas Leinöl für die Omega-3-Zufuhr und Butter oder Kokosöl zum Braten – damit bist du bestens versorgt!

WEITERE GRUNDSÄTZE DER HISTAMINGESUNDEN KÜCHE

Glutenfrei kochen & backen – sanft für Darm und Wohlbefinden

Viele Menschen, die empfindlich auf Histamin reagieren, merken: Wenn sie zusätzlich auf Gluten verzichten, geht es ihnen besser. Das liegt daran, dass Gluten – ein Eiweiß aus Weizen, Dinkel, Roggen und Gerste – den Darm reizen und die Schleimhaut durchlässiger machen kann. Ein gereizter Darm wiederum kann Histamin schlechter abbauen, weil die wichtigen Enzyme dort sitzen. Es ist also kein Muss, aber eine große Erleichterung für viele Betroffene.

Was ist Gluten eigentlich?

Gluten ist das »Klebereiweiß« im Getreide. Es sorgt dafür, dass Teig elastisch ist und Brot schön luftig wird. Leider kann genau diese Eigenschaft im Körper problematisch sein: Gluten kann Entzündungen anregen, die Verdauung belasten und bei empfindlichen Menschen Müdigkeit, Blähungen oder Hautprobleme auslösen. Bei Zöliakie muss Gluten streng gemieden werden – bei einer Histaminintoleranz lohnt es sich zumindest, es für eine Weile wegzulassen und auf die Reaktion des Körpers zu achten.

Glutenfreie Alternativen – die sanften Körner

Zum Glück ist glutenfrei kochen heute viel einfacher als früher. Es gibt viele natürliche und schmackhafte Alternativen:
Reis – mild, leicht verdaulich und vielseitig (z. B. als Beilage, Milchreis oder Reismehl zum Backen)
Hirse – reich an Mineralstoffen, glutenfrei und angenehm nussig
Buchweizen – trotz des Namens kein Weizen! Er ist besonders magenfreundlich und ideal für Pfannkuchen, Waffeln oder Bratlinge.
Quinoa – liefert hochwertiges Eiweiß und viele Nährstoffe, perfekt für Salate oder als Beilage

Mais – beliebt in Form von Polenta, Tortillas oder Maismehl
Kartoffeln – zwar kein Getreide, aber eine großartige Basis für glutenfreie Gerichte

Auch glutenfreie Mehle wie Reismehl, Maismehl, Kastanienmehl oder Teffmehl bringen Abwechslung in die Küche. Sie verhalten sich beim Backen etwas anders als Weizenmehl – Brote werden oft kompakter, schmecken aber wunderbar aromatisch.

Tipp
Eine Mischung aus verschiedenen Mehlen (z. B. Reis-, Mais- und Buchweizenmehl) ergibt die beste Konsistenz beim Backen.

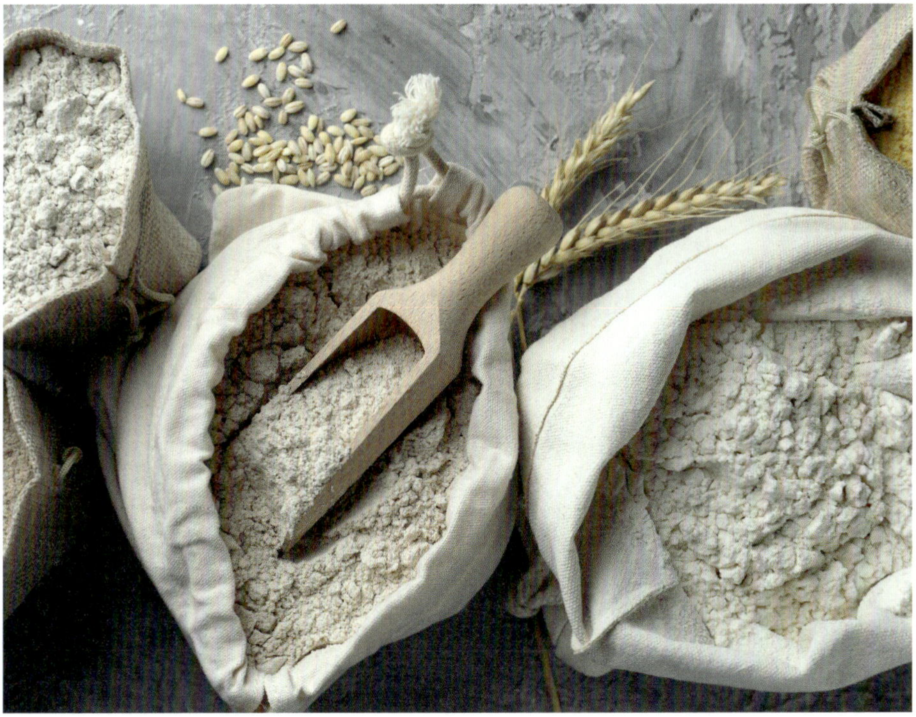

Aufpassen bei Fertigprodukten

Viele Produkte, die als »glutenfrei« gekennzeichnet sind, enthalten Zusatzstoffe, Verdickungsmittel oder Konservierungsstoffe, die bei Histaminintoleranz Probleme machen können. Darum lohnt sich ein Blick auf die Zutatenliste: je kürzer, desto besser. Ideal sind natürliche, unverarbeitete Lebensmittel, die du selbst kombinierst.

Backen ohne Gluten – so gelingt's

Beim glutenfreien Backen fehlt der »Kleber«, der den Teig zusammenhält. Damit Brot und Kuchen trotzdem fluffig werden, helfen ein paar Tricks:

- Flohsamenschalen oder Guarkernmehl sorgen für Bindung.
- Eier geben Struktur und Feuchtigkeit.
- Reisessig oder Zitronensaft im Teig kann die Lockerheit verbessern.

Und ganz wichtig: Glutenfreie Teige dürfen etwas feuchter sein als herkömmliche – das Ergebnis wird saftiger und weniger bröselig.

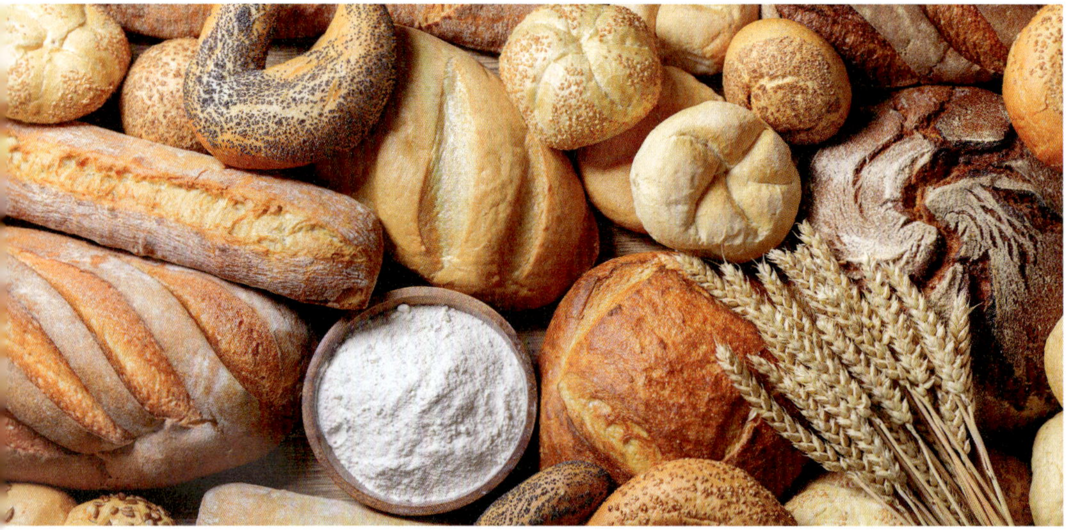

Wer glutenfrei isst, muss auf Genuss nicht verzichten

Ein duftendes Hirse-Porridge am Morgen, Buchweizenpfannkuchen zum Mittag oder ein Kartoffel-Kräuter-Brot am Abend – all das ist leicht, bekömmlich und histaminarm. Viele Menschen berichten schon nach wenigen Wochen, dass sich ihre Verdauung beruhigt, die Energie zurückkehrt und sie sich insgesamt wohler fühlen. Kurz gesagt: Glutenfrei heißt nicht Verzicht, sondern neue Möglichkeiten entdecken. Wer auf natürliche, frische Zutaten setzt, tut nicht nur dem Darm etwas Gutes, sondern schafft die Grundlage für eine Ernährung, die Körper und Seele gleichermaßen entlastet.

Kohlenhydrate – Energie aus der Natur

Kohlenhydrate sind der wichtigste Treibstoff für unseren Körper und unser Gehirn – sie liefern Energie, machen satt und tragen zu einem ausgeglichenen Wohlbefinden bei. Entscheidend ist jedoch die Qualität der Kohlenhydrate: Je natürlicher sie sind, desto besser werden sie vertragen. Kartoffeln sind hier ein echtes Geschenk der Natur – sie sind leicht verdaulich, enthalten wertvolle Nährstoffe und sind gleichzeitig histaminarm. Dadurch eignen sie sich hervorragend für Menschen mit empfindlicher Verdauung oder Histaminintoleranz. Auch Reis (besonders weißer oder Jasminreis) und Hirse sind gute, bekömmliche Energielieferanten. Wenn du Brot oder Nudeln genießen möchtest, achte darauf, dass sie glutenfrei, frisch zubereitet und ohne künstliche Zusatzstoffe sind. So kannst du die Vorteile der Kohlenhydrate nutzen, ohne den Körper zu belasten.

Jod – kleine Menge, große Wirkung

Jod ist ein lebensnotwendiges Spurenelement, das vor allem die Schilddrüse unterstützt – sie reguliert unseren Energiehaushalt, Stoffwechsel und die Hormonbalance. In der histaminarmen Ernährung wird Jod oft vernachlässigt, weil viele jodhaltige Lebensmittel wie Meeresfisch oder Algen nicht gut vertragen werden. Ein guter Mittelweg ist, Jodsalz aus dem Biomarkt in Maßen zu verwenden – zum Beispiel frisch über das fertige Gericht gestreut, damit das Jod nicht durch Hitze verloren geht. Auch Eier und Milchprodukte (sofern verträglich) können kleine, wertvolle Jodquellen sein. Oft reicht es im Alltag schon aus, regelmäßig naturbelassenes jodiertes Salz zu verwenden, um den Bedarf zu decken – ganz ohne Stress oder komplizierte Ernährungspläne.

Kräuter & Gewürze – frische Vielfalt auf dem Teller

Frische Kräuter sind die natürlichste und gesündeste Art, Gerichte zu verfeinern. Sie bringen nicht nur Geschmack, sondern auch wertvolle Vitamine, Mineralstoffe und sekundäre Pflanzenstoffe auf den Teller. Besonders gut verträglich sind Petersilie, Schnittlauch, Basilikum, Koriander oder Dill. Bei getrockneten Gewürzen lohnt es sich, auf Qualität zu achten: Viele Produkte enthalten Aromen, Trennmittel oder Hefeextrakte, die die Verträglichkeit verschlechtern können. Verwende daher am besten reine, hochwertige Kräuter, am besten ohne Mischungen oder Zusätze – oder trockne deine eigenen Kräuter, wenn du magst.

Alltagstipps – so klappt es stressfrei im Alltag

Auch im hektischen Alltag lässt sich eine histaminarme Ernährung gut umsetzen – mit ein paar einfachen Tricks:

Passgenau kochen: Bereite Gerichte auf zwei Personen abgestimmt zu. So bleiben keine Reste übrig, in denen sich Histamin bilden könnte.

Meal Prep: Wenn du vorkochst, iss die Gerichte innerhalb von 1–2 Tagen oder friere sie ein.

Unterwegs: Bereite dir gesunde Snacks vor – z. B. mit gekochten Kartoffeln, hartgekochten Eiern oder Gemüse-Sticks wie Gurke oder Zucchini.

Auf Reisen: Eine kleine »Notfallbox« mit gut verträglichen Lebensmitteln sorgt für Sicherheit und Flexibilität. So kannst du spontan reagieren, ohne auf ungesunde Alternativen zurückgreifen zu müssen.

Mit ein bisschen Planung lässt sich auch mit histaminarmer Ernährung der Alltag leicht, genussvoll und entspannt gestalten!

REZEPTTEIL

GENUSS TROTZ HISTAMIN-INTOLERANZ

Essen soll nicht nur nähren, sondern auch Freude bereiten – auch bei Histamin-Intoleranz. In diesem Rezeptteil gibt es alltagstaugliche und abwechslungsreiche Gerichte, die auf verträgliche Zutaten achten und den Körper nicht unnötig belasten. Ob ein bekömmliches Frühstück, eine sättigende Hauptmahlzeit, kleine Snacks für zwischendurch oder ein süßer Abschluss – hier findest du Ideen, die gleichzeitig guttun und schmecken.

Alle Rezepte wurden so zusammengestellt, dass sie möglichst histaminarm oder sogar histaminfrei sind – ohne dabei auf Genuss zu verzichten. Natürlich reagieren Betroffene individuell unterschiedlich. Die verwendeten Zutaten und Zubereitungsarten orientieren sich deshalb an allgemein gut verträglichen Lebensmitteln.

Die Rezepte sind in der Menge für zwei Personen angelegt. Für mehr Personen kannst du die Menge natürlich beliebig nach oben erweitern.

Dieser Rezeptteil ist in drei Phasen gestaffelt:

PHASE 1 – Entlastung (histaminarm)
Reize reduzieren und System beruhigen (Woche 1–4)

PHASE 2 – Aufbau (histaminreduziert)
Vielfalt aufbauen und Nährstoffe auffüllen (Woche 5–8)

PHASE 3 – Erweiterung & neue Freiheit (histaminbewusst)
Alltag, Genuss und Stabilisierung (Woche 9–12)

Iss bewusst,
höre auf deinen Körper –
und lass dich inspirieren!

PHASE 1 – **ENTLASTUNG**

Reize reduzieren und System beruhigen

Allgemeine Hinweise

Die Entlastungsphase soll deinem Körper helfen, wieder ins Gleichgewicht zu kommen. Durch die stark reduzierte Histamin-Zufuhr kann sich der Stoffwechsel beruhigen, und der Magen-Darm-Trakt bekommt Zeit, sich zu regenerieren.

Um deinen Körper bestmöglich zu unterstützen, achte vor allem auf diese Punkte:

- Verwende nur frische, unverarbeitete und möglichst unbehandelte Zutaten. Meide alle Fertigprodukte und Tiefgefrorenes.
- Achte auf den Reifegrad: Überreifes Obst, lange gelagertes Gemüse können bei einigen Menschen Histamin freisetzen.
- Alle Milchprodukte sollten nur frisch verwendet werden, keine H-Milch u. ä. Geöffnete Milchprodukte bitte nicht lange im Kühlschrank stehenlassen. Und Joghurt stellst du am besten selbst her (siehe Rezept Seite 78).
- Pflanzliche Milch wie z. B. Reis-, Kokos- oder Hirsemilch bitte ohne Zusätze und Süßungsmittel verwenden.
- Auch Joghurt-Alternativen wie z. B. Kokosjoghurt sollten frisch und ohne Zusätze oder Süßungsmittel sein.
- Stark gereifte, fermentierte oder hefehaltige Produkte bitte vermeiden.
- Knoblauch, scharfe Gewürze und getrocknete Gewürzmischungen, Sojasauce, Fertigsaucen und Essig sind in der ersten Phase ebenfalls zu vermeiden – Zwiebel und Zitrone nur in sehr kleinen Mengen und bei guter Verträglichkeit.
- Nüsse und Samen sind in Phase 1 noch tabu, da sie selten ganz frisch zu erhalten sind. Daher auch besser keine Nussmilch.
- Trockenfrüchte sind generell nicht empfehlenswert. Sie werden oft mit Schwefeloxid behandelt, enthalten übermäßig Zucker und werden sehr lange gelagert.
- Gemüsebrühe solltest du am besten immer frisch ansetzen (siehe Rezept Seite 108), ohne Tomate und Sellerie.

- Wähle möglichst glutenfreie Produkte und Brotsorten, die ohne Hefe auskommen. So entlastest du deinen Verdauungstrakt und umgehst zusätzliche Reizstoffe in dieser Phase.
- Aufbewahrte oder aufgewärmte Reste solltest du in dieser Phase möglichst vermeiden, da sie häufig mehr Histamin enthalten.
- Achte auf die eigene Verträglichkeit und passe die Rezepte individuell an deine Bedürfnisse an.

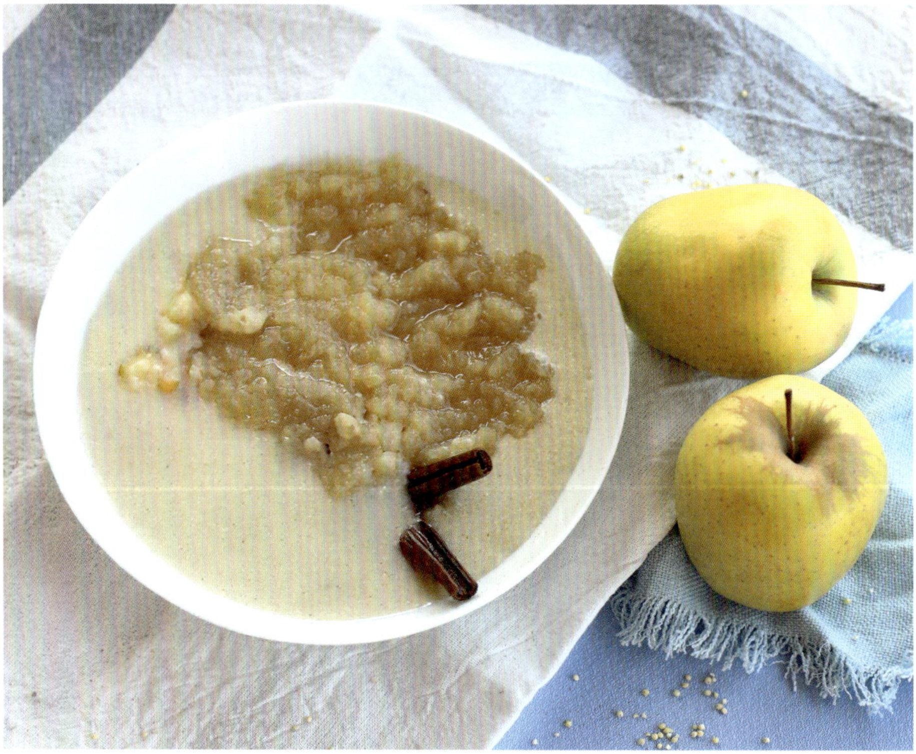

HIRSEBREI MIT APFELKOMPOTT

Zutaten

- 80 g Hirse
- 400 ml Milch oder Reismilch
- 1 Prise Salz
- 1–2 TL Ahorn- oder Reissirup

Für das Kompott

- 2 Äpfel (milde Sorte, z. B. Golden Delicious oder Jona Gold)
- 2 EL Wasser

Zubereitung

1. Die Hirse in einem feinen Sieb heiß abspülen, bis das Wasser klar ist.
2. Milch oder Reismilch mit einer Prise Salz aufkochen, die Hirse einrühren. Bei kleiner Hitze etwa 20 Minuten köcheln lassen, bis die Hirse gar ist. Gelegentlich umrühren und bei Bedarf noch etwas Milch zugeben, damit der Brei nicht zu dick wird. Zum Schluss mit Ahornsirup süßen.
3. Für das Kompott die Äpfel schälen, entkernen und klein würfeln. Mit 2 EL Wasser in einen Topf geben. Bei mittlerer Hitze zugedeckt 10 Minuten weichdünsten. Dann grob zerdrücken.
4. Den Hirsebrei in Schalen geben, das Apfelkompott darauf verteilen und servieren.

Hinweise

- Keine Zitrone oder Zitronensaft ins Kompott geben.
- Zimtstangen nur als Dekoration verwenden.

OVERNIGHT-HAFERFLOCKEN MIT HEIDELBEEREN

Zutaten

- 100 g glutenfreie Haferflocken
- 300 ml Milch oder Reismilch
- 1–2 TL Ahorn- oder Reissirup
- 1 kleine Birne oder 1 Apfel
- 100 g frische Heidelbeeren
- 2 EL glutenfreie Haferflocken oder Hirseflocken für das Topping

Zubereitung

1. Die Haferflocken mit der Milch und dem Sirup in eine Schüssel geben, gut verrühren. Die Birne oder den Apfel waschen, schälen, fein würfeln und untermischen.
2. Das Ganze in zwei Weckgläser (oder andere gut verschließbare Gläser) füllen, abdecken und über Nacht im Kühlschrank quellen lassen.
3. Am nächsten Morgen die frischen Heidelbeeren und ein paar Haferflocken als Topping über die Overnight-Oats streuen und servieren.

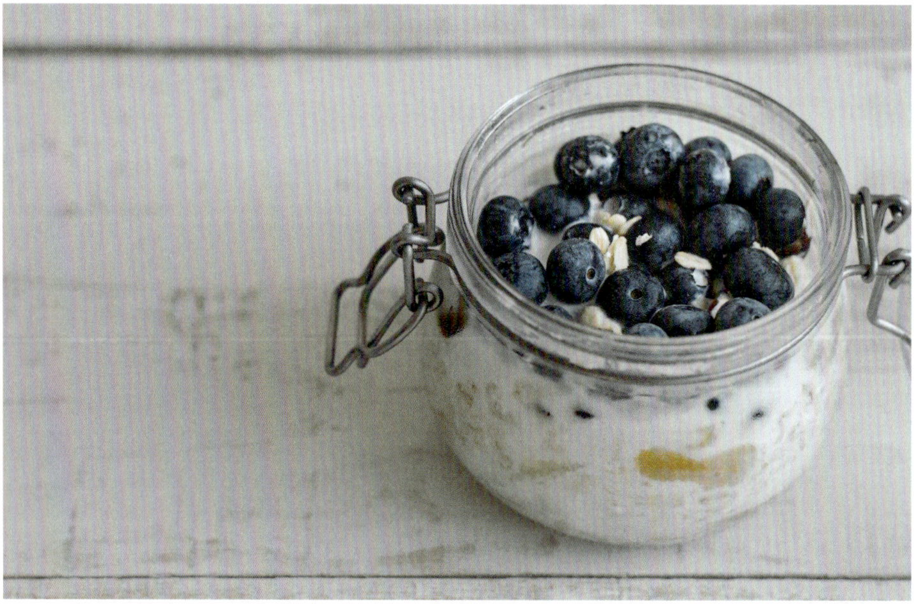

BUCHWEIZEN-PORRIDGE MIT BIRNE

Zutaten

- 100 g Buchweizengrütze (geschält)
- 400 ml Milch oder Reismilch
- 1 Prise Salz
- 1–2 EL Ahorn- oder Reissirup
- 1 große reife Birne
- 2 EL glutenfreie Haferflocken oder Hirseflocken für das Topping

Zubereitung

1. Buchweizen in einem Sieb gründlich abspülen. Mit Milch und Salz in einem Topf aufkochen, dann bei kleiner Hitze ca. 20 Minuten köcheln lassen, bis der Buchweizen weich und cremig ist. Dabei regelmäßig umrühren, damit nichts ansetzt. Mit Sirup süßen.
2. Die Birne waschen, halbieren, das Kerngehäuse entfernen und die Hälfte fein würfeln. Die Birnenwürfel unter den fertigen Brei rühren. Die andere Hälfte in dünne Scheiben schneiden und zur Dekoration obenauf legen.
3. Zum Schluss die extra Haferflocken oder Hirseflocken in einer beschichteten Pfanne kurz anrösten und das Porridge damit bestreuen.

Hinweis

▶ Bitte verwende keine Nüsse oder Samen als Topping.

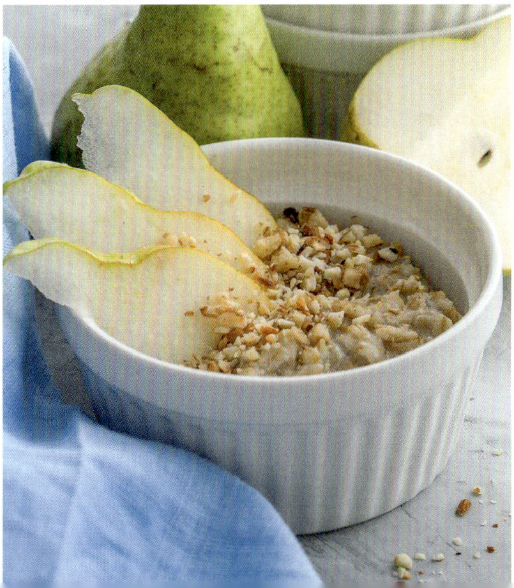

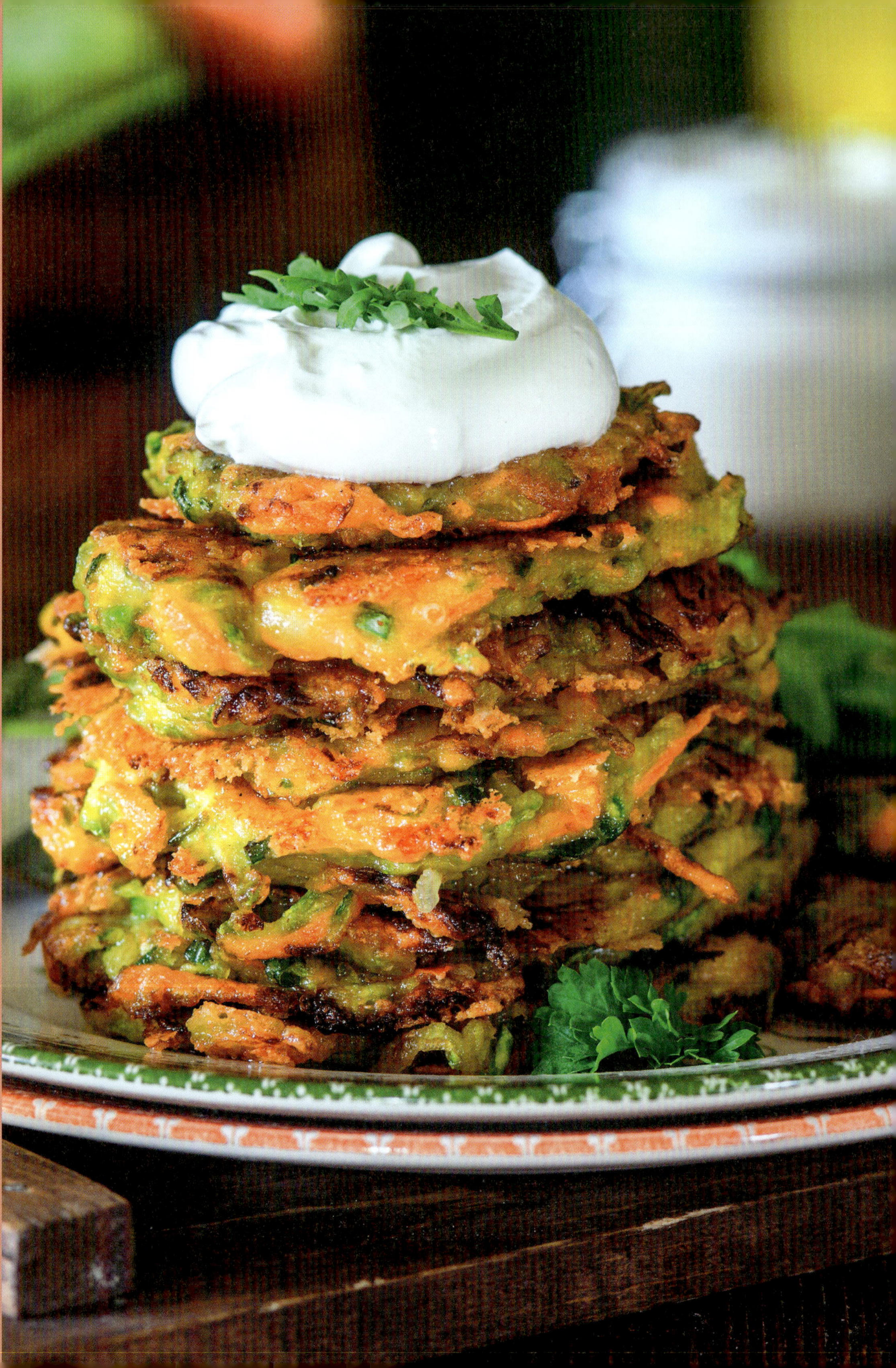

ZUCCHINI-KAROTTEN-PUFFER MIT QUARK

Zutaten

- 2 kleine Zucchini (ca. 300 g)
- 2 mittelgroße Karotten
- 1 Ei (Gr. M)
- 2 EL Reis- oder Maismehl
- 2 EL glutenfreie feine Haferflocken
- Salz
- frische Petersilie oder Schnittlauch, gehackt
- 2–3 EL Kokosöl zum Braten

Für den Dip

- 200 g Quark
- 2 EL Wasser oder Milch zum Glattrühren
- frische Kräuter, gehackt
- Salz

Zubereitung

1. Zucchini und Karotten grob raspeln, in ein Sieb geben, leicht salzen und 10 Minuten stehen lassen. Danach mit den Händen gut ausdrücken, damit überschüssige Flüssigkeit entweicht.
2. Die Gemüseraspeln in eine Schüssel geben. Ei, Mehl, Haferflocken und Kräuter hinzufügen und alles gut vermengen. Mit Salz würzen.
3. Das Öl in einer Pfanne erhitzen. Aus der Masse kleine Puffer formen und diese bei mittlerer Hitze von beiden Seiten goldbraun ausbacken.
4. Für den Dip den Quark mit Wasser oder Milch glattrühren. Danach mit einem Teil der Kräuter und Salz abschmecken.
5. Die Puffer auf Teller geben und mit dem Dip und den restlichen frischen Kräutern bestreut servieren.

KOKOSJOGHURT MIT MANGO UND HIRSE-CRUNCH

Zutaten

- 300 g Kokosjoghurt
- ½ reife Mango (nicht überreif)

Für den Crunch:

- 80 g Hirseflocken
- 1 EL Kokossöl
- 1–2 EL Ahorn- oder Reissirup
- 1 Prise Salz

Zubereitung

1. Den Backofen auf 160 °C (Ober-/Unterhitze) vorheizen.
2. Hirseflocken mit dem Öl, Sirup und Salz mischen, auf einem mit Backpapier belegten Blech verteilen. Im Ofen ca. 15 Minuten rösten, dabei einmal wenden, bis sie leicht goldbraun sind. Herausnehmen und vollständig auskühlen lassen, damit der Crunch schön grob und knusprig wird.
3. Die Mango schälen, den Kern entfernen und das Fruchtfleisch würfeln. Den Kokosjoghurt auf zwei Schalen verteilen und die Mangostücke darübergeben. Mit dem Hirse-Crunch bestreuen und servieren.

Hinweis

- Kokosjoghurt naturbelassen verwenden, ohne Zusätze oder Aromen. Er ist laktosefrei und liefert mittelkettige Fettsäuren, die leicht verdaulich sind.

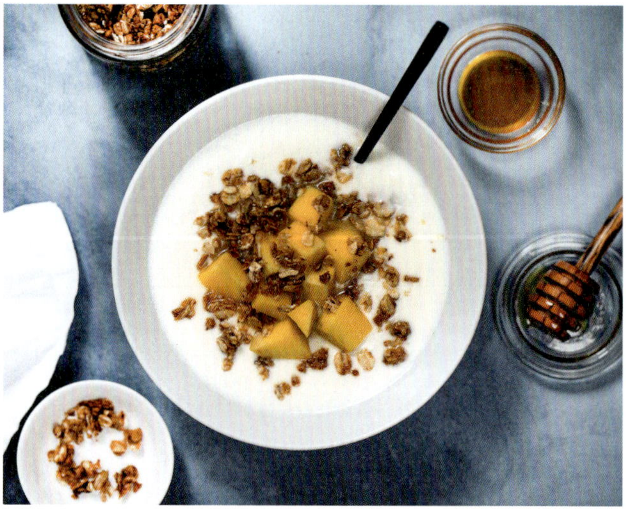

REISGRIESSBREI MIT APFEL

Zutaten

- 500 ml Milch oder Reismilch
- 80 g Reisgrieß
- 1 Prise Salz
- 1–2 EL Ahorn- oder Reissirup
- 1 Apfel (mild, z. B. Elstar oder Gala)

Zubereitung

1. Die Milch oder Reismilch in einem Topf aufkochen. Salz und Reisgrieß unter Rühren einrieseln lassen.
2. Das Ganze bei kleiner Hitze 5–10 Minuten köcheln lassen, dabei immer wieder rühren, bis ein cremiger Brei entsteht. Anschließend mit Sirup süßen.
3. Den Apfel waschen, entkernen und in sehr feine Scheiben schneiden.
4. Den Reisgrießbrei in Schalen füllen und mit den Apfelscheiben dekoriert servieren.

Hinweis

▶ Reisgrieß ist mild und gut verträglich – ideal bei empfindlicher Verdauung.

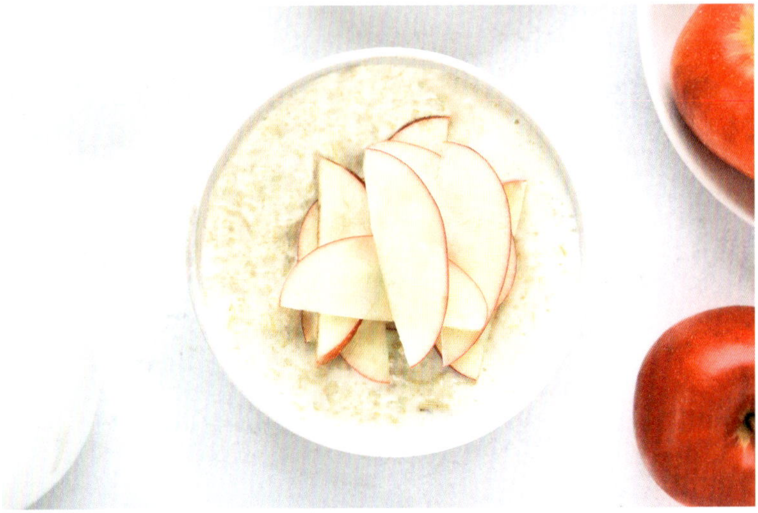

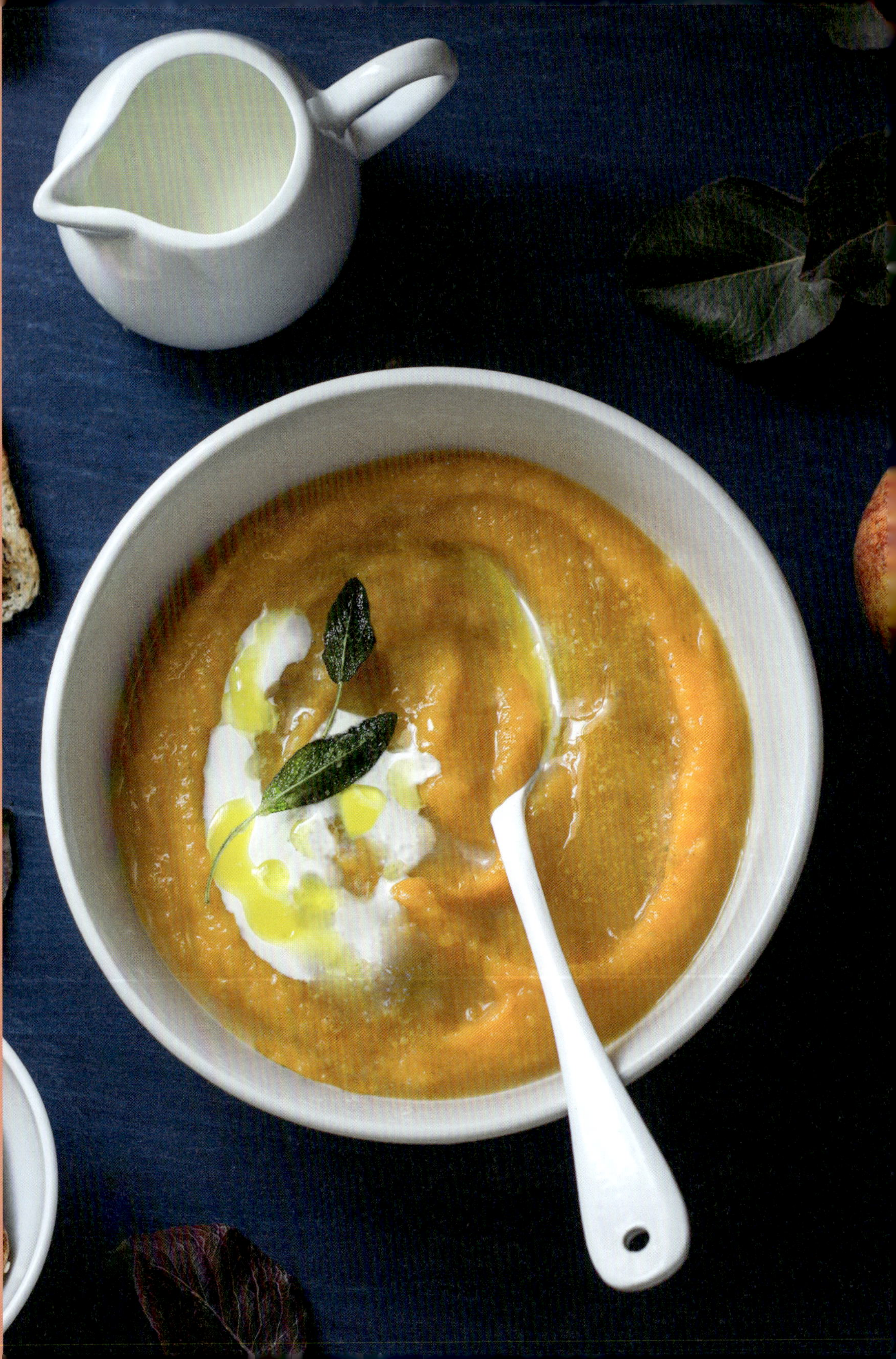

SÜSSKARTOFFEL-APFEL-CREME

Zutaten

- 2 mittelgroße Süßkartoffeln (ca. 400 g)
- 2 Äpfel (mild, z. B. Elstar oder Gala)
- 200 ml Wasser, Milch oder Pflanzenmilch nach Belieben
- 1 EL Kokosöl
- 1–2 TL Ahorn- oder Reissirup
- 2 TL Salz
- 2 EL Joghurt (am besten selbst zubereitet, siehe Rezept auf Seite 78)
- frische Kräuter nach Belieben

Zubereitung

1. Die Süßkartoffeln schälen und würfeln. Die Äpfel schälen, entkernen und ebenfalls würfeln.
2. Beides in einen kleinen Topf geben, mit Wasser oder Milch aufgießen und ca. 15 Minuten weichkochen. Dabei regelmäßig umrühren und bei Bedarf Flüssigkeit hinzufügen.
3. Das Kokosöl leicht erwärmen. Den Apfel-Süßkartoffel-Mix mit einem Stabmixer zu einem cremigen Brei pürieren. Danach das Kokosöl, den Sirup und das Salz unterrühren.
4. Den Brei in Schalen anrichten, je einen EL Joghurt darübergeben und mit frischen Kräutern garnieren.

Hinweis

- Süßkartoffeln sind bei Histaminosen optimal verträglich, weil sie von Natur aus sehr histaminarm sind und keine Histamin-Freisetzung im Körper fördern.

KÜRBISAUFSTRICH MIT ...

Zutaten

- 300 g Hokkaido-Kürbis
- 1 kleine Karotte
- 1 EL Olivenöl
- Salz
- optional 1 TL Zitronensaft (falls verträglich)
- frische Kräuter (z. B. Petersilie oder Basilikum)

Zubereitung

1. Den Kürbis und die Karotte schälen, in Stücke schneiden und in einem kleinen Topf mit etwas Wasser etwa 10–15 Minuten weichkochen.
2. Das Gemüse abgießen, das Öl zugeben und fein pürieren, bis eine cremige, glatte Masse entsteht.
3. Salz und nach Wunsch Zitronensaft dazugeben und nochmals kurz glatt rühren.
4. Den Aufstrich vollständig abkühlen lassen, in eine Schale füllen und mit den frischen Kräutern bestreuen.

Hinweis

▶ Den Aufstrich am besten direkt verzehren. Im Kühlschrank höchstens einen Tag aufbewahren.

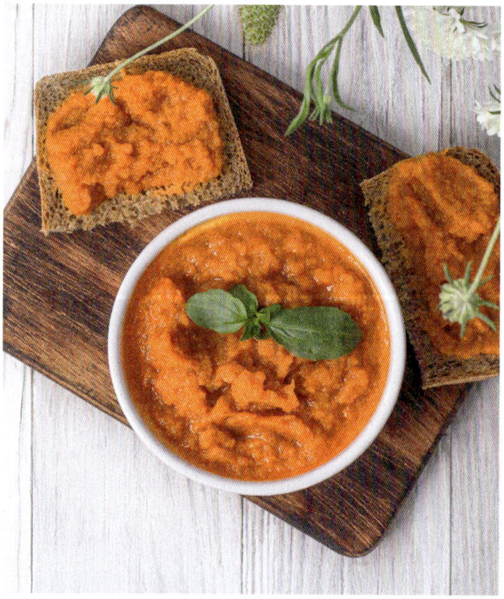

... HIRSEBROT

Zutaten

- 150 g Hirsemehl
- 100 g Reismehl
- 1 TL Weinstein-Backpulver
- 1 TL Salz
- 250 ml Wasser
- 2 EL Olivenöl

Zubereitung

1. Den Backofen auf 180 °C (Ober-/Unterhitze) vorheizen.
2. Alle Zutaten in einer Schüssel gut verrühren, bis ein glatter Teig entsteht.
3. Den Teig in eine kleine, mit Backpapier ausgelegte Kastenform geben. Anschließend etwa 30 Minuten backen, bis die Kruste goldgelb ist.
4. Das Brot aus der Form nehmen, abkühlen lassen und in Scheiben schneiden.

Hinweis

▶ Hirsemehl immer frisch verwenden, da es bei zu langer Lagerung oxidieren kann.

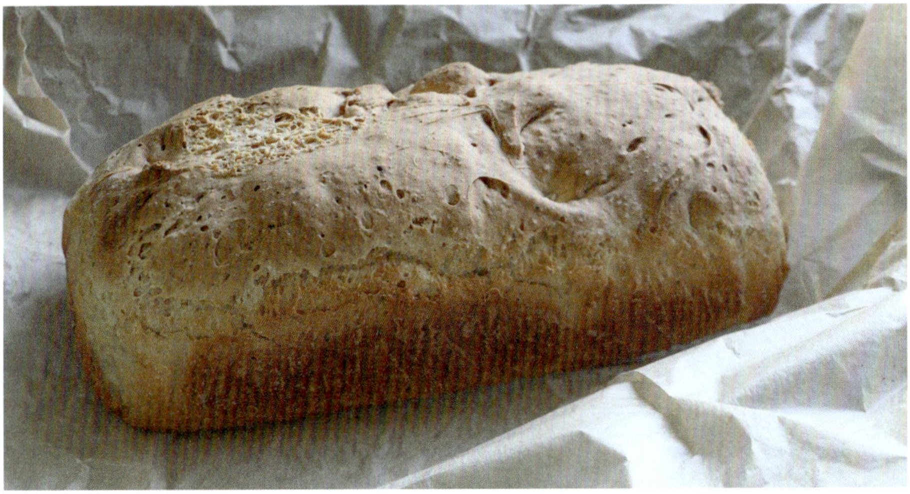

SELBST GEMACHTER JOGHURT

Zutaten

- 1 Liter frische, pasteurisierte Kuhmilch (vorzugsweise Bio)
- 2 EL naturbelassener Joghurt als Starterkultur (ohne Zusätze)

Außerdem

- 1 Thermometer

Zubereitung

1. Die Milch in einem Topf auf ca. 40–45 °C erwärmen (nicht über 50 °C, um die Milchsäurebakterien nicht abzutöten).
2. Vom Herd nehmen und die Joghurtstarterkulturen gut unterrühren.
3. Die Mischung in ein sauberes Gefäß oder in einen Joghurtbereiter füllen.
4. Den Joghurt bei konstanter Temperatur von ca. 40 °C für 8–12 Stunden fermentieren lassen. Das kann in einem Joghurtbereiter, einem Backofen, Airfryer oder notfalls auch in einer Thermoskanne geschehen.
5. Nach der Fermentation den Joghurt abkühlen lassen.

Hinweise

- Die Milch sollte frisch und pasteurisiert sein und es sollten keine histaminbildenden Kulturen verwendet werden.
- Den Joghurt möglichst sofort, ansonsten innerhalb von 2 Tagen verzehren. Niedrige Lagertemperaturen und kurze Lagerzeiten reduzieren die Histaminbildung im fertigen Joghurt.
- Falls verfügbar, eignen sich fermentationsspezifische milde Joghurtkulturen, die als histaminarm gelten.

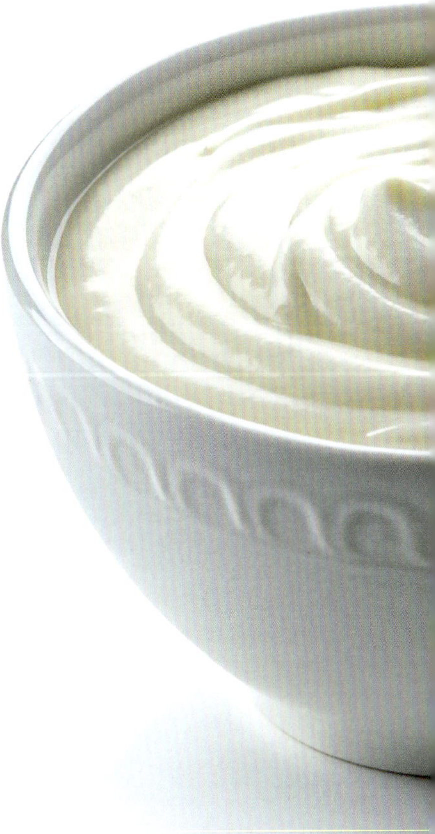

VEGANE VARIANTE

Zutaten

- 1 Liter Bio-Kokosmilch (ohne Zusätze, nur Kokos und Wasser)
- 1 EL Agar-Agar (pflanzliches Geliermittel)
- 1–2 Kapseln histaminarmes Probiotikum (z. B. Lactobacillus rhamnosus)

Zubereitung

1. Die Kokosmilch kurz aufkochen.
2. Das Agar-Agar mit dem Schneebesen einrühren und die Mischung nochmals kurz aufkochen, damit sich das Agar-Agar vollständig auflöst und keine Klümpchen entstehen.
3. Die Kokosmilch auf lauwarm (nicht heiß!) abkühlen lassen.
4. Die Kapseln mit dem Probiotikum öffnen und das Pulver einrühren.
5. Die Masse in einen Joghurtbereiter oder ein anderes sauberes Gefäß füllen, abdecken und bei Raumtemperatur 8–24 Stunden fermentieren lassen.

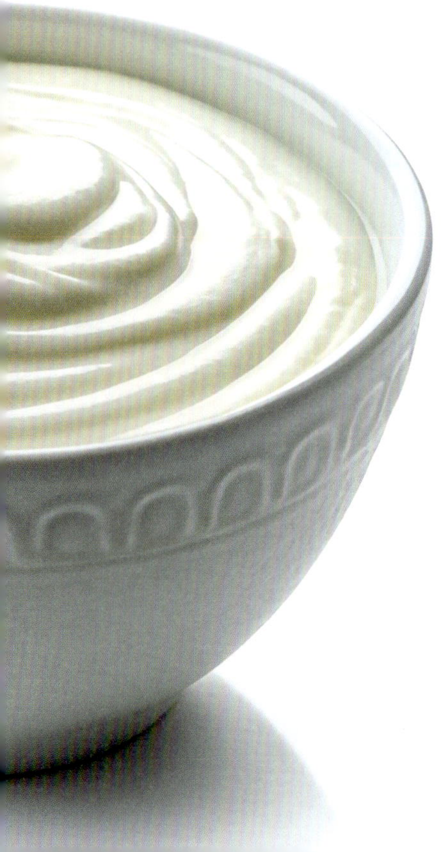

Hinweise

- Falls das Ergebnis zu fest ist, den Joghurt einfach kurz durchpürieren. Für eine cremigere Konsistenz kann mit der Fermentationsdauer und der Menge Agar-Agar experimentiert werden.
- Achte bei Probiotika darauf, dass keine Zusatzstoffe und keine histaminbildenden Bakterienstämme enthalten sind.

GEMÜSE-STICKS MIT KRÄUTERQUARK

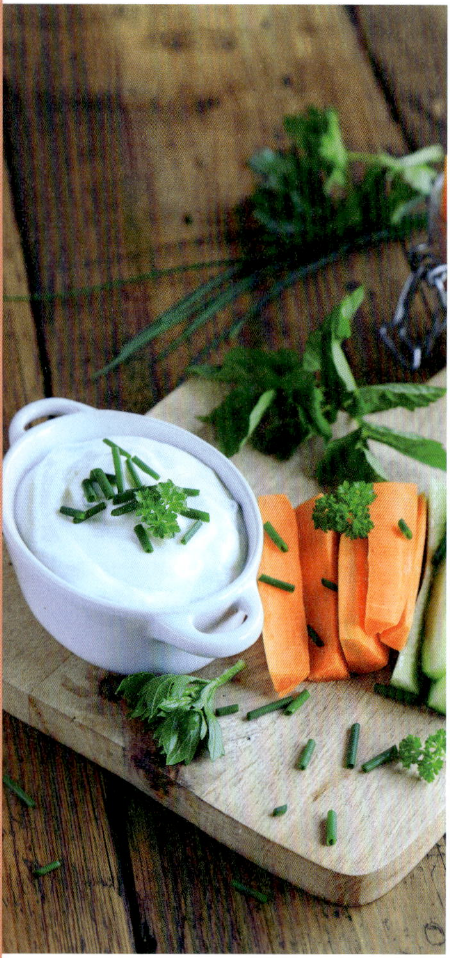

Zutaten

- 1 kleine Zucchini
- 1 kleine Karotte
- ¼ Gurke

Für den Kräuterquark

- 200 g Quark
- 2 EL Wasser, Milch oder Pflanzenmilch zum Glattrühren
- 1 TL Olivenöl
- frische Kräuter (z. B. Petersilie, Kerbel oder Basilikum), gehackt
- Salz

Zubereitung

1. Zucchini und Gurke waschen und in gleichmäßige Sticks schneiden. Karotte schälen und in Sticks schneiden.
2. Für den Quark alle Zutaten in einer Schüssel verrühren, bis eine cremige Konsistenz entsteht.
3. Die frischen Kräuter unterheben. Das Ganze mit Salz mild abschmecken.
4. Die Gemüse-Sticks auf einem Teller anrichten und mit dem Kräuterquark servieren.

Ideal als leichte Zwischenmahlzeit, frisch, mit viel vitaminreicher Rohkost und schnell zubereitet.

ZUCCHINI-CREMESUPPE

Zutaten

- 2 kleine Zucchini (ca. 400 g)
- 1 Kartoffel
- 500 ml Wasser oder milde Gemüsebrühe (histaminarm, frisch zubereitet, siehe Seite 108)
- 1 EL Olivenöl
- Salz
- 2 EL Sahne oder Kokosmilch

Zubereitung

1. Die Zucchini waschen, Kartoffel schälen und beides in Stücke schneiden.
2. In einem Topf das Öl erhitzen, das Gemüse kurz anschwitzen, mit Wasser oder Brühe ablöschen und etwa 15 Minuten weichkochen.
3. Alles fein pürieren und mit Salz abschmecken. Mit der Sahne oder der Kokosmilch verfeinern.
4. Die Suppe in Schalen füllen und genießen.

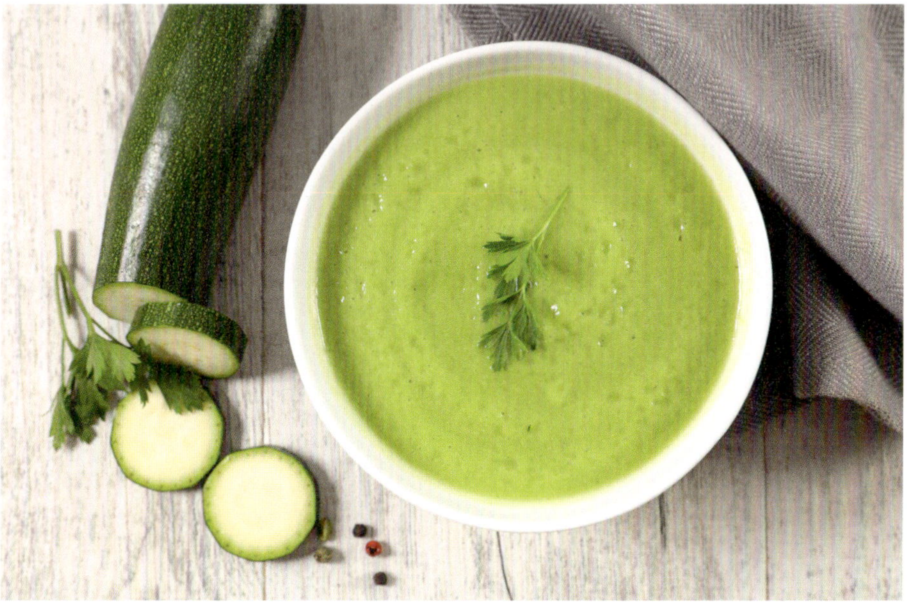

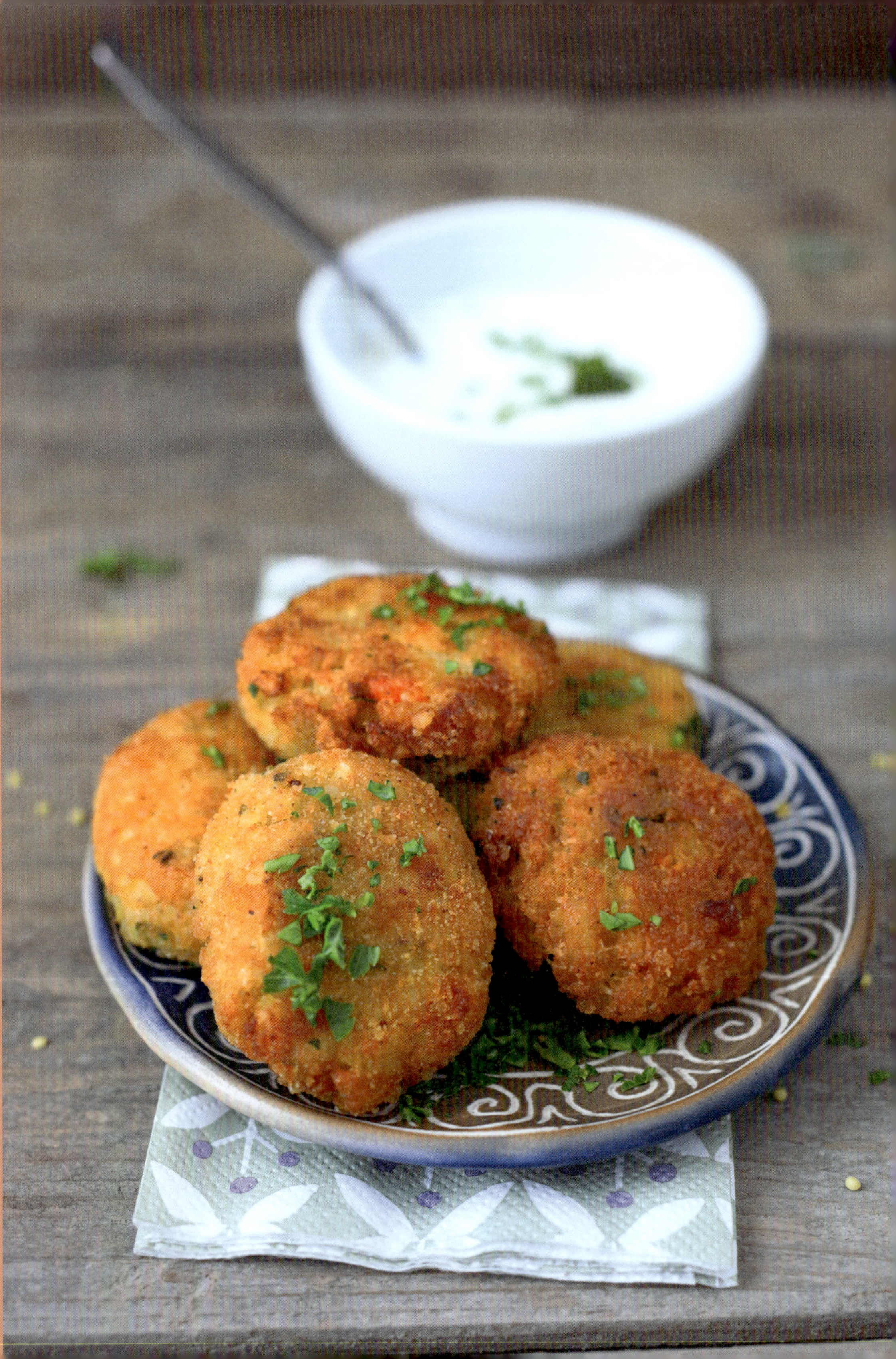

HIRSE-GEMÜSE-BRATLINGE MIT DIP

Zutaten

- 100 g Hirse
- 1 kleine Kartoffel
- 1 kleines Stück Zucchini
- 1 EL Kokosöl
- 1 TL Reismehl (oder Maismehl)
- Salz
- frische Kräuter (z. B. Petersilie oder Schnittlauch), gehackt

Für den Dip

- 150 g Joghurt (am besten selbst zubereitet, siehe Rezept auf Seite 78) oder Quark
- 1 TL Olivenöl
- 2 EL Wasser
- frische Kräuter (nach Belieben), gehackt
- Salz

Zubereitung

1. Die Hirse in einem Sieb heiß abspülen und nach Packungsanleitung weichkochen. Abkühlen lassen.
2. Die Kartoffel und Zucchini fein reiben, leicht ausdrücken und mit der Hirse vermengen.
3. Mit Reismehl, Kräutern und etwas Salz binden und dann zu kleinen Bratlingen formen.
4. Öl in einer beschichteten Pfanne erhitzen und die Bratlinge bei mittlerer Hitze goldbraun ausbacken.
5. Für den Dip den Joghurt oder Quark mit Wasser und Öl glatt rühren. Mit frischen Kräutern abschmecken.
6. Die Bratlinge auf Tellern anrichten und mit dem Dip servieren.

Hinweis

- Hirse liefert B-Vitamine, Silizium und Eisen, ist optimal verträglich und glutenfrei.

FENCHEL-KAROTTEN-SALAT MIT APFEL

Zutaten

- 1 kleine Fenchelknolle (ca. 150 g)
- 1 Karotte
- 1 Apfel (mild-süß, z. B. Elstar oder Gala)
- 1 TL Olivenöl
- 1 EL Apfelmus
- frische Petersilie
- Salz

Zubereitung

1. Den Fenchel putzen, Strunk entfernen, fein hobeln und waschen.
2. Die Karotte und den Apfel schälen und grob raspeln.
3. Alles in einer Schüssel mischen, mit Öl und Apfelmus verrühren. Bei Bedarf etwas Wasser zugeben. Mit Salz abschmecken und kurz durchziehen lassen.
4. Vor dem Servieren den Salat mit der Petersilie bestreuen.

Hinweis

▶ Das Apfelmus sorgt für eine milde Säure, sodass keine Zitrone im Dressing nötig ist.

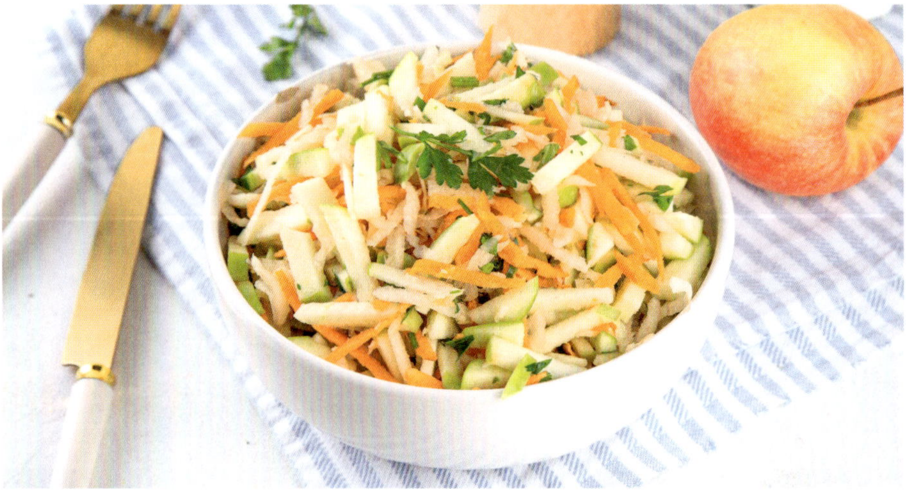

GEDÄMPFTE BROKKOLIRÖSCHEN MIT SESAMÖL

Zutaten

- 1 kleiner Brokkoli (ca. 300 g)
- 1 TL Olivenöl
- ½ TL Ahorn- oder Reissirup
- Salz
- optional helle Sesamsamen (für die Deko)

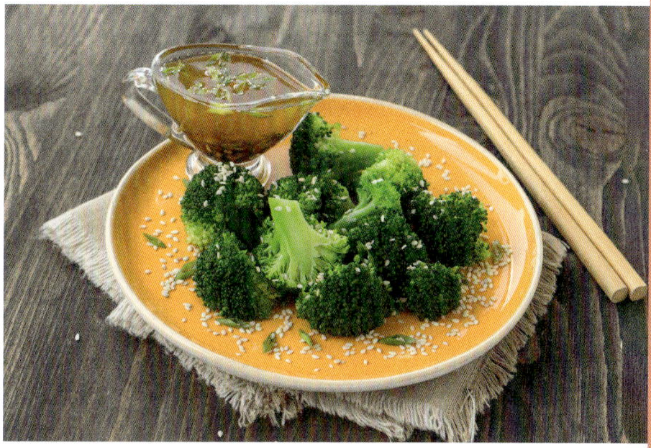

Für die Sauce

- 1 TL Reissirup
- optional 1 Spritzer Zitronensaft
- 2 EL Wasser
- 3 TL Olivenöl
- frische Petersilie und Estragon, gehackt

Zubereitung

1. Brokkoli in kleine Röschen teilen, waschen und im Dämpfeinsatz 6–8 Minuten bissfest garen.
2. In einer Pfanne das Öl leicht erwärmen, dann den Reissirup einrühren.
3. Den gedämpften Brokkoli kurz darin schwenken und mit Salz abschmecken.
4. Für die Sauce alle Zutaten verrühren. Den Brokkoli ggf. mit Sesamsamen bestreuen und mit der Sauce servieren.

Hinweise

- Keine Sojasauce oder fertige Würzmischungen verwenden, sie enthalten oft Histamin.
- Brokkoli ist reich an Sulforaphan, wirkt antioxidativ und entzündungshemmend.

KÜRBISCREMESUPPE MIT PETERSILIE

Zutaten

- 500 g Hokkaido-Kürbis
- 1 kleine Kartoffel
- 1 kleine Karotte
- 500 ml Wasser oder Gemüsebrühe (histaminarm, frisch zubereitet, siehe Seite 108)
- 1 EL Kokosöl (oder Ghee)
- Salz
- 2 EL Sahne oder Kokosmilch
- frische Petersilie

Zubereitung

1. Den Kürbis ggf. schälen oder waschen, die Kartoffel und Karotte schälen und alles in Würfel schneiden.
2. Das Öl in einem Topf erhitzen und das Gemüse kurz darin anschwitzen. Mit Wasser oder Brühe aufgießen und etwa 20 Minuten weichkochen.
3. Anschließend alles fein pürieren, mit Salz abschmecken und die Sahne bzw. Kokosmilch unterrühren.
4. Die Suppe in Schalen geben und mit frischer Petersilie bestreut servieren.

Hinweis

- Kürbis liefert Beta-Carotin, das gesunde Schleimhäute unterstützt.

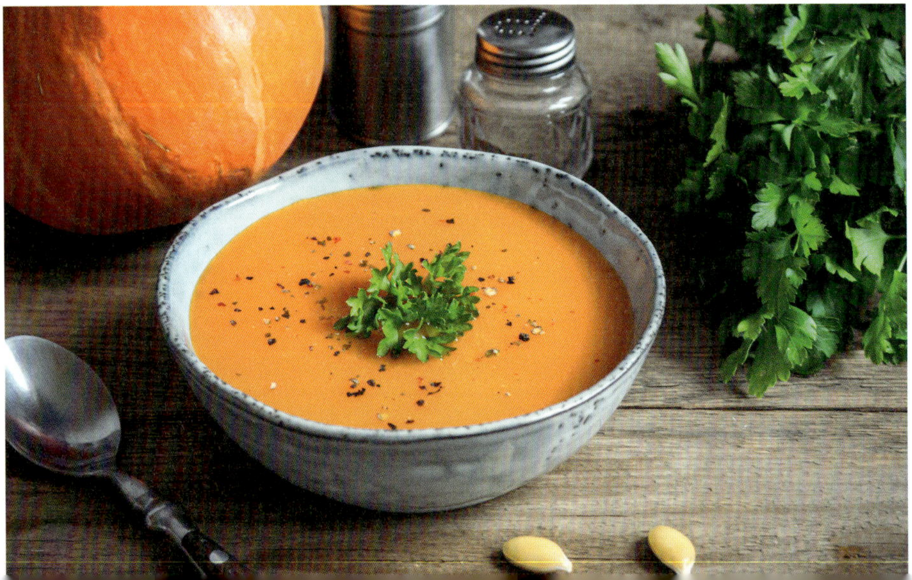

BLUMENKOHLPÜREE MIT LEINÖL

Zutaten

- 1 kleiner Blumenkohl (ca. 400 g)
- 2 mittelgroße Kartoffeln
- 200 ml Wasser oder Gemüsebrühe (histaminarm, frisch zubereitet, siehe Seite 108)
- 2 EL Leinöl (kaltgepresst)
- 1 TL Olivenöl
- Salz
- frische Petersilie

Zubereitung

1. Den Blumenkohl putzen, in Röschen teilen und waschen. Die Kartoffeln schälen und in Stücke schneiden.
2. Beides in einem Topf mit Wasser oder Brühe etwa 15 Minuten weichkochen.
3. Abgießen, dabei etwas Kochwasser auffangen und das Gemüse anschließend fein zerstampfen oder pürieren.
4. Das Leinöl- und Olivenöl unterrühren, mit Salz mild abschmecken.
5. Mit der frischen Petersilie garnieren und sofort servieren.

Leinöl liefert wertvolle Omega-3-Fettsäuren und wirkt entzündungshemmend.

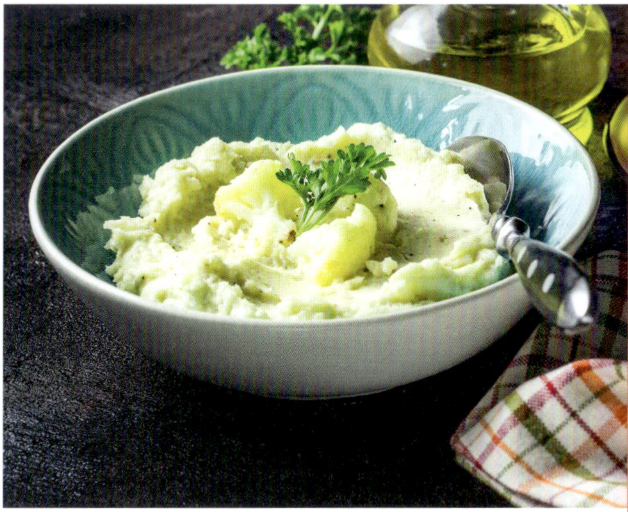

SELBST GEMACHTER APFELBREI

Zutaten

- 4 Äpfel (mild-süß, z. B. Elstar oder Gala)
- 50 ml Wasser
- optional etwas Ahorn- oder Reissirup

Zubereitung

1. Die Äpfel schälen, das Kerngehäuse entfernen und die Äpfel grob würfeln.
2. Die Apfelstücke dann in einem Topf mit dem Wasser aufkochen und bei kleiner Hitze 10–15 Minuten weichdünsten.
3. Mit einer Gabel oder einem Stabmixer grob oder fein pürieren, je nach gewünschter Konsistenz.
4. Mit Sirup abschmecken und am besten lauwarm servieren.

Hinweis

- Den frischen Apfelbrei nicht länger als einen Tag im Kühlschrank aufbewahren.

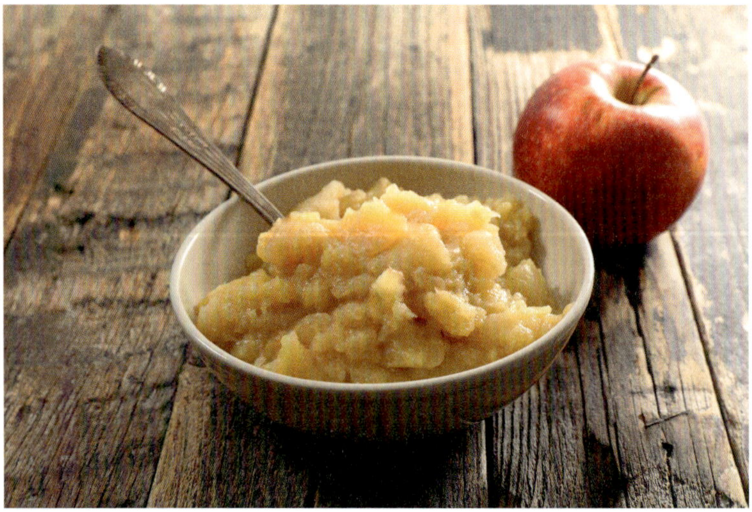

KARTOFFELN, KAROTTEN UND ZUCCHINI AUS DEM OFEN

Zutaten

- 400 g Kartoffeln
- 2 mittelgroße Karotten
- 1 kleine Zucchini
- 2 EL Olivenöl
- optional 1 TL Ahorn- oder Reissirup
- Salz
- frische Kräuter (z. B. Basilikum, Petersilie), gehackt

Zubereitung

1. Den Backofen auf 190 °C (Ober-/Unterhitze) vorheizen.
2. Die Kartoffeln schälen und in Stücke schneiden. Karotten und Zucchini waschen und ebenfalls in Stücke schneiden.
3. Das Gemüse in einer Schüssel mit dem Öl, ggf. Sirup und Salz vermengen.
4. Auf ein mit Backpapier belegtes Blech geben und 25–30 Minuten rösten, zwischendurch evtl. wenden.
5. Das Ofengemüse mit den frischen Kräutern vermischen, garnieren, auf tiefe Teller verteilen und servieren.

Hinweis

- Frühkartoffeln sind meist am frischsten, da sie direkt nach der Ernte verkauft werden.

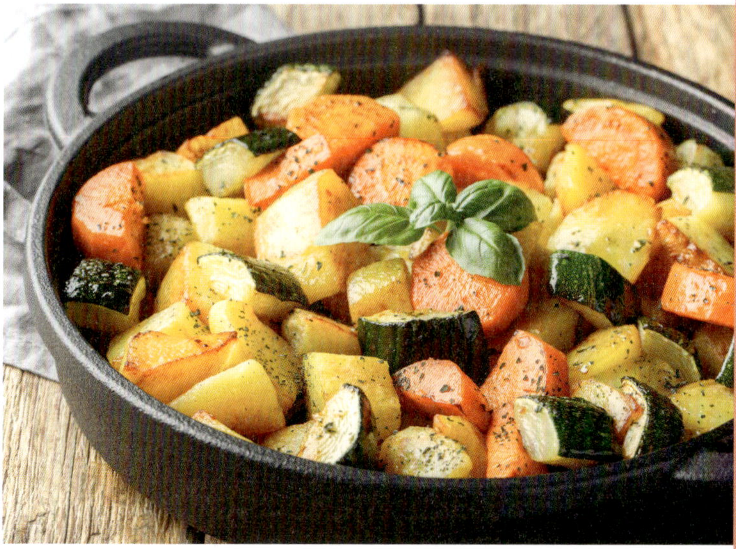

SÜSSKARTOFFELCHIPS MIT DIP

Zutaten

- 1 große Süßkartoffel
- 1 TL Olivenöl
- 1 TL Reismehl (oder Kartoffelstärke)
- 1 Prise Salz
- frische Rosmarinnadeln nach Belieben

Für den Dip

- 150 g Joghurt (am besten selbst zubereitet, siehe Rezept auf Seite 78) oder Frischkäse
- 1 TL Olivenöl
- frische Kräuter, gehackt
- Salz

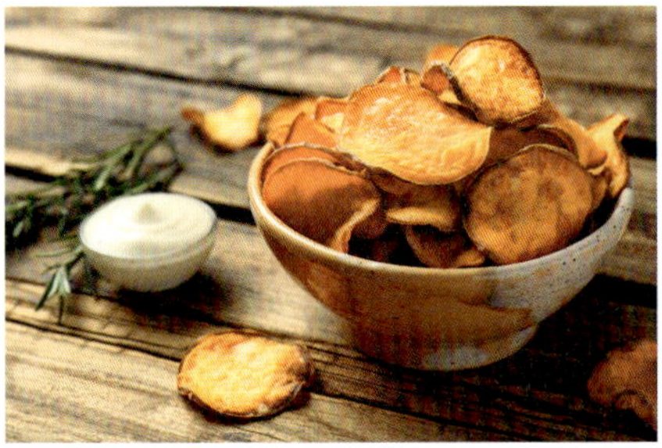

Zubereitung

1. Den Backofen auf 160 °C (Umluft) vorheizen und ein Blech mit Backpapier auslegen.
2. Die Süßkartoffel waschen, nach Belieben schälen und in sehr dünne Scheiben hobeln.
3. Die Scheiben in einer Schüssel mit dem Öl vermischen. Dann mit Reismehl und Salz in einer Schüssel vermengen, bis sie gleichmäßig, aber dünn überzogen sind. Auf dem Backblech nebeneinander verteilen und 25–30 Minuten knusprig backen, dabei einmal wenden.
4. Für den Dip alle Zutaten glatt rühren und mit Kräutern und Salz abschmecken.
5. Die Chips aus dem Backofen holen und sofort mit dem Dip servieren. Bei Belieben mit frischem Rosmarin garnieren.

GEDÄMPFTER KABELJAU MIT FENCHELGEMÜSE

Zutaten

- 1 kleine Fenchelknolle
- 2 Kabeljaufilets (à ca. 150 g)
- 1 EL Olivenöl (oder Butter)
- 1 Prise Salz
- 1 TL Ahorn- oder Reissirup
- frische Kräuter (z. B. Dill, Petersilie), gehackt

Zubereitung

1. Den Fenchel waschen, Strunk entfernen und in feine Streifen schneiden. In einen Dampfgarer oder Topf mit Dämpfeinsatz geben.
2. Die Fischfilets waschen, trocken tupfen, leicht salzen und mit etwas Öl bestreichen. Dann ebenfalls in den Dämpfeinsatz geben.
3. Beides etwa 8–10 Minuten im Dämpfeinsatz garen lassen.
4. Den Fisch mit dem Fenchelgemüse auf Teller verteilen. Mit etwas Sirup beträufeln, mit frischen Kräutern bestreuen und sofort servieren.

Hinweis

- Den Fisch immer fangfrisch kaufen und am selben Tag zubereiten, nicht einfrieren oder aufwärmen.

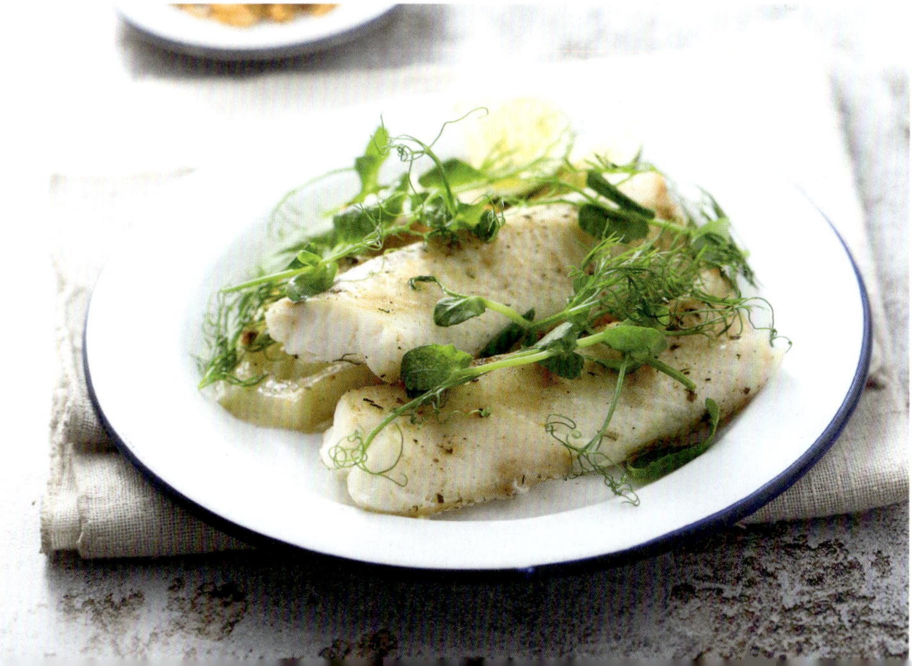

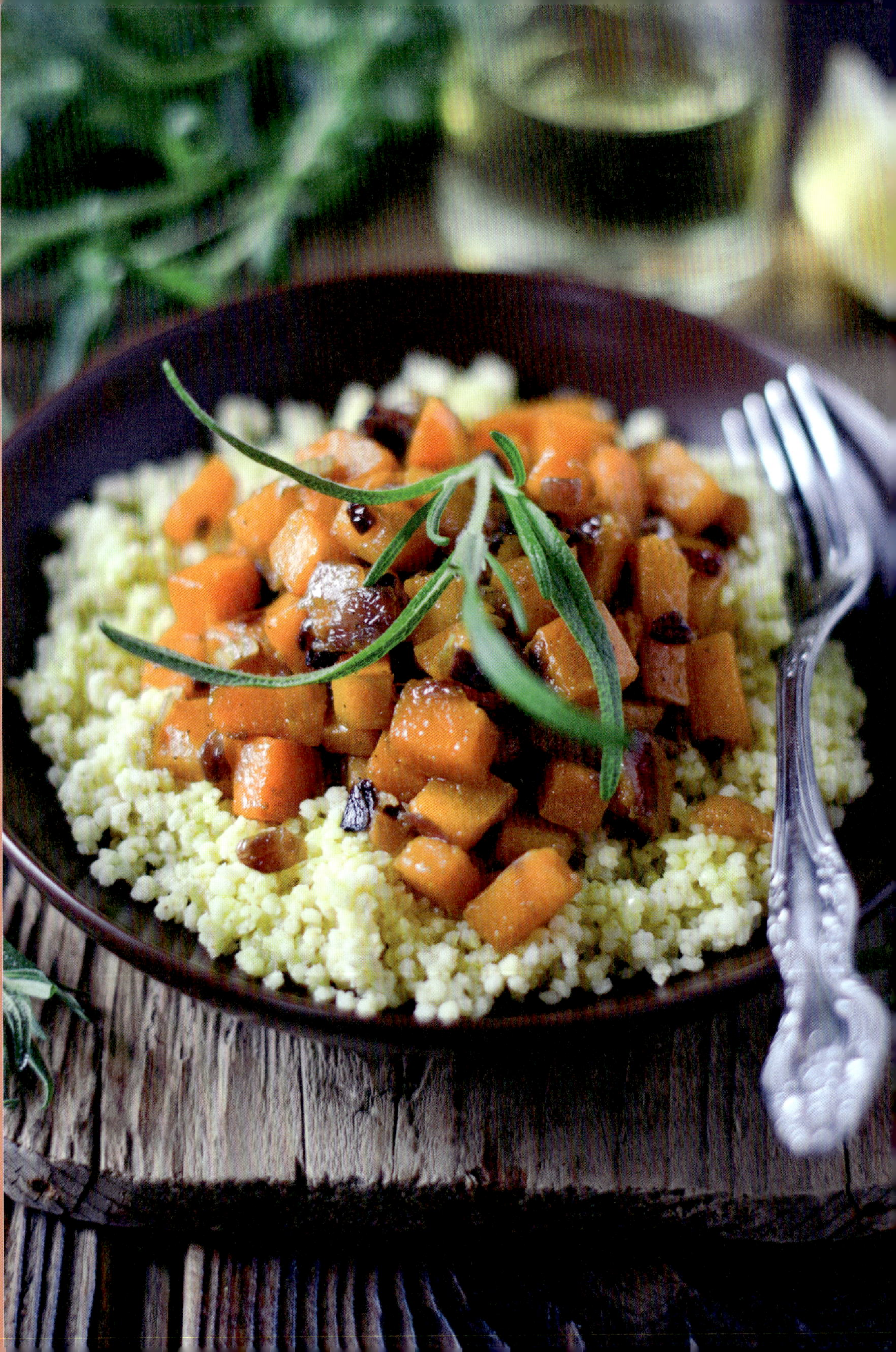

OFENKÜRBIS MIT HIRSE UND ROSMARIN

Zutaten

- 300 g Hokkaido-Kürbis
- 100 g Hirse
- 1 EL Oliven- oder Kokosöl
- 1 TL frischer Rosmarin, fein gehackt
- Salz

Zubereitung

1. Den Backofen auf 180 °C (Ober-/Unterhitze) vorheizen. Die Hirse nach Packungsanleitung zubereiten.
2. Den Kürbis waschen und halbieren. Ein Stück von 300 g abschneiden, entkernen und in kleine Würfel schneiden.
3. Die Kürbiswürfel in einer Schüssel mit dem Öl, Rosmarin (etwas davon zum Garnieren beiseitestellen) und Salz vermengen.
4. Ein feuerfestes Gefäß mit Backpapier auslegen und die Kürbiswürfel hineingeben. Etwa 15 Minuten backen, bis der Kürbis weich und leicht karamellisiert ist.
5. Die Hirse auf Teller verteilen, die Kürbiswürfel darübergeben und mit Rosmarin garniert servieren.

Hinweis

- Rosmarin in dieser Phase am besten sparsam und nur bei Verträglichkeit verwenden, da er sehr intensiv wirken kann.

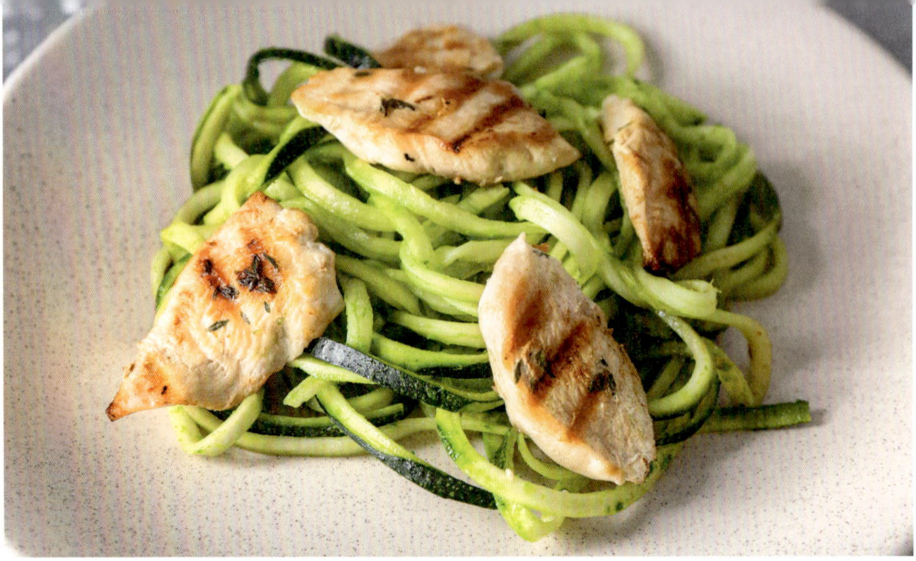

PUTENBRUSTSTREIFEN AUF ZUCCHINI-SPAGHETTI

Zutaten

- 200 g Putenbrustfilet
- 2 Zucchini
- 1 EL Olivenöl
- Salz
- frische Kräuter (z. B. Basilikum, Thymian), gehackt

Zubereitung

1. Die Zucchini waschen, trocken tupfen und mit einem Spiralschneider zu feinen Spaghetti schneiden.
2. Die Putenbrust waschen, trocken tupfen und in Streifen schneiden. Leicht salzen und in einer Pfanne mit etwas Öl goldbraun anbraten. Herausnehmen.
3. Die Zucchinispaghetti in der Pfanne kurz anbraten, bis sie weich, aber noch bissfest sind. Die frischen Kräuter dazugeben und gut vermengen.
4. Die Zucchinispaghetti auf Tellern anrichten, die Putenstreifen darauflegen und sofort servieren.

Hinweis

▶ Wenn du keinen Spiralschneider hast, kannst du einfach einen Sparschäler verwenden.

QUINOA-ZUCCHINI-»RISOTTO«

Zutaten

- 100 g Quinoa (hell oder gemischt)
- 2 TL Olivenöl
- 1 kleine Zucchini
- ½ gelbe Paprika
- 300 ml Wasser oder Gemüsebrühe (histaminarm, frisch zubereitet, siehe Seite 108)
- Salz
- 1 TL Butter
- frische Kräuter (z. B. Thymian oder Petersilie), gehackt

Zubereitung

1. Quinoa in einem Sieb heiß abspülen und abtropfen lassen. 1 TL vom Öl in einem Topf erhitzen und die Quinoa kurz darin anrösten.
2. Mit Wasser oder Brühe aufgießen, leicht salzen und ca. 15 Minuten bei niedriger Hitze garen lassen.
3. Die Zucchini waschen und in dünne Scheiben schneiden. Die Paprika waschen und klein würfeln. Das Gemüse in einer Pfanne mit dem zweiten TL Öl kurz anbraten und danach zur bereits garenden Quinoa geben.
4. Die Butter in den Quinoa-Risotto einrühren und mit frischen Kräutern bestreut servieren.

Hinweis

- Quinoa ist eine gute Quelle für pflanzliches Eiweiß, enthält aber Saponine, auf die manche Menschen empfindlich reagieren. Um sie zu entfernen, sollte sie vor dem Kochen gründlich mit heißem Wasser abgespült werden.

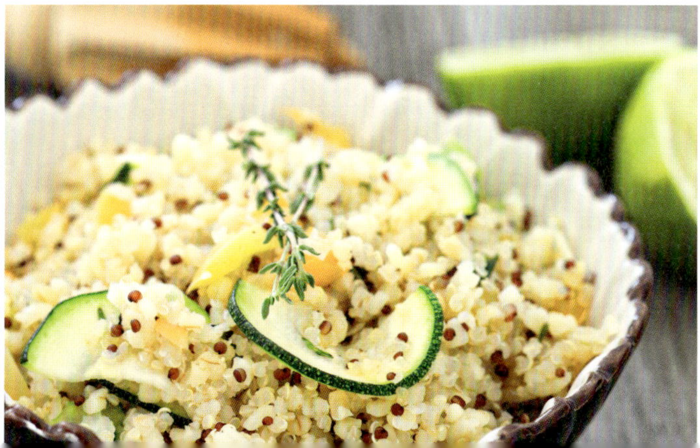

WILDLACHS MIT GURKENSALAT

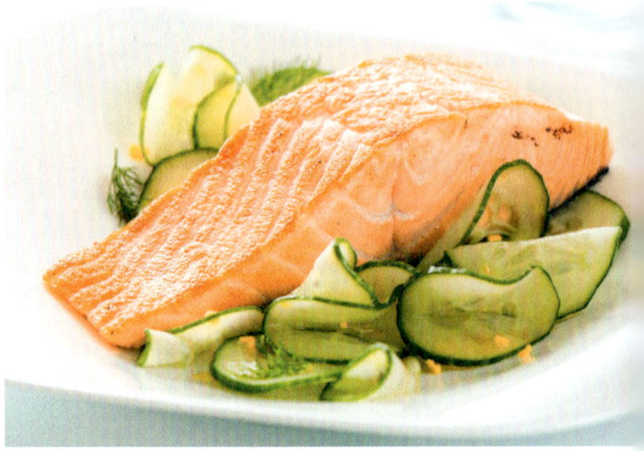

Zutaten

- 2 frische Wildlachsfilets (à ca. 150 g)
- 1 kleine Gurke
- 1 TL Olivenöl
- Salz

Für das Dressing

- 2 EL Joghurt (am besten selbst zubereitet, siehe Rezept auf Seite 78)
- 1 TL Olivenöl
- ½ TL Reissirup
- 1 TL Wasser
- 1 TL frischer Dill, fein gehackt
- Salz

Zubereitung

1. Die Wildlachsfilets abspülen, trocken tupfen und leicht salzen. In einer Pfanne mit Öl bei mittlerer Hitze von beiden Seiten 3–4 Minuten garen.
2. Die Gurke waschen, in feine Scheiben schneiden und in einem Sieb gut abtropfen lassen, ggf. etwas ausdrücken, damit die Flüssigkeit entweicht.
3. Für das Dressing Joghurt mit dem Öl, Sirup und Wasser glattrühren. Den Dill dazugeben (ein paar Dillspitzen zum Garnieren beiseitestellen) und verrühren.
4. Den Gurkensalat auf Tellern anrichten, den Lachs darauflegen und mit Dill garniert servieren.

Hinweis

▶ Frischer Wildlachs ist gut verträglich, da er von Natur aus histaminarm ist. Zuchtlachs sollte nicht verwendet werden. Er enthält durch die Futterzusammensetzung und den Zuchtprozess oft Stoffe, die den Histamin-Gehalt erhöhen können. Räucher- oder marinierten Lachs bitte meiden.

KRÄUTER-ZUCCHINI-SUPPE

Zutaten

- 2 Zucchini
- optional ¼ Zwiebel
- ½ Knoblauchzehe
- 1 EL Olivenöl
- ca. 250 ml Gemüsebrühe (histaminarm, frisch zubereitet, siehe Seite 108)
- 4 EL Sahne (oder pflanzliche Sahnealternative)
- Salz
- je 1 EL frische Petersilie, Schnittlauch, Majoran, Basilikum, Thymian, gehackt

Zubereitung

1. Die Zucchini waschen, längs vierteln und in Scheiben schneiden. Zwiebel und Knoblauch schälen und fein hacken.
2. Das Olivenöl in einem Topf erhitzen. Zwiebel darin glasig dünsten, dann den Knoblauch hinzufügen und kurz anbraten. Die Zucchinistücke dazugeben und anbraten.
3. Mit der Gemüsebrühe angießen, alles zum Kochen bringen und ca. 15 Minuten köcheln lassen, bis die Zucchinistücke weich sind. Die gehackten Kräuter (ein wenig davon für die Garnitur beiseitestellen) einrühren.
4. Die Suppe mit einem Stabmixer pürieren. Die Sahne unterrühren und mit Salz abschmecken. Die Suppe auf Teller verteilen, mit den restlichen Kräutern garnieren und servieren.

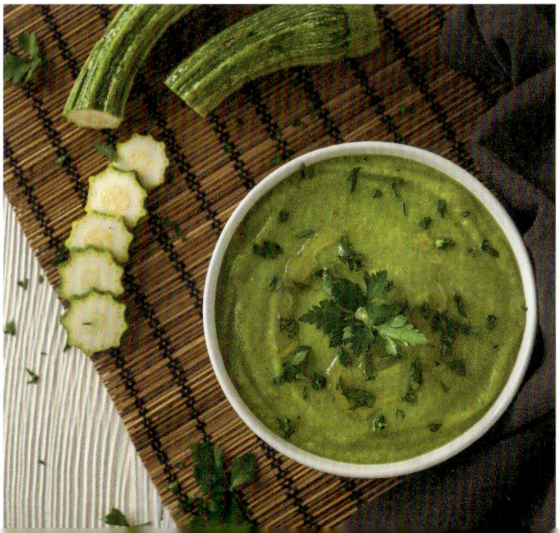

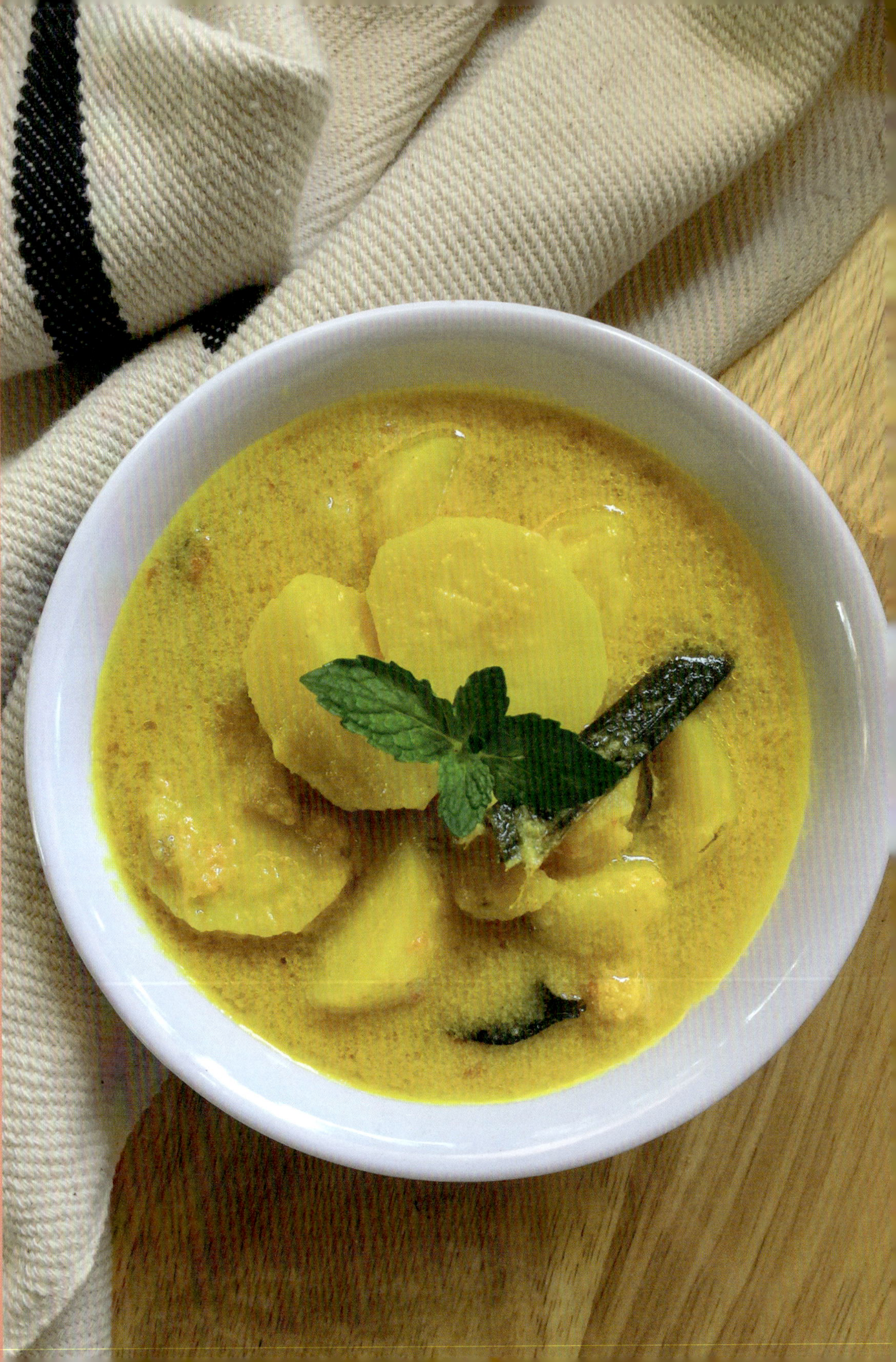

MILDES KARTOFFEL-KOKOS-CURRY

Zutaten

- 400 g Kartoffeln
- 1 kleine Zucchini
- 1 EL Kokosöl
- 100 ml Kokosmilch
- 200 ml Wasser
- 1 TL Reis- oder Ahornsirup
- ein kleines Stück Kurkumawurzel
- 1 kleines Stück Ingwer (ca. 1 cm)
- Salz
- frische Kräuter (z. B. Koriander oder Petersilie)

Zubereitung

1. Die Kartoffeln schälen, vierteln und in Stücke schneiden. Die Zucchini waschen und in längliche Stücke schneiden. Kurkuma und Ingwer schälen und fein hacken.
2. Das Öl in einem Topf erhitzen, Kurkuma und Ingwer kurz anschwitzen. Das Gemüse dazugeben, mit Wasser ablöschen und alles 15 Minuten garen lassen.
3. Nach 10 Minuten die Kokosmilch und den Sirup zugeben und 5 Minuten sanft köcheln lassen.
4. Mit Salz abschmecken, mit frischen Kräutern nach Belieben garnieren und servieren.

Hinweis

- Frühkartoffeln sind meist am frischsten, da sie direkt nach der Ernte verkauft werden.

QUINOA-BROKKOLI-PFANNE

Zutaten

- 100 g Quinoa
- 1 kleiner Brokkoli (ca. 300 g)
- 1 EL Olivenöl
- 1 TL Reis- oder Ahornsirup
- 200 ml Wasser oder Gemüsebrühe (histaminarm, frisch zubereitet, siehe Seite 108)
- Salz
- frische Kräuter (z. B. Basilikum, Petersilie, Schnittlauch), gehackt

Zubereitung

1. Die Quinoa in einem feinen Sieb heiß abspülen und abtropfen lassen.
2. Den Brokkoli waschen, Strunk abschneiden und in kleine Röschen zerteilen.
3. Das Olivenöl in einer Pfanne erhitzen und den Brokkoli darin 5 Minuten andünsten. Dann herausnehmen.
4. Die Quinoa in die Pfanne geben, mit Wasser oder Brühe ablöschen und etwa 15 Minuten sanft garen lassen, bis die Flüssigkeit aufgesogen ist. Kurz vor Ende der Garzeit die Brokkoliröschen hinzugeben.
5. Die frischen Kräuter unterheben (ein paar Blättchen als Garnitur verwenden), mit Sirup und Salz abschmecken und servieren.

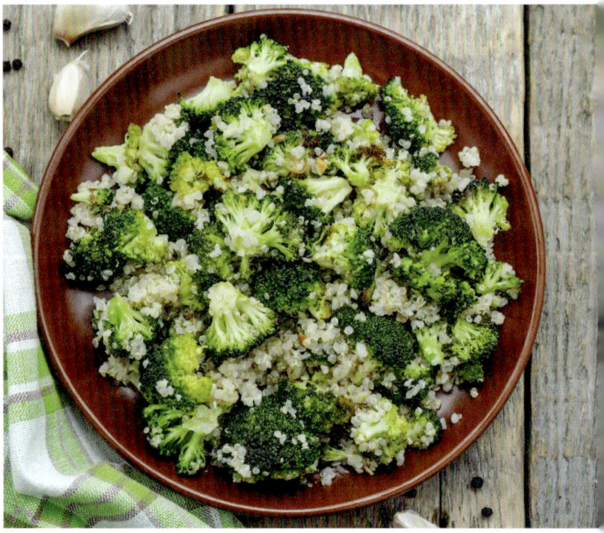

Hinweis

- Quinoa gründlich spülen, um Bitterstoffe bzw. Saponine zu entfernen.

GEFÜLLTE PAPRIKA

Zutaten

- 80 g Reis nach Wahl (z. B. Langkorn)
- Salz
- 2–3 Paprikaschoten (rot, gelb oder grün)
- 1 Karotte
- 2 EL Olivenöl
- frische Kräuter (z. B. Dill und Petersilie), gehackt
- 1 TL Reissirup
- 200 ml Wasser oder Gemüsebrühe (histaminarm, frisch zubereitet, siehe Seite 108)

Zubereitung

1. Den Reis in leicht gesalzenem Wasser 15 Minuten vorkochen und abgießen. Den Backofen auf 180 °C (Ober-/Unterhitze) vorheizen.
2. Die Paprikaschoten waschen, den Deckel abschneiden und das Kerngehäuse entfernen.
3. Die Karotte schälen, fein würfeln und in einer Pfanne mit 1 EL Olivenöl 2–3 Minuten anbraten.
4. Den Reis, die Kräuter (etwas davon für die Garnitur beiseitestellen) und den Sirup dazugeben, mit Salz abschmecken und die Mischung in die Paprikaschoten füllen.
5. Die gefüllten Paprikaschoten in eine kleine Auflaufform stellen und mit dem restlichen Olivenöl beträufeln. Das Wasser oder die Gemüsebrühe angießen und das Ganze ca. 25 Minuten im Ofen garen lassen.
6. Vor dem Servieren mit den restlichen Kräutern bestreuen und gleich genießen.

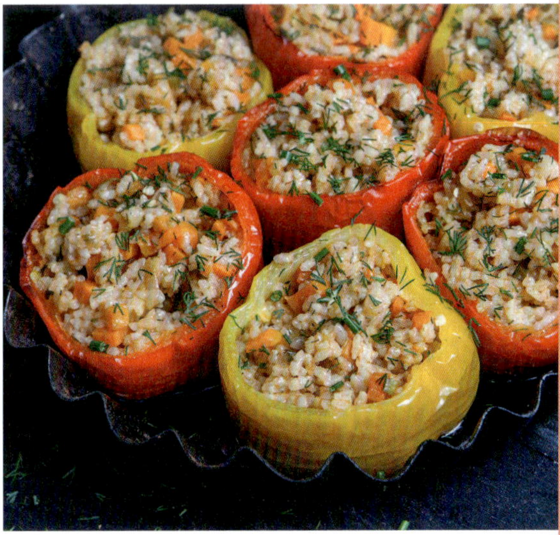

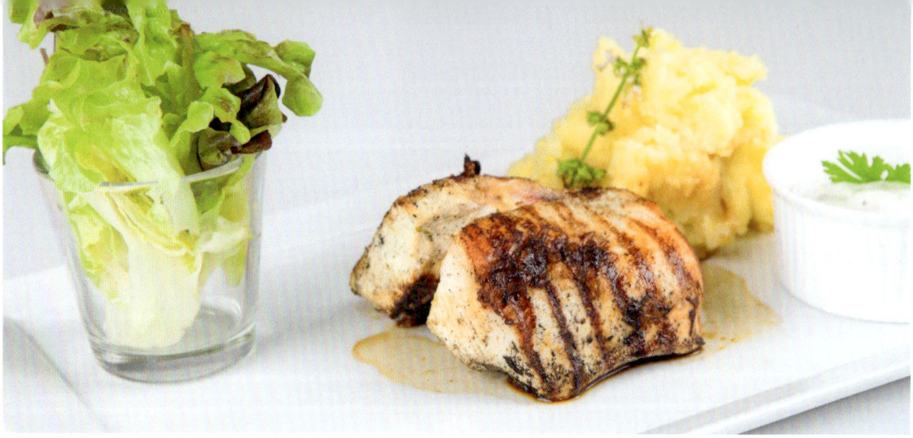

PASTINAKENPÜREE MIT HÜHNERBRUST

Zutaten

- 300 g Pastinaken
- 2 mittelgroße Kartoffeln
- Salz
- 1 EL Olivenöl
- 100 ml Wasser, Milch, Pflanzenmilch oder Sahne
- 1 EL Butter
- 2 Hühnerbrustfilets (à ca. 150 g)
- frische Kräuter (z. B. Petersilie, Schnittlauch), gehackt

Zubereitung

1. Die Pastinaken und Kartoffeln schälen und in Stücke schneiden. In leicht gesalzenem Wasser 15–20 Minuten weich kochen.
2. Das Wasser abgießen, dabei ein wenig davon auffangen. Das Gemüse mit der Flüssigkeit und der Butter zu einem cremigen Püree stampfen. Bei Bedarf etwas Kochwasser zugeben. Für mehr Cremigkeit Sahne hinzufügen.
3. Die Hühnerbrust abtupfen und leicht salzen. Das Öl in einer Pfanne erhitzen und das Fleisch von beiden Seiten 4–5 Minuten goldbraun braten.
4. Das Püree auf Tellern anrichten, die Hühnerbrust darauflegen und mit Kräutern bestreut servieren.

Hinweis

▶ Ein knackiger Salat und ein leichter Joghurtdip runden das Gericht wunderbar ab.

ZANDER MIT KÜRBISGEMÜSE

Zutaten

- 250 g Hokkaido-Kürbis
- 1 kleine Karotte
- 2 Zanderfilets (à ca. 150 g)
- 1 EL Olivenöl
- 1 TL Reis- oder Ahornsirup
- 1 Prise Salz
- frische Kräuter (z. B. Petersilie oder Dill)

Zubereitung

1. Den Kürbis schälen und vierteln. Ein Viertel von ca. 250 g entkernen und in Stücke schneiden. Die Karotte schälen und in dünne Scheiben schneiden.
2. Das Gemüse in einer Pfanne mit der Hälfte des Öls 3 Minuten andünsten. Dann herausnehmen.
3. Die Zanderfilets abtupfen, salzen und mit dem restlichen Öl in der Pfanne bei mittlerer Hitze von beiden Seiten 3–4 Minuten braten. Das Gemüse dazugeben und alles verrühren, bis es leicht zerfällt.
4. Das Ganze salzen, bei Belieben mit frischen Kräutern vermischen, mit dem Sirup beträufeln und sofort servieren.

Hinweise

- Statt Zander ist auch Kabeljau eine gute Alternative.
- In jedem Fall Fisch sehr frisch kaufen und zügig verarbeiten.

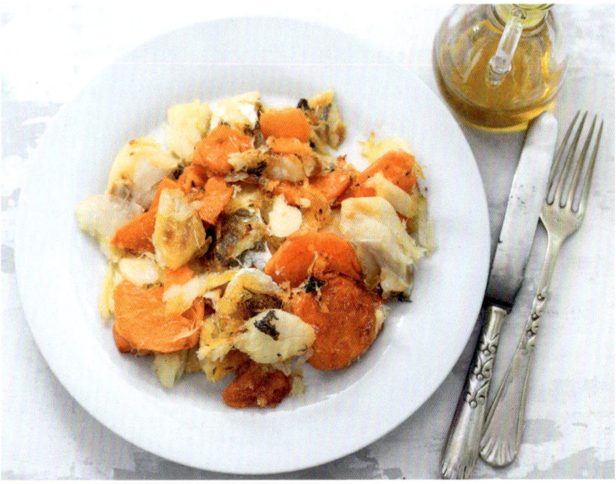

BROKKOLI-HIRSE-AUFLAUF

Zutaten

- 100 g Hirse
- 300 g Brokkoli
- 1 kleine Karotte
- 2 Eier (Gr. M)
- 100 g Hüttenkäse
- 1 EL Olivenöl
- frischer Oregano, gehackt
- Salz

Zubereitung

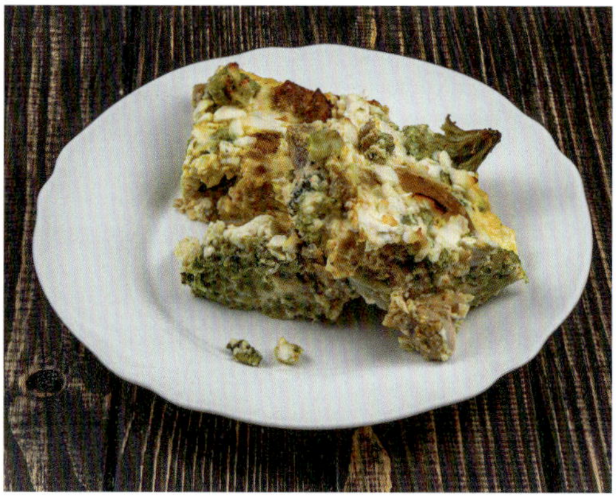

1. Die Hirse in einem Sieb heiß abspülen und nach Packungsanleitung garen. Anschließend kurz abkühlen lassen.
2. Den Brokkoli waschen und in kleine Röschen teilen. Die Karotte schälen und fein raspeln. Beides in leicht gesalzenem Wasser 5 Minuten garen, abgießen und etwas ausdampfen lassen.
3. Den Backofen auf 180 °C (Ober-/Unterhitze) vorheizen. Eine kleine Auflaufform mit Öl oder Butter ausfetten. Die Eier mit dem Hüttenkäse, dem Oregano und etwas Salz verrühren. Mit der gegarten Hirse und dem Gemüse vermischen.
4. Die Mischung in die Auflaufform geben, glattstreichen und im vorgeheizten Ofen etwa 25 Minuten backen, bis der Auflauf goldbraun ist.

Hinweis

- Bei Empfindlichkeit gegenüber Eiweiß kann auch nur das Eigelb verwendet werden.

HÜHNERFLEISCH UND GURKE GEDÄMPFT MIT REIS

Zutaten

- 100 g Reis nach Wahl
- 2 Hühnerbrustfilets (à ca. 150 g)
- ½ Bio-Gurke
- 1 EL Olivenöl
- 100 ml Wasser oder Gemüsebrühe (histaminarm, frisch zubereitet, Seite 108)
- Salz
- frische Kräuter nach Belieben (z. B. Koriander, Petersilie, Schnittlauch)

Zubereitung

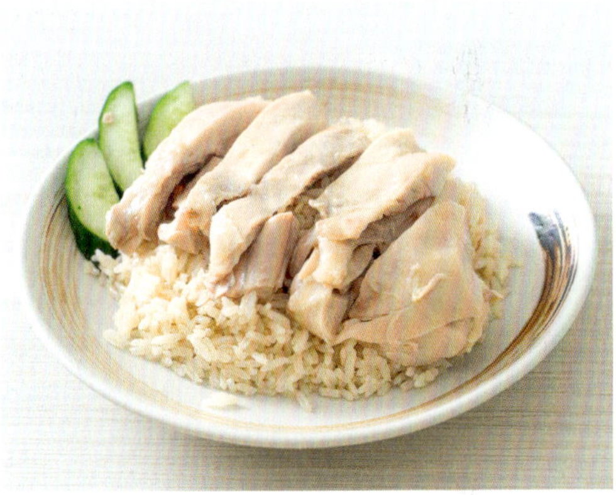

1. Den Reis nach Packungsanleitung zubereiten und warmhalten.
2. Das Hühnerfilet waschen, trocken tupfen und mit etwas Salz bestreuen. In einem Dämpfeinsatz oder in einer beschichteten Pfanne mit wenig Wasser und Olivenöl zugedeckt bei milder Hitze etwa 12–15 Minuten garen, bis das Fleisch zart und durchgegart ist.
3. Die Gurke waschen, längs halbieren und in Scheiben schneiden. 5 Minuten vor Ende der Garzeit des Fleisches die Gurke dazugeben und mitdämpfen.
4. Den Reis auf Tellern verteilen. Huhn und Gurkengemüse darauf anrichten. Nach Belieben mit frischen Kräutern bestreuen und servieren.

HIRSE-TABOULEH

Zutaten

- 100 g Hirse
- ½ rote Paprika
- ½ gelbe Paprika
- ½ Bund frische Petersilie
- ½ Bund frische Pfefferminze
- 3 EL Olivenöl
- optional ein paar Spritzer Zitronensaft
- ½ TL Reissirup
- Salz

Zubereitung

1. Die Hirse unter kaltem Wasser kurz abspülen. Mit ca. 200 ml Wasser zum Kochen bringen. Dann die Hitze reduzieren und ca. 10 Minuten köcheln lassen. Zugedeckt ca. 15 Minuten quellen lassen und abkühlen lassen.
2. Die Paprika waschen, Kerne entfernen und in kleine Würfel schneiden. Petersilie und Pfefferminze waschen, trocken schütteln und fein hacken (ein paar Blättchen für die Garnitur beiseitelegen).
3. Alle Zutaten in einer Schüssel vermengen. Olivenöl und evtl. ein paar Spritzer Zitronensaft darübergeben, das Ganze mit Salz abschmecken und gut mischen. Kurz ziehen lassen und dann mit den restlichen Kräutern garniert servieren.

Hinweis

- Das Rezept lässt sich auch gut mit Quinoa herstellen. Couscous oder Bulgur sollten nicht verwendet werden, da sie glutenhaltig sind.

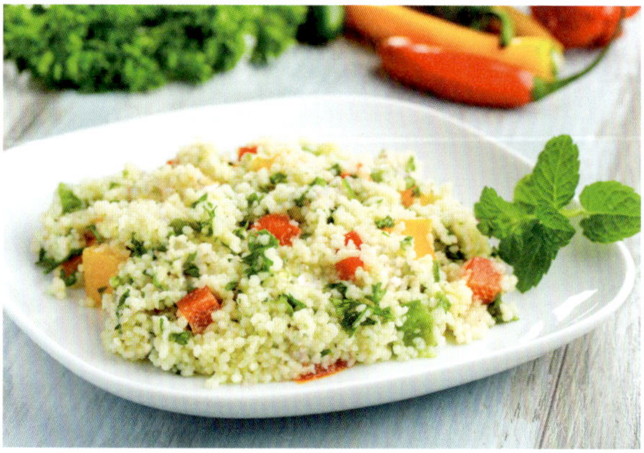

GEMÜSEEINTOPF MIT KARTOFFELN UND PASTINAKE

Zutaten

- 3 kleine Kartoffeln
- 1 Pastinake
- 1 Karotte
- ½ Fenchelknolle
- 1 EL Olivenöl
- 500 ml Gemüsebrühe (histaminarm, frisch zubereitet, siehe Seite 108)
- Salz
- frische Kräuter nach Belieben

Zubereitung

1. Die Kartoffeln, die Pastinake und die Karotte schälen und in mundgerechte Stücke schneiden. Den Fenchel putzen, waschen und ebenfalls in Stücke schneiden.
2. Das Öl in einem Topf leicht erhitzen und das Gemüse kurz darin anschwitzen. Mit der Brühe aufgießen, salzen und bei mittlerer Hitze etwa 20–25 Minuten köcheln lassen, bis alles weich ist.
3. Nach Wunsch einen Teil des Gemüses leicht zerdrücken, damit der Eintopf sämiger wird. Bei Belieben mit frischen Kräutern bestreuen und servieren.

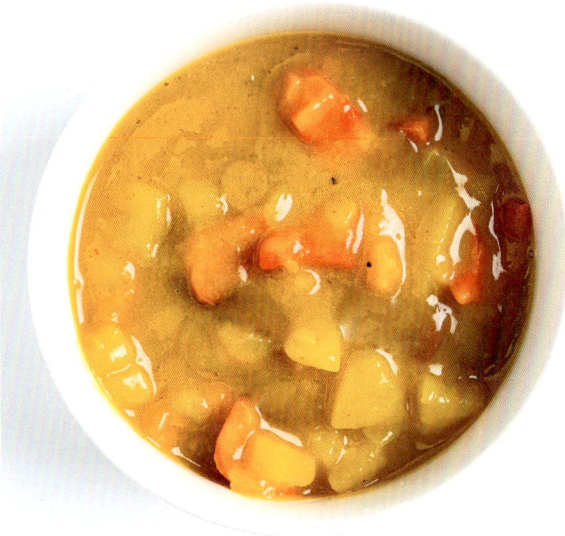

Hinweis

▶ Wenn du den Eintopf cremiger magst, kannst du am Ende einen Schuss Reismilch einrühren.

SELBST GEMACHTE HISTAMINARME GEMÜSEBRÜHE

Zutaten für ca. 1 Liter

- 1 Karotte
- ½ Fenchelknolle
- ¼ Zucchini
- 1 kleine Petersilienwurzel oder Pastinake
- 1 EL Olivenöl
- 1 Liter Wasser
- 1 EL frische Kräuter nach Belieben (z. B. Petersilie, Kerbel, Majoran), gehackt
- Salz
- optional: 1 Hühnerbrust (für eine kräftigere Variante)

Zubereitung

1. Das Gemüse waschen und grob zerkleinern. Ggf. das Hühnerfleisch abbrausen und trocken tupfen.
2. Das Öl in einem Topf leicht erhitzen und das Gemüse kurz darin schwenken. Mit Wasser aufgießen, salzen und bei 20–30 Minuten sanft köcheln lassen – nicht sprudelnd.
3. Nach Belieben die Hühnerbrust hinzufügen und 20 Minuten mitgaren. Anschließend herausnehmen.
4. Die Brühe durch ein feines Sieb abgießen. Die frischen Kräuter einrühren, mit Salz abschmecken und sofort verwenden oder portionsweise einfrieren.

Hinweise

- Keinen Lauch, Sellerie oder Tomaten verwenden, da sie histaminfreisetzend wirken können.
- Frische Kräuter am besten erst am Ende hinzufügen, damit sie ihre Vitamine und ihr Aroma behalten.
- Das Fleisch kann für ein weiteres Gericht verwendet werden, etwa als Einlage in Suppen oder für Salate.

GEKOCHTE BIRNE MIT VANILLE

Zutaten

- 2 reife, aber feste Birnen (z. B. Williams oder Conference)
- 250 ml Wasser
- 1 TL Ahorn- oder Reissirup
- ½ Vanilleschote
- optional 1 kleines Stück Bio-Zitronenschale (wenn verträglich)

Zubereitung

1. Die Birnen schälen, dabei den Stiel dranlassen.
2. Das Wasser mit dem Sirup, der aufgeschnittenen Vanilleschote und der Zitronenschale in einem kleinen Topf erhitzen.
3. Die Birnen hineingeben und bei niedriger Hitze 10–15 Minuten sanft köcheln lassen, bis sie weich, aber noch formstabil sind.
4. Die Birnen herausnehmen, etwas abkühlen lassen und mit etwas Kochsud servieren.

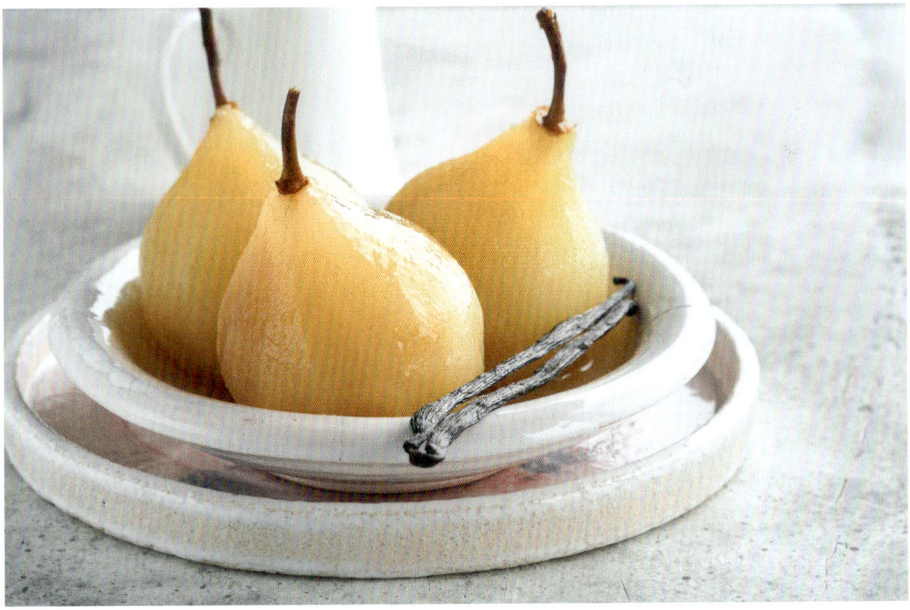

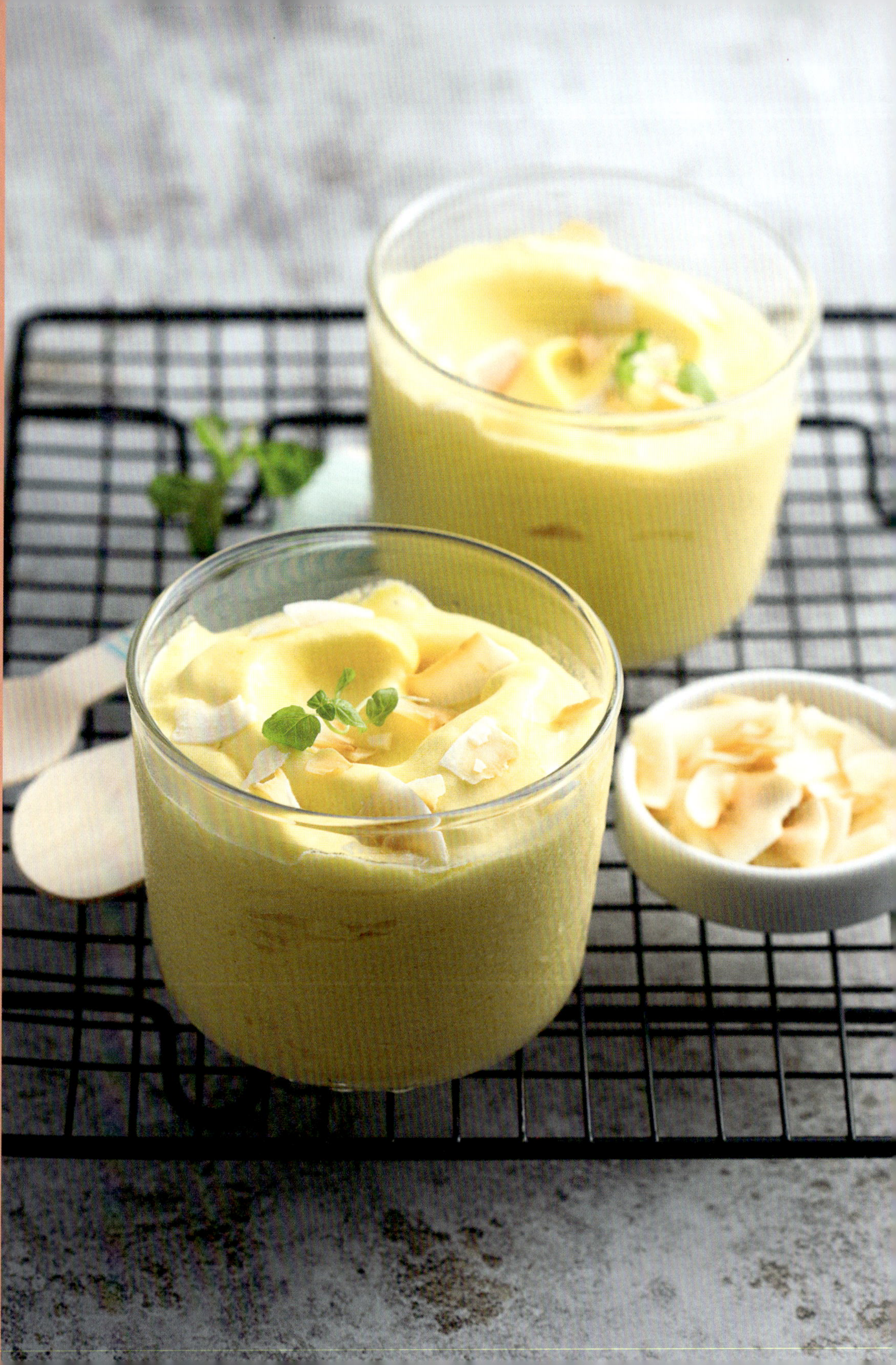

MANGO-APRIKOSEN-KOKOS-CREME

Zutaten

- 1 Mango
- 2–3 Aprikosen
- 2–3 EL Kokosraspeln
- optional etwas Schale einer Bio-Limette
- 200 ml Kokosmilch
- 100 g Mascarpone oder Quark
- 1–2 EL Ahorn- oder Reissirup
- 1 TL Vanille
- 1 TL geröstete Kokoschips

Zubereitung:

1. Die Mango schälen und das Fruchtfleisch vom Kern lösen. Die Aprikosen waschen, halbieren und entkernen. Beides zusammen mit den Kokosraspeln und ggf. mit etwas Limettenabrieb im Mixer zu einem feinen Püree mixen.
2. Die Kokosmilch, Mascarpone (oder Quark), Sirup und Vanille in einer Schüssel cremig rühren. Das Mango-Aprikosen-Püree unter die Kokosmischung heben und alles zu einer glatten Creme verrühren.
3. Die Creme in Gläser füllen und mindestens 1 Stunde kalt stellen. Vor dem Servieren mit Kokoschips bestreuen und servieren.

Hinweis

- Mascarpone wird bei Histamin-Problemen meist als gut verträglich eingestuft. Dennoch auf individuelle Verträglichkeit testen.

Kokoschips kann man fertig geröstet kaufen. Oder man röstet sie selbst kurz in einer Pfanne ohne Öl. Auch die Kokosraspeln kann man vorab leicht rösten – für ein nussigeres Aroma.

HIRSEPUDDING MIT HEIDELBEEREN

Zutaten

- 80 g Hirse
- 300 ml Reismilch oder glutenfreie Hafermilch
- 1 EL Ahorn- oder Reissirup
- 1 TL Kokosöl
- 60 g frische Heidelbeeren

Zubereitung

1. Die Hirse in einem feinen Sieb heiß abspülen, bis das Wasser klar ist.
2. Die Reismilch mit dem Kokosöl kurz aufkochen, die Hirse einrühren und bei kleiner Hitze etwa 20 Minuten köcheln lassen, bis sie weich ist. Dabei gelegentlich umrühren.
3. Mit dem Sirup süßen und den Pudding dann kurz abkühlen lassen. Die Heidelbeeren waschen und trocken tupfen.
4. Den Pudding in zwei Schalen füllen und mit den frischen Heidelbeeren garniert servieren.

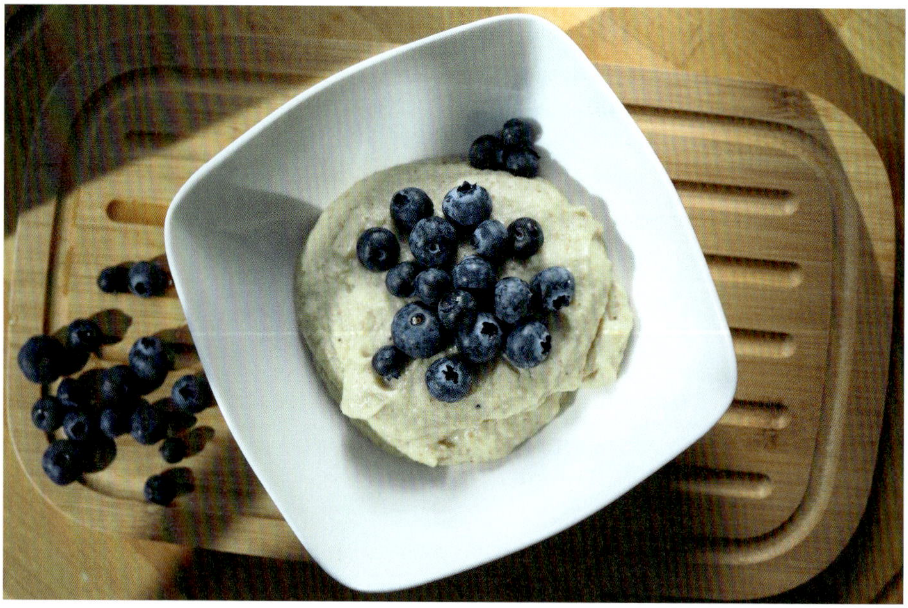

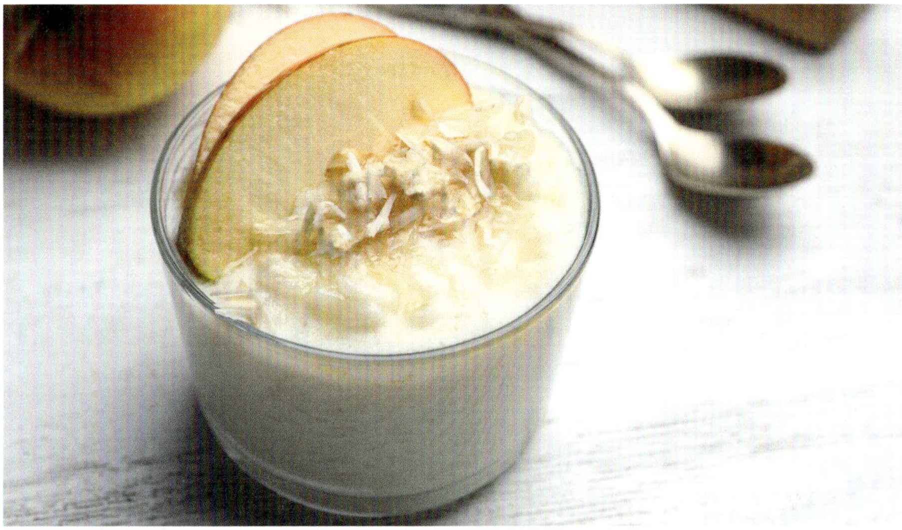

REIS-KOKOS-DESSERT MIT APFEL

Zutaten

- 80 g Rundkornreis
- 300 ml Kokosmilch
- 1 kleiner Apfel (mild, z. B. Elstar oder Gala)
- 1 EL Ahorn- oder Reissirup
- 1 TL Kokosraspeln

Zubereitung

1. Den Reis in einem Sieb abspülen, bis das Wasser klar ist.
2. Die Kokosmilch in einem Topf erhitzen, den Reis einrühren und bei kleiner Hitze 20–25 Minuten köcheln lassen, bis er weich und cremig ist. Zwischendurch umrühren.
3. Den Apfel waschen, Kerngehäuse entfernen und das Fruchtfleisch in feine Würfel schneiden – auch einige Spalten schneiden und für die Garnitur beiseitestellen. Die Apfelwürfel kurz vor Ende der Garzeit zum Reis geben und 3–4 Minuten mitdünsten.
4. Die Creme mit Sirup süßen und in Schälchen füllen. Mit den Apfelscheiben und Kokosraspeln garniert servieren.

JOGHURTCREME MIT APRIKOSEN

Zutaten

- 2 Aprikosen
- 200 g Joghurt
  (am besten selbst zubereitet, siehe Rezept auf Seite 78)
- 1 EL Ahorn- oder Reissirup
- 1 TL Kokosflocken
- frische Minzblätter

Zubereitung

1. Die Aprikosen waschen, halbieren, entsteinen und in Stücke schneiden.
2. Den Joghurt mit dem Ahorn- oder Reissirup cremig verrühren.
3. Die Aprikosen in einer kleinen Pfanne ohne Fett 2–3 Minuten leicht erwärmen, bis sie saftig werden. Kurz abkühlen lassen.
4. Den Joghurt in Gläser füllen, die lauwarmen Aprikosen daraufgeben und mit den Minzblättchen und Kokosflocken garniert servieren.

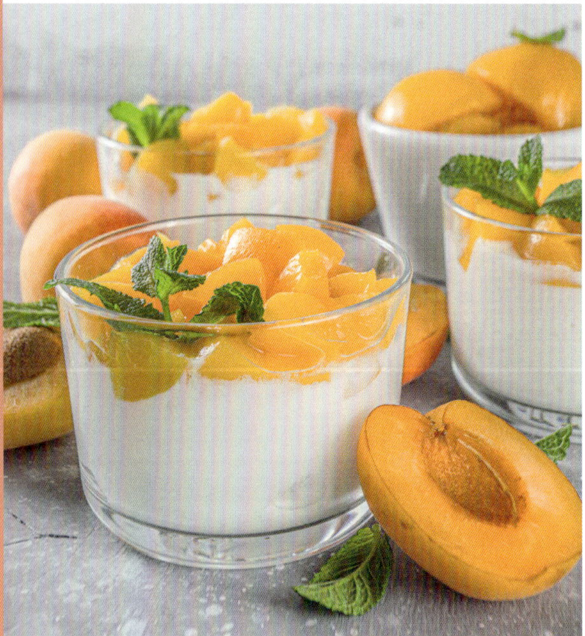

SÜSSKARTOFFEL-APFEL-MUFFINS

Zutaten

- 150 g Süßkartoffel
- 1 Apfel
- 1 Ei (ersatzweise 2 EL Apfelmark)
- 2 EL Ahornsirup
- 30 ml Kokosöl
- 40 ml Milch oder Reismilch
- 80 g glutenfreie Mehlmischung
- 1 TL glutenfreies Backpulver
- ½ Vanilleschote oder ½ TL Vanillepulver ohne Zusätze
- optional 1 Msp. Kardamom
- 1 Prise Salz

Zubereitung

1. Den Ofen auf 180 °C (Ober-/Unterhitze) vorheizen. Die Süßkartoffel schälen, würfeln und in einem kleinen Topf weich garen. Dann mit einer Gabel zerdrücken oder fein pürieren. Den Apfel schälen und fein raspeln.
2. Süßkartoffel, Apfel, Ei, Ahornsirup, Kokosöl und Milch bzw. Pflanzendrink in einer Schüssel verrühren. In einer zweiten Schüssel die trockenen Zutaten, Mehl, Backpulver, Vanille, Kardamom und Salz mischen.
3. Die trockenen Zutaten zu den feuchten geben und kurz zu einem glatten Teig verrühren. Vier Muffinförmchen einfetten oder mit Papierförmchen auslegen. Den Teig gleichmäßig auf die Förmchen verteilen und 20–25 Minuten backen (Stäbchenprobe!).
4. Die Muffins etwas abkühlen lassen und genießen.

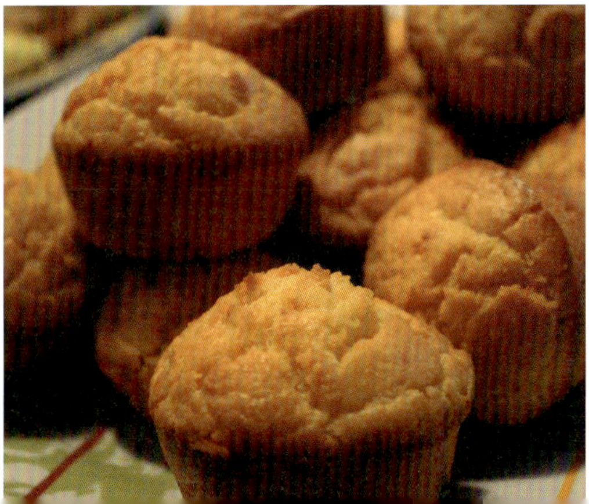

GOLDENER MILCHPUDDING

Zutaten

- 300 ml Pflanzenmilch (z. B. Reismilch oder Hirse-Drink)
- 1 kleines Stück frische Kurkuma
- 1 kleines Stück frischen Ingwer
- ½ Vanilleschote oder ½ TL Vanillepulver ohne Zusätze
- 1 EL Reis- oder Ahornsirup
- 1 TL Kokosöl
- 2 TL Mais- oder Pfeilwurzelstärke

Zubereitung

1. Ca. 250 ml von der Pflanzenmilch in einem kleinen Topf vorsichtig erhitzen. Ingwer und Kurkuma schälen und in die Milch reiben. Die Vanille sowie den Sirup hinzufügen und alles mit einem Schneebesen glatt rühren. Das Kokosöl einrühren, bis es geschmolzen ist.
2. Die restliche Pflanzenmilch in einer kleinen Schüssel mit der Stärke glatt verrühren. Die Mischung in die warme Ingwer-Kurkuma-Milch einrühren und unter ständigem Rühren kurz aufkochen, bis die Masse eindickt. Sobald sie puddingartig wird, den Topf vom Herd nehmen.
3. Den Pudding in zwei Schälchen füllen und etwas abkühlen lassen. Wer ihn fest mag, kann ihn im Kühlschrank 1–2 Stunden kalt stellen. Warm schmeckt er ebenfalls.

Hinweis

- Frischer Ingwer und frische Kurkuma enthalten kein Histamin. Trotzdem auf Verträglichkeit achten, da beide ein intensives Aroma haben.

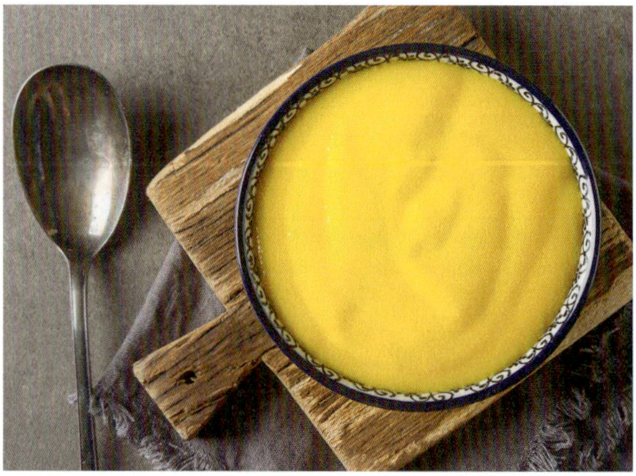

SANFTER KÜRBIS-PFIRSICH-SMOOTHIE

Zutaten

- ca. 100 g Butternut-Kürbis
- 1 Pfirsich
- 2 TL Ahorn- oder Reissirup
- ca. 300 ml Kokoswasser
- ½ TL Kurkuma
- optional 1 Msp. Kardamom

Zubereitung

1. Den Kürbis schälen und halbieren. Ein Stück von ca. 100 g abschneiden, die Kerne entfernen und das Fruchtfleisch würfeln. In einem kleinen Topf ca. 10 Minuten weich garen lassen.
2. Den Pfirsich waschen, halbieren und den Kern entfernen.
3. Den abgekühlten Kürbis mit dem Pfirsich und den restlichen Zutaten im Mixer zu einem cremigen Smoothie pürieren. Bei Bedarf noch etwas Kokoswasser hinzugeben und ggf. mit etwas Kardamom garniert servieren.

Hinweis

▶ Smoothies bitte immer ganz frisch verzehren und nicht aufbewahren.

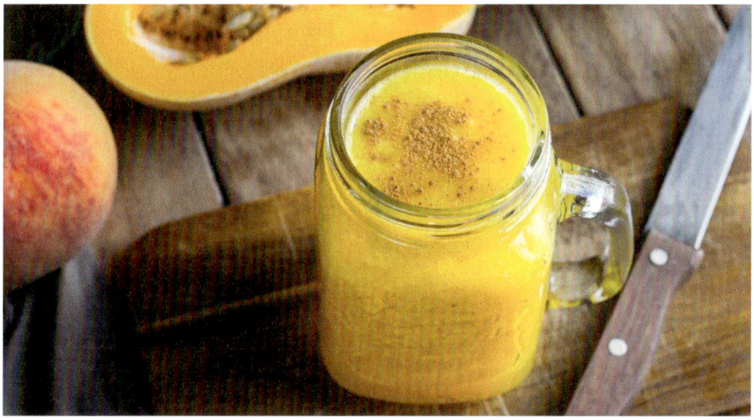

APFEL-MELISSEN-SMOOTHIE

Zutaten

- 2 Äpfel (Gala oder Elstar)
- 1 EL frische Melisseblättchen
- ca. 250 ml Wasser
- 3 TL Kokosmus

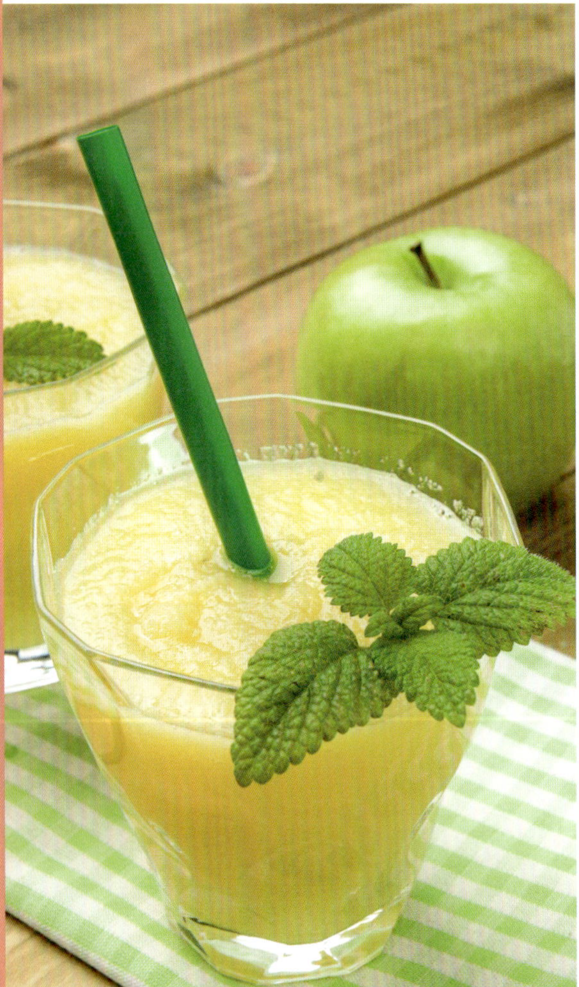

Zubereitung

1. Die Äpfel waschen, vierteln und das Kerngehäuse entfernen. Das Ananasstück schälen und grob würfeln.
2. Die Hälfte der Melisseblättchen und alle restlichen Zutaten in einen Hochleistungsmixer geben und zu einem cremigen Smoothie pürieren. Bei Bedarf noch etwas Wasser hinzufügen.
3. Den Smoothie auf zwei Gläser verteilen und mit den restlichen Melisseblättchen dekoriert servieren.

Hinweis

- Den Smoothie nicht lange lagern, sondern sofort verzehren.

UPGRADES FÜR PHASE 1

Die Gerichte aus Phase 1 können nach einem Monat der strikten Schonkost ein klein wenig erweitert werden, um dich auf Phase 2 vorzubereiten. Feine geschmackliche Akzente sorgen für neue Impulse, ohne die Verträglichkeit zu gefährden. Führe neue Lebensmittel behutsam ein und teste sie einzeln, damit dein Körper sich langsam daran gewöhnen kann.

Geeignet sind zum Beispiel:

- ein Spritzer Zitronensaft oder ein Hauch weißer Pfeffer
- etwas Knoblauchöl
- fein gehackte Frühlingszwiebel oder Schalotte
- eine Messerspitze mildes Curry- oder Kurkumapulver
- ein Klecks Senf ohne Essig
- ein Teelöffel Tamari
- ein Löffelchen Sesampaste
- etwas Kokosmus
- kleine Mengen milder, frischer Käse (z. B. Ziegenfrischkäse)

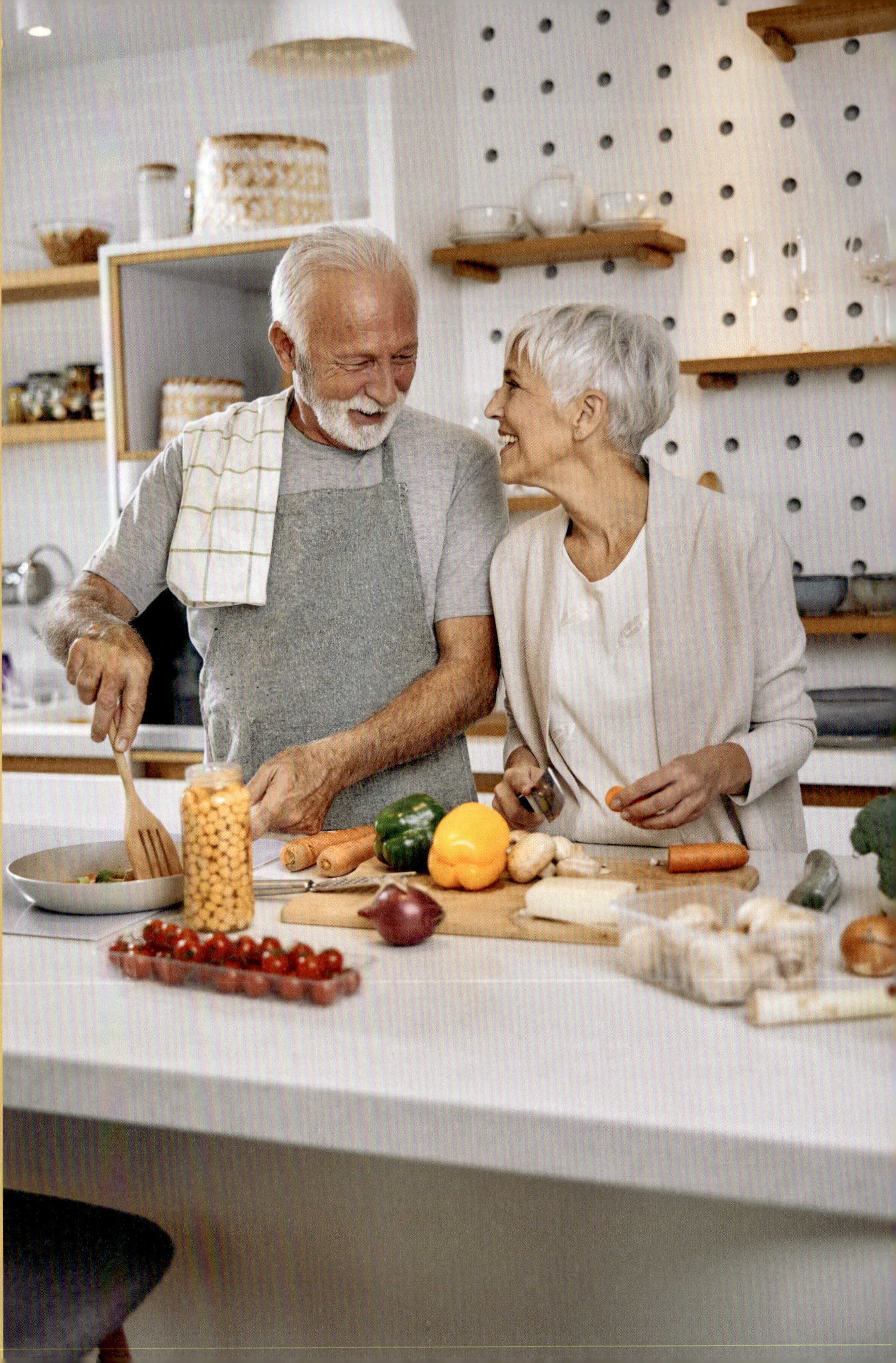

PHASE 2 – **AUFBAU**

Vielfalt aufbauen und Nährstoffe auffüllen

Allgemeine Hinweise

Du hast Phase 1 mit Bravour geschafft – wirklich großartig! Mit deiner konsequenten Schonkost in den letzten vier Wochen hast du deinem Körper etwas unglaublich Wertvolles geschenkt: Ruhe, Entlastung und die Chance, dein »Histamin-Fass« spürbar zu leeren. Vielleicht merkst du es schon? Mehr Energie, weniger Beschwerden, eine angenehmere Verdauung ... Viele erleben genau jetzt die ersten positiven Veränderungen. Spürst du auch schon, dass sich etwas in dir zum Besseren bewegt?

Und genau hier knüpft Phase 2 – deine behutsame Aufbauphase – an. Jetzt darf dein Speiseplan Schritt für Schritt bunter, vielfältiger und genussvoller werden. Es ist ein bisschen wie eine kleine kulinarische Entdeckungsreise: Was tut dir gut? Was verträgst du schon prima? Und wo braucht dein Körper vielleicht noch ein wenig Zeit?

Was erwartet dich in Phase 2?

- Die Auswahl wird größer, deine Freiheit wächst, und das Kochen macht wieder mehr Spaß.
- Dein Körper bleibt dein wichtigster Wegweiser: Du spürst aufmerksam hin, wie er auf jedes neue Lebensmittel reagiert.
- Du führst nach und nach neue Lebensmittel ein – ganz in deinem Tempo. So kommen jetzt z. B. Pinienkerne oder Mandeln, milder Apfelessig und junger Gouda vor. Dies sind immer Optionen, für die es Alternativen gibt. Auch Zwiebeln stehen jetzt ein paar Mal in der Zutatenliste. Wenn du sie nicht verträgst, probiere einmal Frühlingszwiebeln aus. Ansonsten hat.

Erlaube dir, neugierig zu sein und mit Freude zu entdecken, was wieder möglich ist. Phase 2 ist kein starres Reglement mehr, sondern ein liebevoller Wiederaufbau – ein Weg zurück zu mehr Leichtigkeit, Genuss und Lebensqualität. Achte weiterhin auf hochwertige und absolut frische Produkte, besonders bei eiweißreichen Lebensmitteln wie Milchprodukten, Fleisch und Fisch. Auch Smoothies bitte immer nur frisch verzehren und nicht aufbewahren.

QUINOA-BREI MIT GRANATAPFELKERNEN

Zutaten

- 80 g Quinoa (hell oder gemischt)
- 400 ml Milch oder Reismilch
- 1 Prise Salz
- 1–2 TL Ahorn- oder Reissirup
- ½ Granatapfel

Zubereitung

1. Die Quinoa in einem feinen Sieb heiß abspülen, bis das Wasser klar ist.
2. Milch oder Reismilch mit einer Prise Salz aufkochen, die Quinoa einrühren und bei kleiner Hitze etwa 20 Minuten köcheln lassen, bis sie weich ist. Dabei gelegentlich umrühren, damit nichts ansetzt.
3. Mit dem Sirup süßen und den Brei kurz abkühlen lassen.
4. Die Granatapfelkerne frisch aus der Frucht herauslösen, kurz abspülen und über den warmen Brei streuen. Warm servieren.

Hinweis

- Granatapfel zählt zu den Früchten, die bei frischer Verarbeitung meist gut vertragen werden. Bitte schaue auf deine Verträglichkeit.

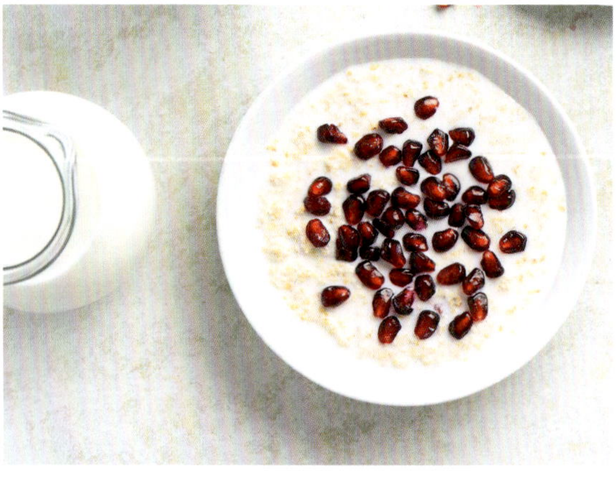

KOKOS-MANGO-PORRIDGE

Zutaten

- 60 g glutenfreie Haferflocken
- 300 ml Kokosmilch (oder Reismilch)
- 1 Prise Salz
- 1 TL Kokosöl
- 1–2 TL Ahorn- oder Reissirup
- ½ reife Mango
- 1 EL Kokosraspeln oder Kokoschips

Zubereitung

1. Die Haferflocken mit der Kokosmilch, Salz und Kokosöl in einem Topf kurz aufkochen. Dann die Hitze reduzieren und 5–10 Minuten unter Rühren quellen lassen, bis ein cremiger Brei entsteht.
2. Mit dem Sirup süßen und kurz abkühlen lassen.
3. Die Mango schälen, vom Kern lösen und in feine Spalten schneiden.
4. Den Porridge in Schalen füllen, mit den Mangospalten und Kokosraspeln garnieren und servieren.

Hinweis

- Mango bitte nicht überreif verwenden, da sie dann eher histaminfreisetzend sein kann.

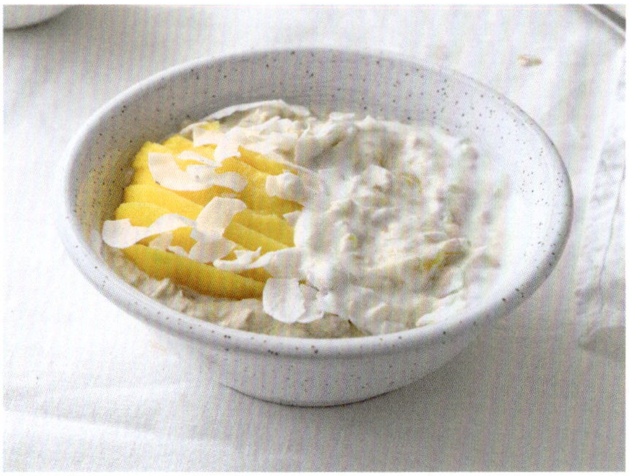

HIRSEWAFFELN MIT APFELMUS

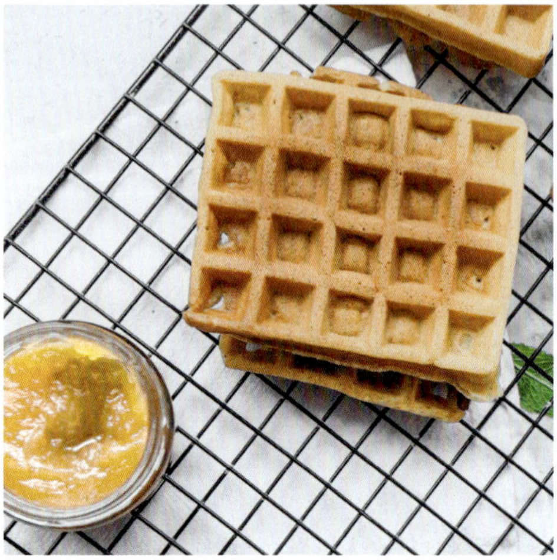

Zutaten (für 4 Waffeln)

- 100 g Hirsemehl
- 50 g Reismehl
- 1 TL glutenfreies Backpulver
- 1 Prise Salz
- 2 Eier (Gr. M)
- 150 ml Milch oder Reismilch
- 1 EL Ahorn- oder Reissirup
- 1 EL Kokosöl

Für das Apfelmus

- 2 Äpfel (z. B. Elstar oder Gala)
- 2 EL Wasser

Zubereitung

1. Für das Apfelmus die Äpfel schälen, Kerngehäuse entfernen und klein würfeln. Mit dem Wasser in einem kleinen Topf 10 Minuten weichdünsten, dann grob zerdrücken und abkühlen lassen.
2. Für die Waffeln die trockenen Zutaten – Hirsemehl, Reismehl, Backpulver, Salz – in einer Schüssel mischen. Das Kokosöl etwas erhitzen.
3. Eier, Milch, Sirup und Kokosöl verrühren und zu den trockenen Zutaten geben. Alles zu einem glatten Teig verrühren und 5 Minuten ruhen lassen.
4. Das Waffeleisen leicht einfetten und die Waffeln portionsweise goldbraun ausbacken. Mit dem frischen Apfelmus warm servieren.

HAFER-PANCAKES MIT HEIDELBEEREN

Zutaten

- 100 g feine Haferflocken oder Hafermehl, glutenfrei
- 60 g frische Heidelbeeren
- 1 TL glutenfreies Backpulver
- 1 Prise Salz
- 1 Ei (Gr. M)
- 150 ml Milch oder Reismilch
- 1 TL Ahorn- oder Reissirup
- 1 TL Kokosöl

Zubereitung

1. Die Haferflocken in einem Mixer fein mahlen, falls kein Hafermehl verwendet wird. Das Backpulver und Salz dazugeben und vermengen. Die Heidelbeeren waschen und trockentupfen.
2. Das Ei mit der Milch und dem Sirup in einer separaten Schüssel verquirlen und anschließend unter die trockenen Zutaten rühren, bis ein glatter Teig entsteht.
3. Etwas Kokosöl in einer Pfanne erhitzen. Den Teig portionsweise hineingeben und die Pancakes bei mittlerer Hitze von beiden Seiten goldbraun backen.
4. Die Pancakes mit den frischen Heidelbeeren servieren.

Hinweis

- Pancakes sollten nicht aufbewahrt werden, da sich bei längerem Stehen Histamin bilden kann.

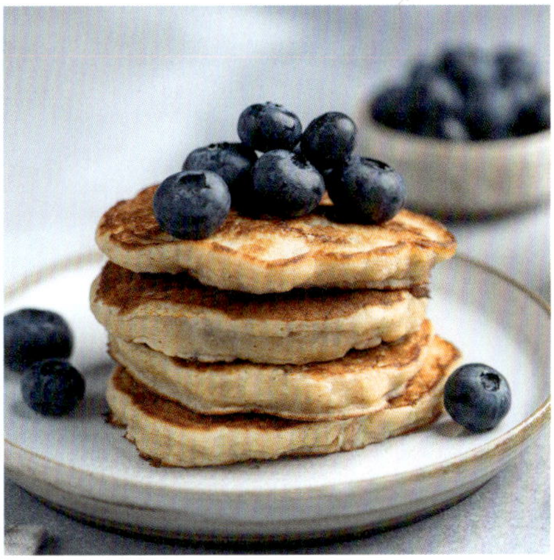

REIS-HIRSE-PORRIDGE MIT KÜRBIS

Zutaten

- 100 g Hokkaido-Kürbis
- 30 g Hirseflocken
- 30 g Reis- oder Quinoaflocken
- 250 ml Milch oder Reismilch
- 1 Prise Salz
- 1 TL Kokosöl
- 1–2 TL Ahorn- oder Reissirup
- optional 1 Zimtstange (für die Garnitur)

Zubereitung

1. Den Kürbis schälen, ein 100 g-Stück abschneiden, entkernen und in kleine Würfel schneiden. In einem kleinen Topf mit 2 EL Wasser 10 Minuten weichdünsten, dann fein zerdrücken. Bei Verträglichkeit kann eine Zimtstange mitgekocht werden – danach entfernen und als Deko verwenden.
2. Die Hirse- und Reis- oder Quinoaflocken mit Milch, Salz und Kokosöl in einem Topf aufkochen. Dann die Hitze reduzieren und 5–8 Minuten unter Rühren köcheln lassen, bis ein cremiger Brei entsteht.
3. Das Kürbispüree einrühren und mit Sirup abschmecken. Das Porridge in zwei Schalen füllen und warm servieren.

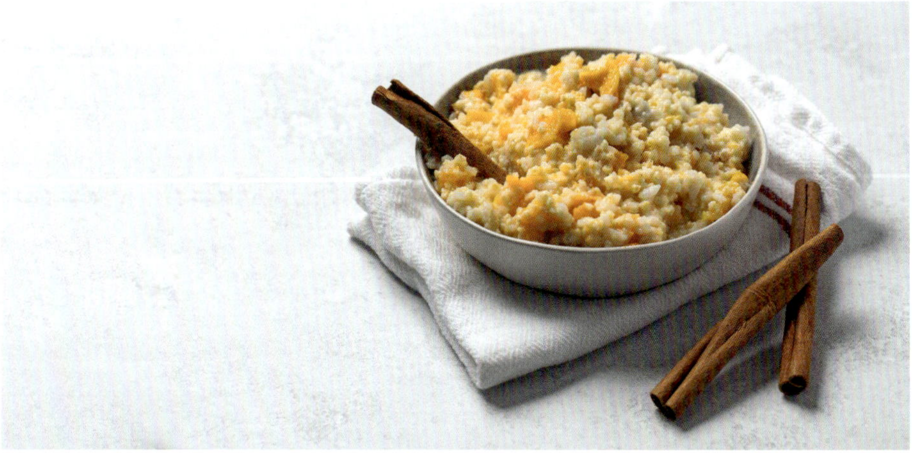

KOKOSJOGHURT MIT HEIDELBEEREN UND CRUNCH

Zutaten

- 2 EL glutenfreie Hafer-, Quinoa- oder Hirseflocken
- 1 TL Reis- oder Ahornsirup
- 60 g frische Heidelbeeren
- 300 g Kokosjoghurt
- 1 EL Kokosflocken oder -chips
- einige Blättchen frische Minze

Zubereitung

1. Die Hafer- oder Hirseflocken in einer beschichteten Pfanne ohne Öl kurz anrösten, bis sie duften. Den Sirup unterrühren und kurz weiter rösten. Vom Herd nehmen.
2. Die Heidelbeeren verlesen, waschen und trocken tupfen.
3. Den Kokosjoghurt in zwei Schalen verteilen. Die Heidelbeeren teils unterrühren, teils obenauf legen. Den Flocken-Crunch und die Kokosflocken oder -chips darüberstreuen und mit frischen Minzblättchen garniert servieren.

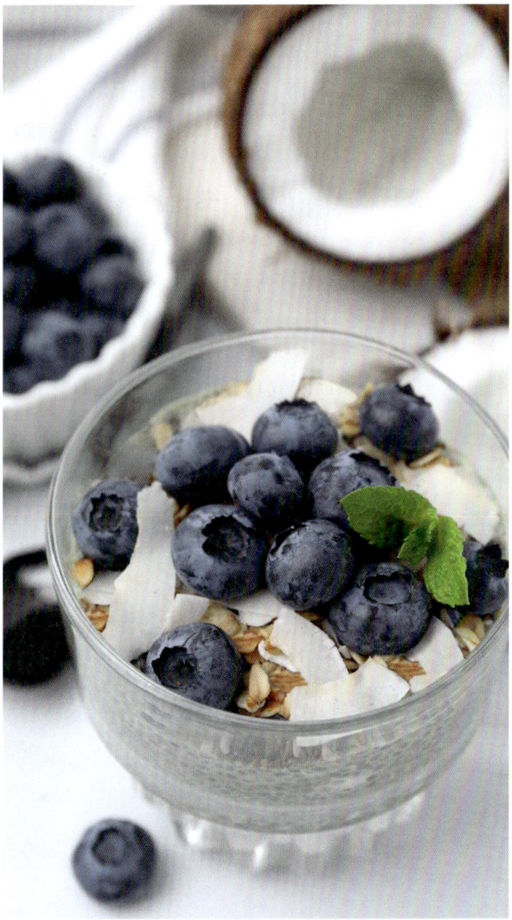

ROTE-BETE-SALAT MIT APFEL UND KORIANDER

Zutaten

- 2 kleine Rote-Bete-Knollen
- 1 Apfel (z. B. Elstar oder Gala)
- 1 TL Olivenöl
- ½ TL Ahorn- oder Reissirup
- 1 EL Wasser
- 1 Spritzer Zitronensaft
- optional 1 EL frischer Koriander, gehackt
- Salz

Zubereitung

1. Die Rote Bete gründlich waschen und in einem kleinen Topf mit Schale etwa 30 Minuten weichkochen. Abgießen, etwas abkühlen lassen, schälen und in feine Würfel schneiden.
2. Den Apfel waschen, das Kerngehäuse entfernen und ebenfalls fein würfeln.
3. Das Olivenöl mit Sirup, Wasser und ggf. Zitronensaft in einer Schüssel verrühren. Die Rote-Bete- und Apfelstücke hineingeben, gut mischen und leicht salzen.
4. Mit frischem Koriander bestreuen und lauwarm oder kalt servieren.

Hinweise

- Nur frisch gekochte Rote Bete verwenden – vorgegarte Produkte aus dem Handel enthalten oft Essig oder Konservierungsstoffe.
- Wem das Aroma von Koriander zu intensiv ist, kann natürlich gerne Petersilie verwenden.

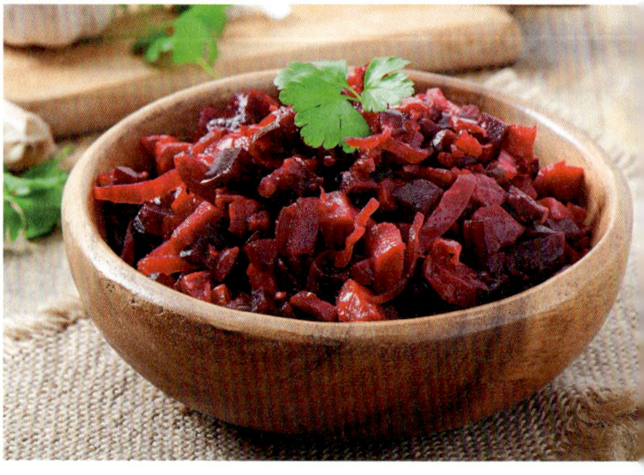

LINSENCREMESUPPE MIT ROSMARIN

Hierzu passt eine Scheibe mildes Hirsebrot (siehe Rezept Seite 77).

Zutaten

- 120 g gelbe Linsen
- 1 Kartoffel
- 1 kleine Karotte
- 1 EL Olivenöl
- 500 ml Wasser oder Gemüsebrühe (histaminarm, frisch zubereitet, Rezept siehe Seite 108)
- Salz
- frisch gemahlener weißer Pfeffer (bei Verträglichkeit)
- 1 TL frischer Rosmarin

Zubereitung

1. Die Linsen in einem Sieb kurz abspülen und abtropfen lassen. Kartoffel und Karotte schälen und in kleine Stücke schneiden.
2. Das Öl in einem Topf erhitzen, das Gemüse kurz darin anschwitzen und die Linsen hinzufügen. Mit Wasser oder Brühe aufgießen und 20–25 Minuten köcheln lassen, bis alles weich ist.
3. Die Suppe mit Salz und weißem Pfeffer abschmecken und fein pürieren.
4. Zum Schluss mit dem frischen Rosmarin garnieren und servieren.

Hinweis

- Gelbe Linsen gelten als gut verträglich, sollten jedoch immer frisch gekocht und nicht aufgewärmt werden.

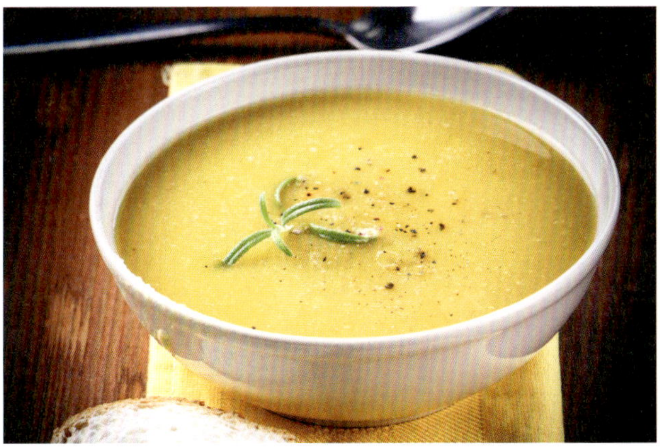

KÜRBIS-ZUCCHINI-BRATLINGE MIT JOGHURTDIP

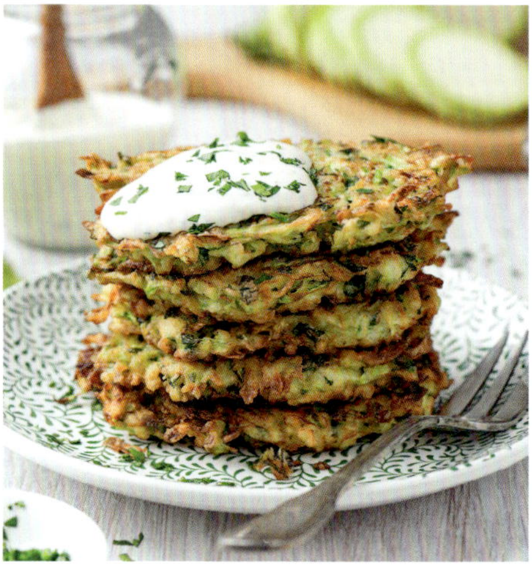

Zutaten

- ¼ Hokkaido-Kürbis
- 1 kleine Zucchini
- ½ Möhre
- 1 kleine Schalotte oder Zwiebel
- 1 Ei (Gr. M)
- 1 EL Flohsamenschalen
- ca. 4 EL Reismehl
- 1 EL frische Petersilie, gehackt
- 1 TL frischer Schnittlauch, gehackt
- 1 TL Salz
- optional 1 Prise Muskat
- 2–3 EL Oliven- oder Kokosöl

Für den Dip

- 150 g Joghurt (am besten selbst zubereitet, siehe Rezept auf Seite 78)
- Salz
- frische Kräuter nach Belieben (z. B. Petersilie, Schnittlauch, Kerbel), gehackt

Zubereitung

1. Den Kürbis halbieren, vierteln und die Kerne von einem Viertel entfernen. Die Zucchini waschen, die Möhre schälen. Dann den Kürbis und die Zucchini mit Schale grob raspeln. Die Möhre ebenfalls raspeln. Die Schalotte oder Zwiebel schälen und hacken.
2. In einer Schüssel das Gemüse mit dem Ei, Flohsamenschalen, Mehl und Kräutern (ein wenig für die Garnitur beiseitestellen) verkneten. Mit Salz und ggf. Muskat würzen.
3. Das Öl in einer Pfanne erhitzen. Aus der Masse portionsweise, unter Wenden, Bratlinge backen. Herausnehmen und warmhalten.
4. In einer Schüssel den Joghurt mit dem Salz und den frischen Kräutern glattrühren.
5. Die Bratlinge auf Tellern anrichten und mit dem Joghurtdip und frischen Kräutern garniert servieren.

GURKENSALAT MIT DILL UND LEINÖL

Zutaten

- 1 Bio-Gurke
- 2 TL Dill, gehackt

Für das Dressing

- 3 EL Leinöl
- 1 Spritzer Zitronensaft oder milden Apfelessig
- 1 TL Reis- oder Ahornsirup
- Salz
- frische Kräuter nach Belieben

Zubereitung

1. Die Gurke waschen und in Scheiben hobeln. In ein Sieb geben und für einige Minuten abtropfen lassen, ggf. überschüssige Flüssigkeit etwas ausdrücken.
2. Für das Dressing Leinöl und ggf. Zitronensaft oder Apfelessig verrühren. Sirup, Salz und nach Belieben frische Kräuter untermengen.
3. Den Salat kurz durchziehen lassen und mit Dill garniert servieren.

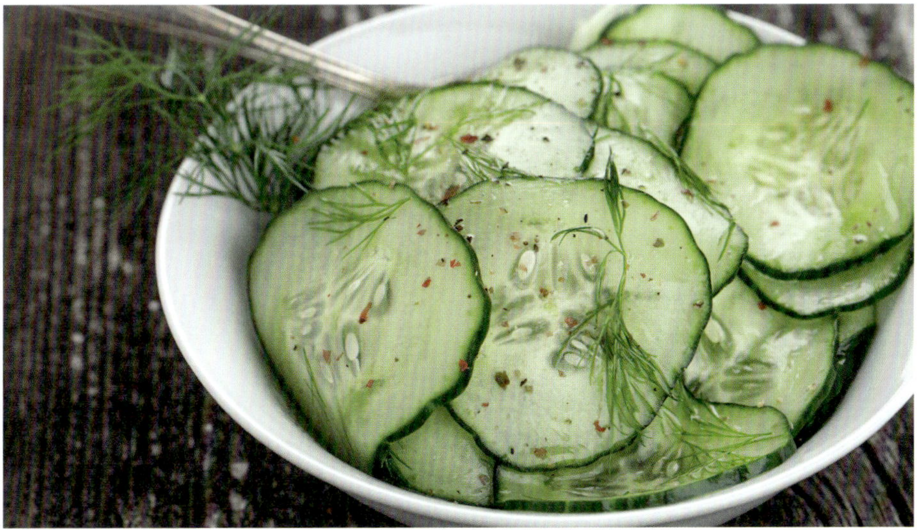

BROKKOLI-APFEL-HEIDELBEER-SALAT

Zutaten

- 1 kleiner Brokkoli
- 1 Apfel
- 100 g frische Heidelbeeren
- 1 Handvoll grüner Salat (z. B. Eichblatt)
- optional 1 EL frische Sprossen nach Wahl

Für das Dressing

- 1 EL Olivenöl
- 1 TL Zitronensaft
- 1 TL Ahornsirup

Zubereitung

1. Den Brokkoli waschen, in Röschen schneiden und in kochendem Wasser oder im Dampfgarer etwa 5–7 Minuten bissfest garen, dann mit kaltem Wasser abschrecken und abtropfen lassen.
2. Den Apfel schälen, Kerngehäuse entfernen und das Fruchtfleisch in Stücke schneiden. Die Heidelbeeren verlesen, waschen und trocken tupfen.
3. Den Salat waschen, trocken schleudern und in mundgerechte Stücke zupfen und mit dem Obst und dem gedämpften Brokkoli in eine Schüssel geben.
4. Für das Dressing Öl und Zitronensaft mit Salz und Ahornsirup verrühren. Das Gemüse und Obst gut damit vermischen. Nach Belieben mit frischen Sprossen garnieren und servieren.

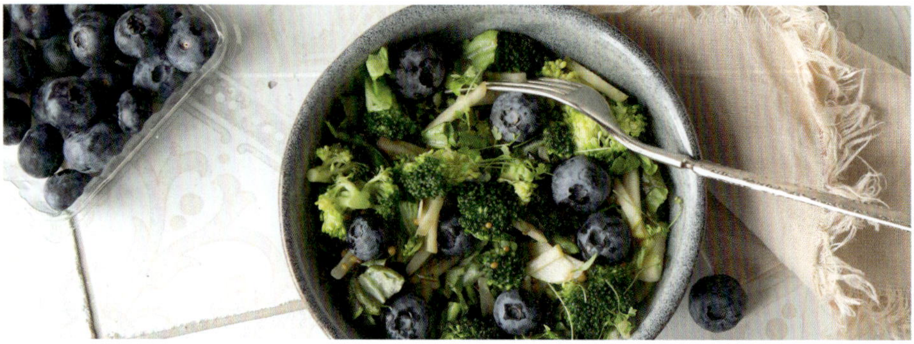

GEDÄMPFTE SÜSSKARTOFFELSPALTEN MIT LEINÖL

Zutaten

- 2–3 große Süßkartoffeln
- 3 EL Leinöl
- ½ TL Ahornsirup
- Salz
- optional 1 Prise frisch gemahlener weißer Pfeffer
- frische Kräuter bei Belieben

Wichtig:
Leinöl ist empfindlich – lagere es im Kühlschrank und verbrauche es innerhalb weniger Tage.

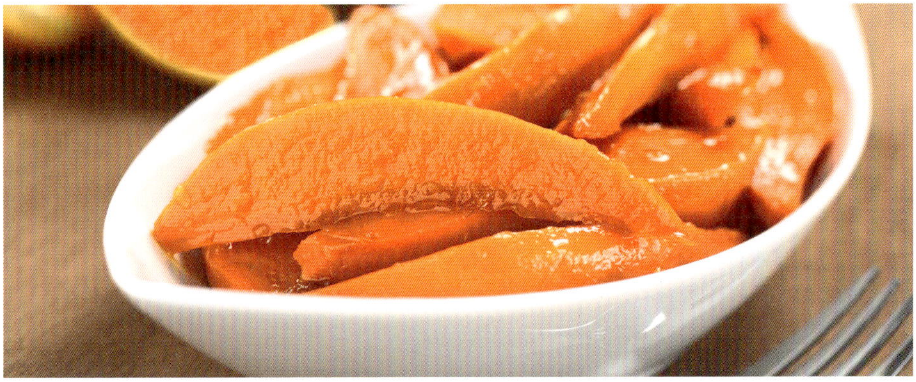

Zubereitung

1. Die Süßkartoffeln schälen und in längliche Spalten schneiden. In einen Dampfgarer oder den Dämpfeinsatz eines Topfes legen.
2. Die Süßkartoffelspalten für 10–20 Minuten sanft garen lassen.
3. Für das Dressing das Leinöl mit dem Salz, Ahornsirup und ggf. Pfeffer verrühren.
4. Die gegarten Süßkartoffeln mit dem Dressing vermengen, bei Belieben mit frischen Kräutern bestreuen und warm genießen.

Hinweis

- Bei Histaminosen kann Leinöl besonders gut geeignet sein – es enthält viele mehrfach ungesättigte Fettsäuren, die Entzündungen im Körper lindern. Verwende am besten ein hochwertiges, kaltgepresstes Leinöl in Bio-Qualität.

CREMIGE CHAMPIGNONSUPPE

Zutaten

- 150 g frische Champignons
- 1 Frühlingszwiebel
- 375 ml Gemüsebrühe (histaminarm, frisch zubereitet, Rezept siehe Seite 108)
- 2 EL Butter
- 2 EL Reismehl oder Kartoffelstärke
- 125 ml Sahne
- Salz
- frische Kresse
- frische Petersilie, gehackt

Zubereitung

1. Die Champignons putzen und in Scheiben schneiden. Die Frühlingszwiebel fein hacken. Die Brühe erhitzen.
2. In einem kleinen Topf 1 EL Butter zerlassen und die Zwiebel und die Champignons darin anbraten. Dann den Topf beiseitestellen.
3. In einem anderen Topf die restliche Butter schmelzen, das Mehl hineinstäuben und anrösten lassen. Die heiße Brühe dazugießen und unter Rühren mit einem Schneebesen einige Male aufkochen lassen. Die Sahne unterrühren und mit Salz abschmecken.
4. Die Champignons (bei Belieben noch ein paar Scheiben für die Garnitur beiseitelegen) dazugeben. Mit einem Stabmixer zu einer cremigen Suppe pürieren.
5. Mit der Kresse, frischer Petersilie und den Champignonscheiben garnieren und sofort servieren.

Hinweis

- Zum Andicken eignen sich Reismehl, Kartoffelstärke oder auch Maismehl.

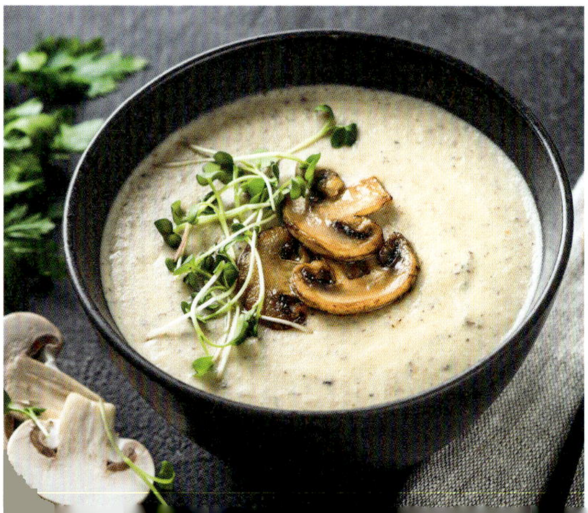

FENCHEL-APFEL-SALAT MIT PINIENKERNEN

Zutaten

- 1 Fenchelknolle
- 1 Apfel (z. B. Elstar)
- 2 EL Kokos- oder Olivenöl
- 1 TL Zitronensaft
- Salz
- optional frisch gemahlener weißer Pfeffer
- 1 EL Pinienkerne

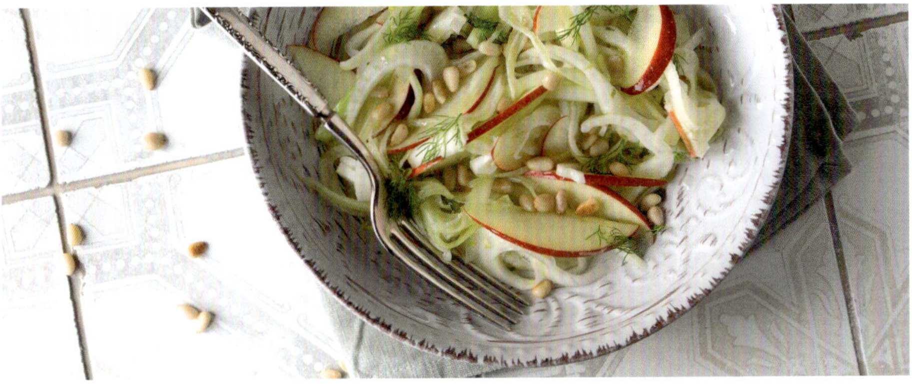

Zubereitung

1. Den Fenchel waschen, putzen, den Strunk entfernen und in feine Scheiben schneiden (etwas von dem Fenchelgrün für die Garnitur beiseitestellen). Den Apfel waschen, entkernen und in dünne Scheiben schneiden.
2. Fenchel und Apfel in eine Schüssel geben. Oliven- oder Kokosöl, Essig oder Zitronensaft, Salz und ggf. weißen Pfeffer zu einem Dressing verrühren und über den Salat geben, alles vorsichtig vermengen.
3. Die Pinienkerne ohne Fett in einer Pfanne goldbraun rösten und über den Salat streuen. Mit dem Fenchelgrün garniert servieren.

Hinweis

- Verträgst du Pinienkerne nicht gut? Kein Problem – Sonnenblumen- oder Kürbiskerne sind tolle Alternativen. Und wenn du magst, schmeckt das Gericht auch ganz ohne Kerne.

FENCHEL-SUPPE

Zutaten

- 1 große Fenchelknolle
- 2 kleine Kartoffeln
- ¼ Zwiebel
- 1 TL Olivenöl
- 500 ml Gemüsebrühe (histaminarm, frisch zubereitet, siehe Rezept Seite 108)
- 1 EL frische Petersilie, gehackt

Zubereitung

1. Den Fenchel waschen, putzen und in Stücke hobeln. Die Kartoffeln schälen und vierteln. Die Zwiebel schälen und in dünne Scheiben schneiden.
2. Die Zwiebel in einem Topf mit dem Olivenöl anschwitzen. Die Fenchel- und Kartoffelstücke hinzufügen und kurz mitbraten. Dann mit der Gemüsebrühe ablöschen.
3. Die Suppe für ca. 10 Minuten köcheln lassen, bis das Gemüse gar ist. Zum Schluss die Petersilie unterrühren (einen Teil für die Garnitur beiseitelegen).
4. Auf zwei tiefe Teller verteilen und mit der restlichen frischen Petersilie garniert heiß servieren.

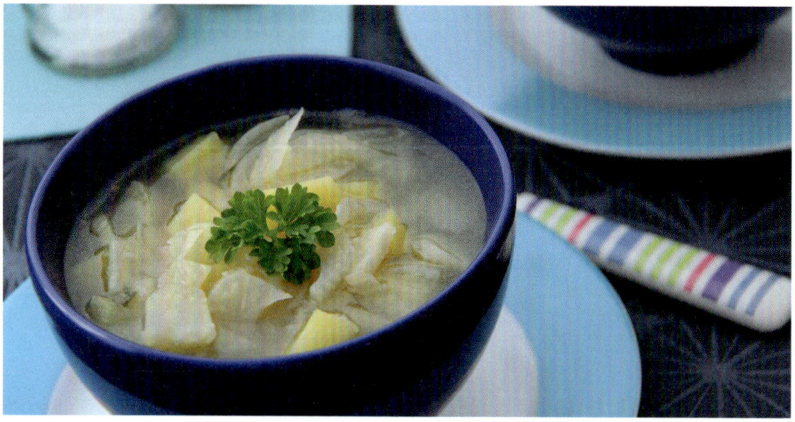

KABELJAUFILET IM KRÄUTERSUD MIT PÜREE

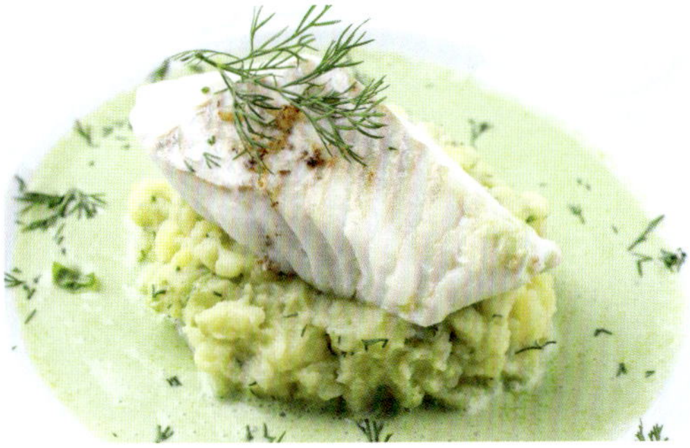

Zutaten

- 4 mittelgroße Kartoffeln
- Salz
- 1 Schalotte
- 1 Knoblauchzehe
- 1 EL Olivenöl
- 200 ml Wasser
- 1 EL Petersilie, gehackt
- 1 EL Kerbel, gehackt
- 1 EL Schnittlauch, gehackt
- 1 EL Dill, gehackt (plus ein paar Spitzen für die Garnitur)
- 2 frische Kabeljaufilets (je 150–180 g)
- 1 EL Butter
- 100 ml Pflanzenmilch oder Milch
- optional 1 Spritzer Zitronensaft

Zubereitung

1. Die Kartoffeln schälen, in Stücke schneiden und in leicht gesalzenem Wasser weich kochen.
2. Die Schalotte und den Knoblauch schälen und fein hacken. In einem Topf das Olivenöl erhitzen und zuerst die Schalotte, dann den Knoblauch anschwitzen. Das Wasser dazugeben, leicht salzen und die Kräuter hinzufügen (ein paar Dillspitzen für die Garnitur beiseitelegen).
3. Den Sud kurz aufkochen lassen, die Hitze reduzieren und die Kabeljaufilets hineinlegen. Etwa 8–10 Minuten nur leicht siedend gar ziehen lassen.
4. Die gegarten Kartoffeln abgießen, Butter und Milch hinzugeben und zu einem cremigen Püree stampfen. Mit Salz abschmecken.
5. Etwas von dem Sud durch ein Sieb auf Teller geben. Das Kartoffel-Püree daraufsetzen. Die Kabeljaufilets vorsichtig aus dem Sud heben und auf das Kartoffel-Püree legen. Mit frischem Dill garniert und evtl. einem Spritzer Zitronensaft verfeinert servieren.

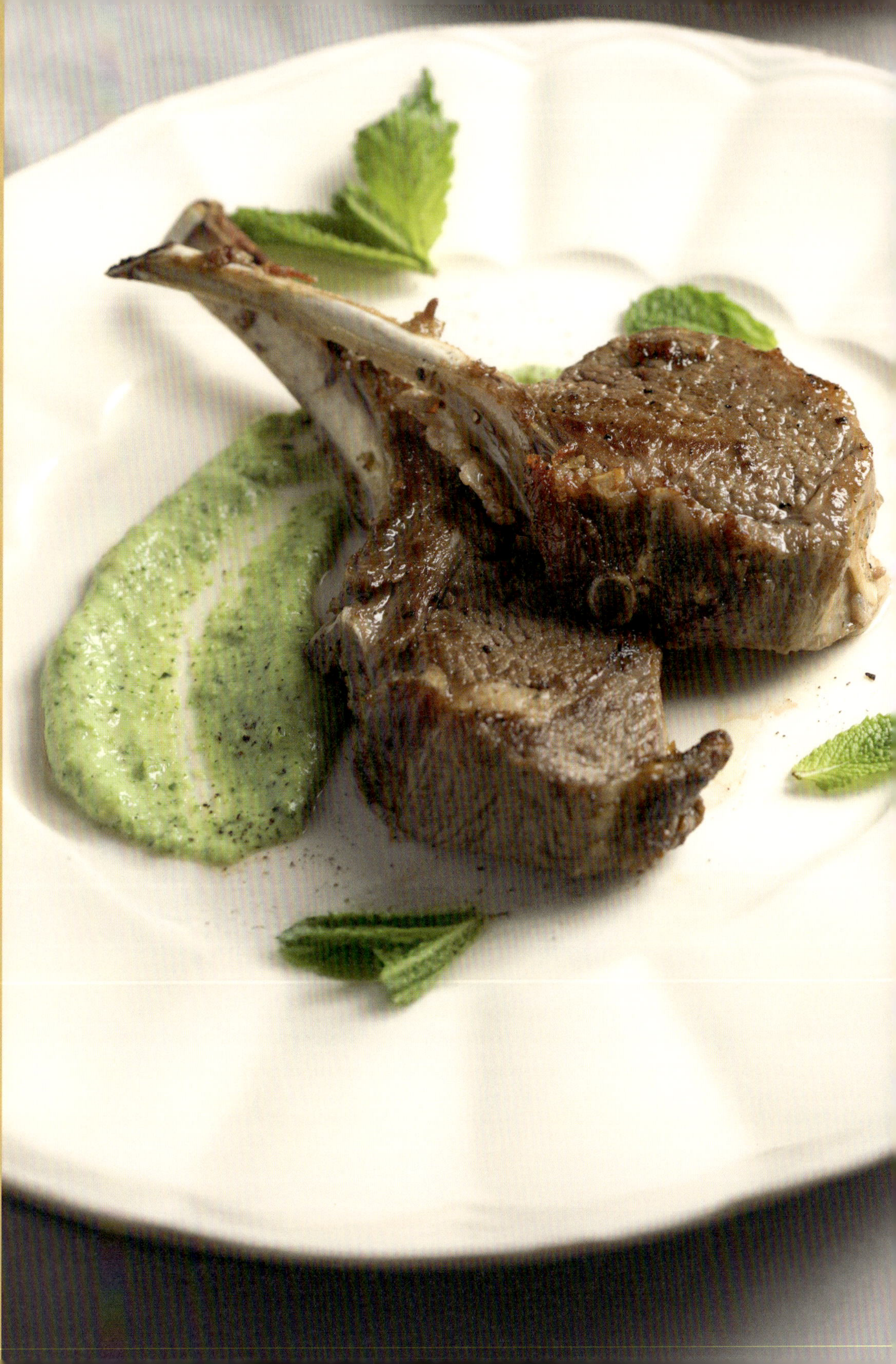

LAMMKOTELETTS MIT PASTINAKEN-KRÄUTER-PÜREE

Zutaten

- 2 Pastinaken
- 2 kleine Kartoffeln
- Salz
- 1 Knoblauchzehe
- 4 Lammkoteletts
- 1 TL frischer Thymian, gehackt
- 1 EL Olivenöl
- 1 EL Butter
- 100 ml Pflanzenmilch oder Milch
- ½ TL frische Minze, fein gehackt (plus ein paar Blätter für die Garnitur)
- 1 EL frische Petersilie, gehackt
- 1 TL frischer Kerbel, gehackt
- optional frisch gemahlener weißer Pfeffer

Zubereitung

1. Die Pastinaken und Kartoffeln schälen und in Stücke schneiden. In leicht gesalzenem Wasser weich kochen. Den Knoblauch schälen und fein hacken.
2. Die Lammkoteletts mit etwas Salz und frischem Thymian einreiben. In einer Pfanne das Olivenöl erhitzen und die Koteletts auf beiden Seiten goldbraun braten, je nach Dicke etwa 3–4 Minuten pro Seite. Nach dem Braten kurz ruhen lassen.
3. Einige Blätter der frischen Minze beiseitelegen. Das Kochwasser der Pastinaken und Kartoffeln abgießen, Butter und Milch zugeben und alles mit einem Stampfer fein pürieren. Die fein gehackten Kräuter einrühren und das Püree mit Salz und ggf. etwas weißem Pfeffer abschmecken.
4. Die Lammkoteletts mit dem warmen Püree anrichten und mit Minzblättchen garniert servieren.

SCHNELLE PILZPFANNE MIT CRÈME FRAÎCHE

Zutaten

- 250 g Champignons (weiß oder braun)
- 1 kleine Zucchini
- 1 EL Olivenöl
- 100 g Crème fraîche
- 1 TL frische Petersilie, gehackt
- Salz

Zubereitung

1. Die Champignons putzen und in Scheiben schneiden. Die Zucchini waschen, längs halbieren und in feine Stücke schneiden.
2. Das Olivenöl in einer großen Pfanne erhitzen, die Champignons darin bei mittlerer Hitze 5–6 Minuten anbraten, bis sie leicht Farbe bekommen. Die Zucchini dazugeben und weitere 3–4 Minuten mitbraten.
3. Die Hitze reduzieren, die Crème fraîche einrühren und alles kurz erhitzen, bis eine cremige Sauce entsteht. Mit Salz abschmecken.
4. Mit frischer Petersilie bestreuen und sofort servieren.

Hinweis

- Die Crème fraîche kann durch etwas Reismilch ersetzt werden – für eine leichtere, vegane Variante.

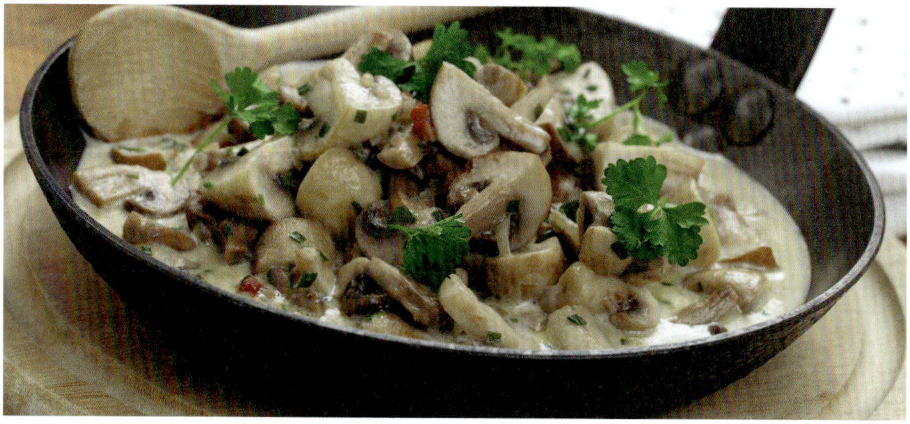

RISOTTO MIT KÜRBIS UND THYMIAN

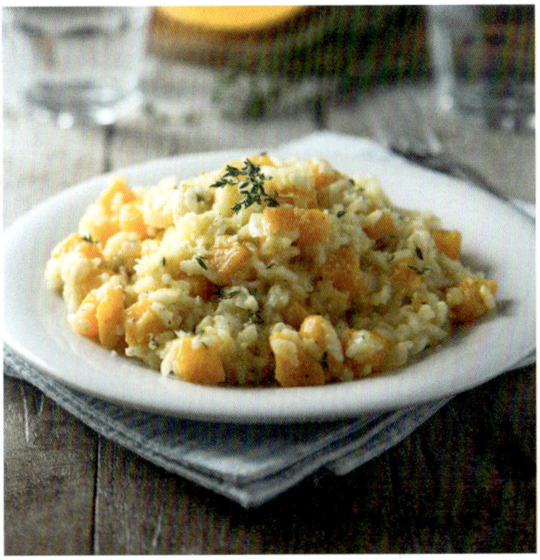

Zutaten

- optional 1 kleine Zwiebel
- 700 ml Gemüsebrühe (histaminarm, frisch zubereitet, siehe Rezept Seite 108)
- 1 TL Butter
- 2 EL Olivenöl
- 200 g Risottoreis (z. B. Carnaroli oder Arborio)
- 250 g Hokkaido-Kürbis
- optional 30 g junger Gouda
- Salz
- 1 TL frischer Thymian, gehackt

Zubereitung

1. Die Zwiebel schälen und fein hacken. Die Gemüsebrühe in einem Topf erwärmen. Die Zwiebel in einem größeren Topf in der Butter und 1 EL vom Olivenöl glasig dünsten. Den Risottoreis dazugeben und unter ständigem Rühren kurz mitdünsten. Mit 100 ml der warmen Brühe ablöschen und unter Rühren einkochen lassen.
2. Nach und nach die Gemüsebrühe hinzufügen und jeweils einkochen lassen. Dabei regelmäßig umrühren, bis der Reis außen weich und innen noch leicht bissfest ist (etwa 18–20 Minuten).
3. Den Hokkaido waschen, ein 250 g großes Stück (etwa ein Viertel) abschneiden und entkernen. In ca. 1 cm große Würfel schneiden. Den Gouda reiben.
4. Die Kürbiswürfel in einer Pfanne mit dem restlichen Olivenöl anbraten und mit etwas Gemüsebrühe kurz garen, bis sie weich sind. Wenn der Risotto fertig ist, die Kürbiswürfel unterheben. Ggf. den geriebenen Gouda und die Hälfte des Thymians einrühren.
5. Mit Salz abschmecken und mit dem restlichen Thymian garniert servieren.

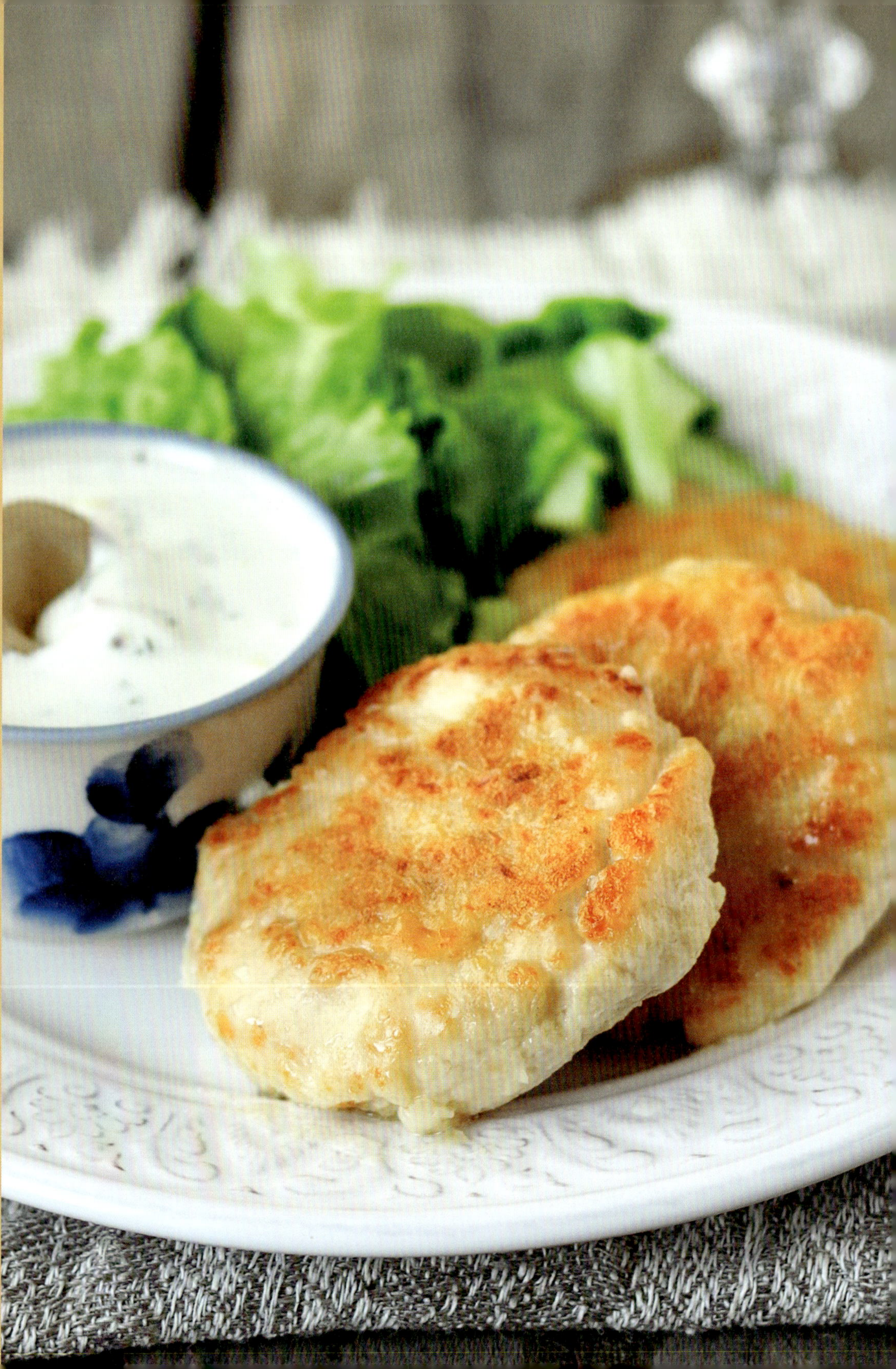

PUTENFRIKADELLEN MIT SALAT UND JOGHURT-DIP

Zutaten
- optional ½ Zwiebel
- 1 Knoblauchzehe
- 300 g tagfrisches Putenhack
- 1 Ei (Gr. M) oder ½ TL Guarkernmehl
- 2 EL glutenfreie feine Haferflocken oder Reismehl
- Salz
- 1 EL Kokosöl

Für den Salat
- 2 Handvoll grüne Salatblätter nach Wahl
- ¼ Gurke
- 1 EL Olivenöl
- ½ TL Reis- oder Ahornsirup
- optional 1 Spritzer Limettensaft
- Salz

Für den Joghurt-Dip
- 150 g Joghurt (am besten selbst zubereitet, siehe Rezept auf Seite 78)
- 1 EL frischer Schnittlauch, gehackt
- Salz

Zubereitung
1. Zwiebel und Knoblauch schälen und fein hacken. Das Putenhack in eine Schüssel geben. Ei oder Guarkernmehl, Haferflocken oder Reismehl, Salz, Zwiebel und Knoblauch hinzufügen. Die Masse gut vermengen und 10 Minuten quellen lassen. Mit feuchten Händen kleine Frikadellen formen.
2. Das Kokosöl in einer Pfanne erhitzen und die Frikadellen bei mittlerer Hitze etwa 6–8 Minuten pro Seite braten, bis sie durchgegart und goldbraun sind.
3. Für den Dip Joghurt mit Schnittlauch und Salz verrühren. Bei Belieben noch mehr frische Kräuter unterrühren (z. B. Petersilie oder Kerbel).
4. Die Salatblätter waschen und trockenschütteln. Die Gurke schälen und in Scheiben schneiden. Alles in eine Schüssel geben. Öl, Sirup und ggf. Limettensaft darübergeben, mit Salz abschmecken und gut vermischen.

Hinweis
- Weitere Alternativen für die Haferflocken sind gekochte Quinoa, geriebene Zucchini oder Karotten – oder als reines Bindemittel Kartoffelstärke und Maismehl, die sparsam untergemischt werden können.

QUINOA-BOWL MIT FRISCHEM GEMÜSE UND KÜRBISKERNEN

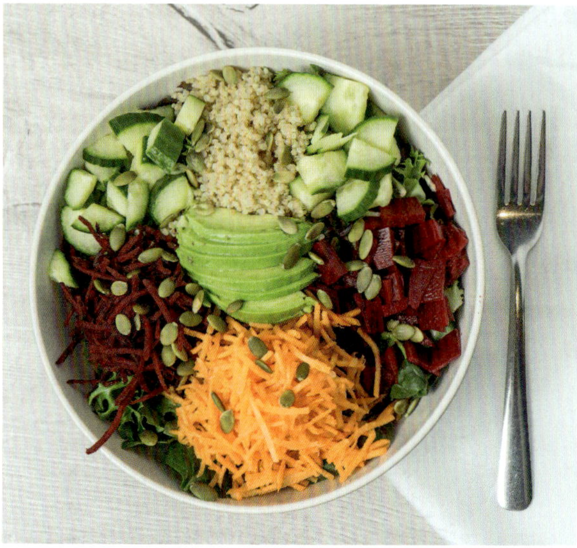

Zutaten

- 150 g Quinoa
- 1 Avocado
- 2 Knollen Rote Bete
- 2 Möhren
- ½ Bio-Gurke
- 50 g frischer Spinat
- 100 g gemischter Salat
- 30 g Kürbiskerne

Für das Dressing

- 2 EL Olivenöl
- 1 EL Zitronensaft
- 1 TL Ahornsirup
- Salz

Zubereitung

1. Quinoa in einem Sieb gut abspülen und nach Packungsanweisung garen, dann abkühlen lassen. Die Rote Bete schälen und in Stücke schneiden oder raspeln. In ein wenig Wasser dämpfen oder dünsten, bis sie weich ist.
2. Die Möhren schälen und raspeln. Gurke waschen, längs vierteln und in Scheiben schneiden. Den Spinat und Salat waschen und trocken schleudern. Die Avocado halbieren, Kern entfernen und das Fruchtfleisch in Scheiben schneiden.
3. Für das Dressing alle Zutaten gut verrühren.
4. Den Salat auf zwei Schüsseln verteilen, die Quinoa dazugeben. Dann die Möhren, Gurke, Rote Bete und Avocado darauf anrichten und zum Schluss das Dressing über die Bowls geben. Mit Kürbiskernen bestreut servieren.

Hinweise

- Teste am besten, ob du Spinat gut verträgst. Wenn nicht, nimm einfach andere Salatblätter, die dir bekommen.
- Die Rote Bete kannst du auch roh hinzufügen – das sorgt für extra Frische.
- Quinoa vor dem Kochen bitte gründlich abspülen, um Bitterstoffe zu entfernen.

HÜHNERBRUST MIT BROKKOLI UND KOKOSSAUCE

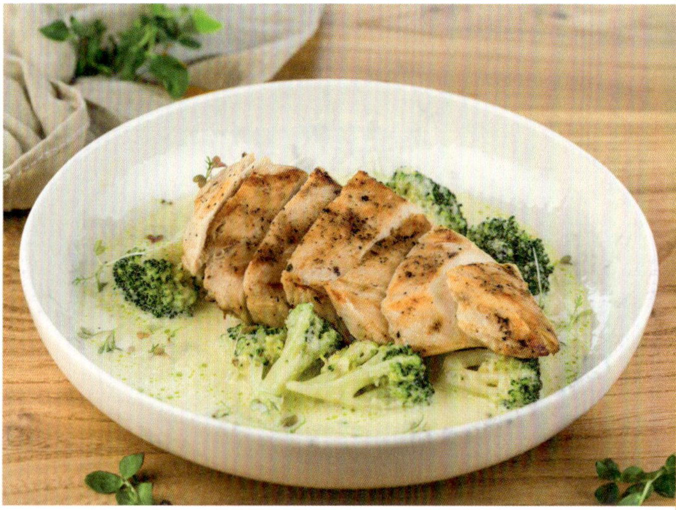

Zutaten

- 300–400 g Hühnerbrustfilet
- 1 kleiner Brokkoli (ca. 350 g)
- 400 ml Kokosmilch
- optional 1 kleine Zwiebel
- optional etwas Currypulver
- 2 TL Kokosöl
- Salz
- optional frisch gemahlener weißer Pfeffer
- optional 1 Spritzer Limettensaft
- frische Kräuter (z. B. Koriander, Petersilie), gehackt

Zubereitung

1. Den Brokkoli waschen, in Röschen teilen und im Dampfgarer oder etwas Salzwasser bissfest garen (ca. 5–6 Minuten). Die Zwiebel schälen und fein hacken.
2. Das Hühnerbrustfilet kalt abbrausen und trockentupfen. Das Öl in einer Pfanne erhitzen und die Zwiebel darin glasig dünsten. Dann das Fleisch rundherum kurz anbraten, bis es leicht gebräunt ist. Die Kokosmilch angießen und bei Belieben mit etwas Curry würzen.
3. Die Hühnerbrust in der Kokossauce bei milder Hitze gar ziehen lassen, bis sie durch ist (ca. 7–10 Minuten). Zum Schluss den Brokkoli untermischen. Mit Salz, weißem Pfeffer und evtl. etwas Limettensaft abschmecken. Bei Belieben mit frischen Kräutern garnieren und servieren.

Hinweis

- Hierzu passt sehr gut Basmatireis oder Hirse.

FORELLE MIT KARTOFFELN AUS DEM OFEN

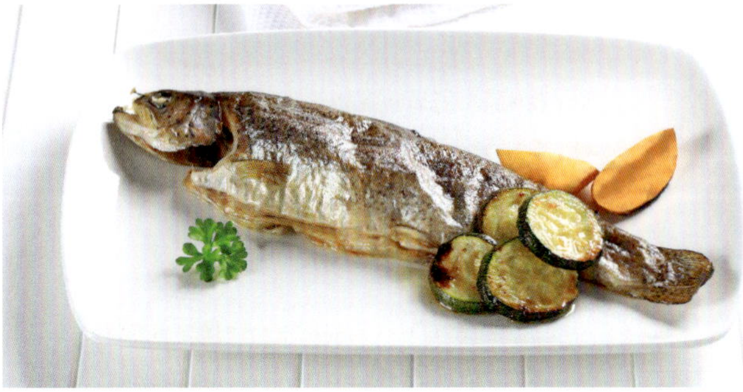

Zutaten

- 4 mittelgroße Kartoffeln
- 1 Zucchini
- 1 Knoblauchzehe
- 2 EL Olivenöl
- optional ½ TL Zitronensaft
- Salz
- 2 frische Forellen
- 1 EL frische Petersilie, gehackt

Zubereitung

1. Den Backofen auf 200 °C (Ober-/Unterhitze) vorheizen. Die Kartoffeln waschen und längs in Wedges/schmale Spalten schneiden. Ein Backblech mit Backpapier auslegen und die Kartoffeln darauf verteilen. Mit 1 EL Olivenöl und Salz vermengen und ca. 10 Minuten im Backofen vorgaren. Dann herausnehmen und wenden.
2. Die Zucchini waschen, längs halbieren und in Scheiben schneiden. Den Knoblauch schälen und hacken. Die Zucchinistücke in einer Schüssel mit 1 EL Olivenöl und Knoblauch vermengen. Mit Salz bestreuen.
3. Die Forellen innen und außen mit kaltem Wasser spülen und trockentupfen. Mit Salz würzen und ggf. mit Zitronensaft beträufeln.
4. Die Forellen auf das Backblech zwischen die Kartoffeln legen, die Zucchini drumherum verteilen. Das Ganze im Ofen 20 Minuten garen. Zwischendurch ggf. etwas Öl über die Forellen träufeln.
5. Herausnehmen und mit frischer Petersilie garniert servieren.

Hinweis

- Am besten fangfrische Forellen beim nächstgelegenen Züchter kaufen und am selben Tag verarbeiten.

GEMÜSEAUFLAUF MIT QUARKHAUBE

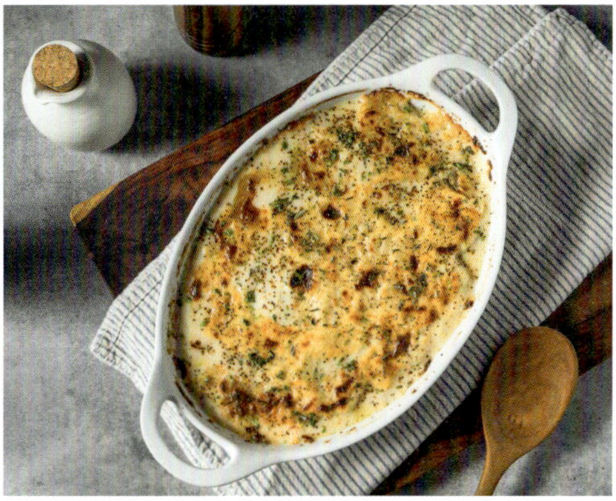

Zutaten

- 1 kleine Zucchini
- 2 Kartoffeln
- 1 Möhre
- 1 kleine Pastinake
- 4–5 Champignons
- 1 EL Olivenöl
- 1 EL frische Petersilie, gehackt
- 100 g Magerquark
- 50 g Frischkäse
- 1 Ei (Gr. M)
- 1 EL Reismehl
- Salz
- optional 1 Prise Muskat
- 1 TL Schnittlauch, gehackt
- optional 30 g junger Gouda

Zubereitung

1. Die Zucchini waschen, längs vierteln und in dicke Scheiben schneiden. Die Kartoffeln, die Möhre und Pastinake schälen und in mundgerechte Stücke schneiden. Die Champignons säubern und vierteln.
2. Die Kartoffelstücke in leicht gesalzenem Wasser etwa 8 Minuten vorkochen, 3 Minuten vor dem Ende auch die Möhre und Pastinake dazugeben. Dann abgießen.
3. Das Gemüse in eine kleine Auflaufform geben und mit dem Olivenöl mischen. Den Ofen auf 180 °C (Ober-/Unterhitze) vorheizen. Den Gouda reiben.
4. Den Quark mit dem Frischkäse, Ei, Reismehl, Salz und ggf. Muskat glatt rühren. Petersilie und Schnittlauch unterrühren (dabei ein wenig für die Garnitur beiseitelegen). Die Quarkmasse über das Gemüse streichen und ggf. mit dem geriebenen Gouda bestreuen.
5. Im vorgeheizten Ofen etwa 30–35 Minuten backen, bis die Oberfläche goldgelb ist. Herausnehmen, kurz abkühlen lassen und mit frischen Kräutern garniert servieren.

ZUCCHINI-PASTA MIT KRÄUTERPESTO

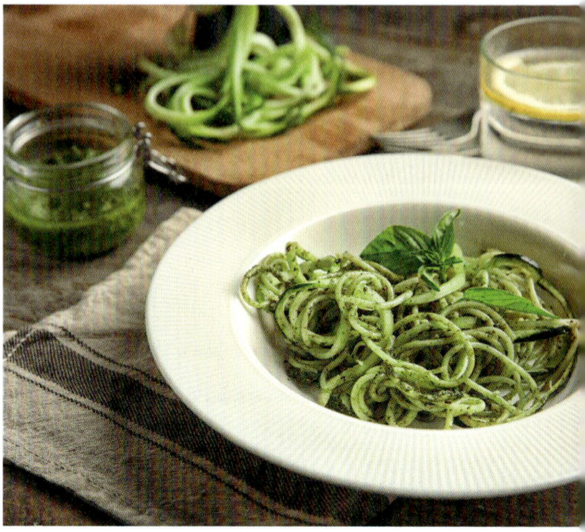

Zutaten
- 2 mittelgroße Zucchini
- 2 EL Olivenöl
- Salz

Für das Kräuterpesto
- 2 EL Pinienkerne oder Bio-Mandeln
- 1 Bund Petersilie
- 1 Bund Basilikum
- 4 EL Olivenöl
- 1 kleine Knoblauchzehe
- optional ½ TL Zitronensaft
- Salz

Zubereitung
1. Falls Mandeln verwendet werden, diese mit kochend heißem Wasser übergießen und ca. 1 Minute darin einweichen. Danach in kaltem Wasser abschrecken. Die Schale entfernen. Die Mandeln kurz trocknen lassen.
2. Die Zucchini waschen und mit einem Spiralschneider zu Spaghetti schneiden. Olivenöl in einer Pfanne erhitzen und die Zucchinispaghetti darin 2–3 Minuten sanft anbraten, bis sie leicht weich sind, aber noch Biss haben. Mit etwas Salz abschmecken.
3. Für das Pesto die Kräuter waschen, trockenschütteln und grob hacken (ein paar Basilikumblätter für die Garnitur beiseitelegen). Die Knoblauchzehe schälen und hacken. Mit den Pinienkernen oder Mandeln, Öl, Knoblauch, ggf. Zitronensaft und Salz im Mixer oder Mörser zu einer cremigen Paste verarbeiten. Bei Bedarf etwas mehr Öl zufügen.
4. Die Zucchinispaghetti auf zwei Teller verteilen und mit dem Pesto vermengen. Mit etwas Basilikum garniert sofort servieren.

Hinweis
- Wenn du Mandeln verwendest, kann das vorherige Einweichen ihre Verträglichkeit verbessern. Ansonsten sind auch Sonnenblumen- oder Kürbiskerne nussige Alternativen – je nach Verträglichkeit.

GLUTENFREIER NUDELAUFLAUF MIT BROKKOLI

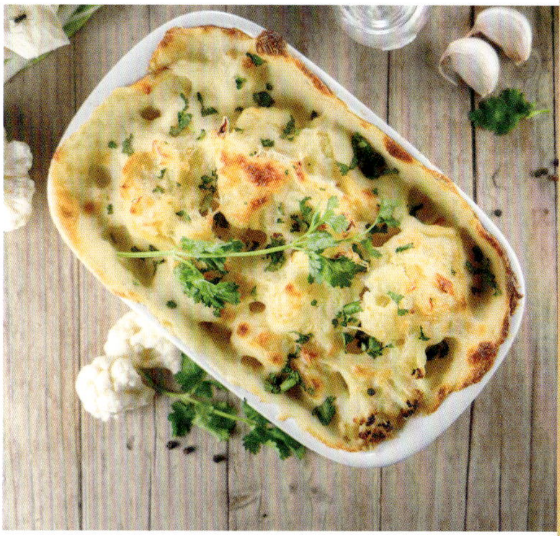

Zutaten
- 300 g Brokkoli
- 250 g glutenfreie Nudeln (z. B. Reis-, Mais- oder Linsennudeln)
- 150 ml Sahne
- 500 ml Gemüsebrühe (histaminarm, frisch zubereitet, siehe Rezept Seite 108)
- 30 g junger Gouda oder Emmentaler
- Salz
- frisches Basilikum, gehackt
- frische Petersilie, gehackt

Zubereitung
1. Den Brokkoli waschen und in Röschen zerteilen. Für 4–5 Minuten in einem Topf mit heißem Wasser oder im Dampfgarer blanchieren. Aus dem Wasser herausnehmen und im gleichen Wasser für ca. 5 Minuten die Nudeln kochen. Danach auch die Nudeln herausnehmen.
2. Nudeln und Brokkoli in eine Auflaufform geben und vermengen. Die Sahne in die Gemüsebrühe einrühren und die Nudel-Gemüse-Mischung damit übergießen. Den Käse reiben und die Hälfte davon unterrühren. Mit Salz abschmecken.
3. Das Ganze für 20 Minuten bei 220°C (Umluft) im Ofen überbacken (ggf. abdecken, falls es oben zu dunkel wird). Nach 20 Minuten den restlichen Käse darüberstreuen, auf Ober-/Unterhitze schalten und ca. weitere 10 Minuten backen, bis der Auflauf schön gebräunt ist.
4. Den Auflauf sofort mit den frischen Kräutern garnieren und servieren.

Hinweis
- Der Reibekäse kann auch weggelassen werden – dann einfach noch 3 EL Frischkäse unter den Auflauf rühren und ihn die letzte Viertel Stunde abdecken.

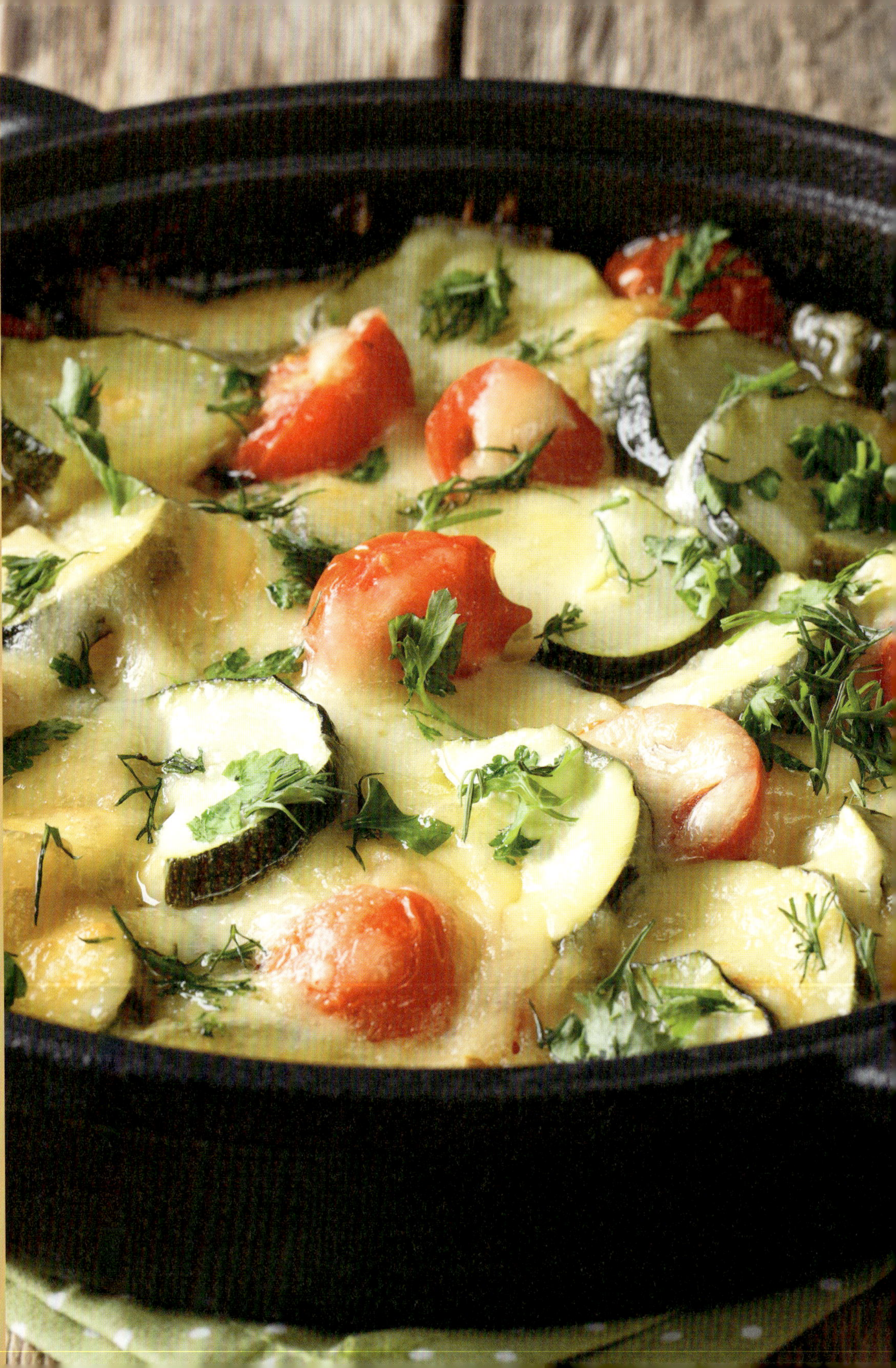

MEDITERRANES GRATIN MIT FRISCHEN TOMATEN

Zutaten

- 300 g Kartoffeln
- Salz
- 300 g Zucchini
- ½ Zwiebel oder 1 Frühlingszwiebel
- 100 g Cocktailtomaten
- 1 TL Olivenöl
- 50 ml Sahne
- 200 ml Gemüsebrühe (histaminarm, frisch zubereitet, siehe Rezept Seite 108)
- 2 TL Frischkäse (oder etwas Kartoffelstärke zum Binden)
- 1 TL Reis- oder Ahornsirup
- 30 g junger Gouda oder Emmentaler
- frische Kräuter (z. B. Basilikum, Rosmarin, Oregano), gehackt

Zubereitung

1. Die Kartoffeln schälen und in Würfel schneiden. Gesalzenes Wasser zum Kochen bringen und die Kartoffeln darin ca. 15 Minuten bissfest garen. Die Zucchini waschen, längs halbieren und in dickere Scheiben schneiden. Die Tomaten waschen und halbieren.
2. Den Backofen auf 180°C (Ober-/Unterhitze) vorheizen. Die Zwiebel schälen und fein hacken. In einer Pfanne mit dem Olivenöl glasig dünsten. Die Zucchini hinzufügen und kurz anbraten. Mit der Gemüsebrühe ablöschen. Die Sahne und den Frischkäse einrühren und kurz köcheln lassen. Mit Salz und Sirup abschmecken.
3. Das Ganze in eine Auflaufform füllen, die Cocktailtomaten obenauf verteilen. Den Käse reiben und darüberstreuen. Den Auflauf ca. 10 Minuten im Ofen überbacken.
4. Mit den frischen Kräutern bestreuen und heiß servieren.

Hinweise

- Frische Tomaten sind verarbeiteten immer vorzuziehen. Wer keine frischen verwenden kann oder möchte, lässt sie einfach weg und ersetzt sie z. B. durch Paprika.
- Wenn du keine Zwiebeln verwenden möchtest, kannst du Frühlingszwiebeln ausprobieren. Sie sind milder und bekömmlicher.

BLUMENKOHL-GRATIN MIT FRISCHKÄSE

Zutaten

- ½ Blumenkohl (ca. 400 g)
- 125 ml Gemüsebrühe (histaminarm, frisch zubereitet, siehe Rezept Seite 108)
- 1 TL Butter
- 1 Knoblauchzehe
- 50 ml Sahne
- 1 EL Olivenöl
- Salz
- optional frisch gemahlener weißer Pfeffer
- ½ TL Kümmel
- 50 g Frischkäse
- 60 g junger Gouda oder Emmentaler
- frische Petersilie, gehackt

Zubereitung

1. Blumenkohl waschen, in Röschen teilen und diese für ca. 3 Minuten in kochender Gemüsebrühe blanchieren. Anschließend kalt abgießen und in eine mit Butter gefettete Auflaufform legen.
2. Die Brühe leicht abkühlen lassen. Mit der zerdrückten Knoblauchzehe, Sahne und Olivenöl verrühren. Mit Salz, weißem Pfeffer und Kümmel würzen. Den Ofen auf 200 °C (Ober-/Unterhitze) vorheizen.
3. Die Flüssigkeit über dem Blumenkohl verteilen und den Frischkäse in Klecksen darüber verteilen. Mit dem geriebenen Käse bestreuen. Das Ganze 35 Minuten im Ofen backen.
4. Mit gehackter Petersilie bestreuen und heiß servieren.

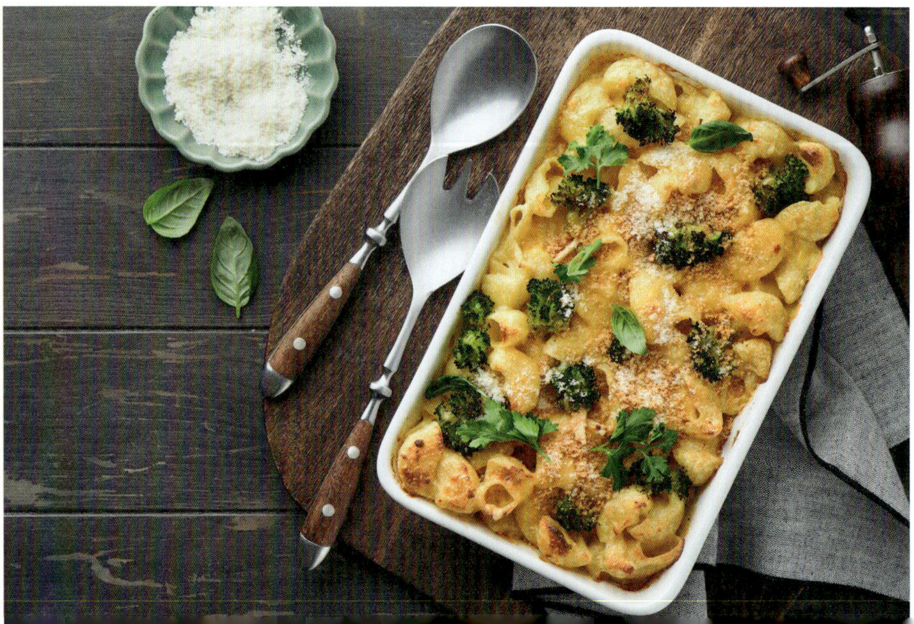

HÜHNER-WILDREIS-SUPPE MIT MÖHREN

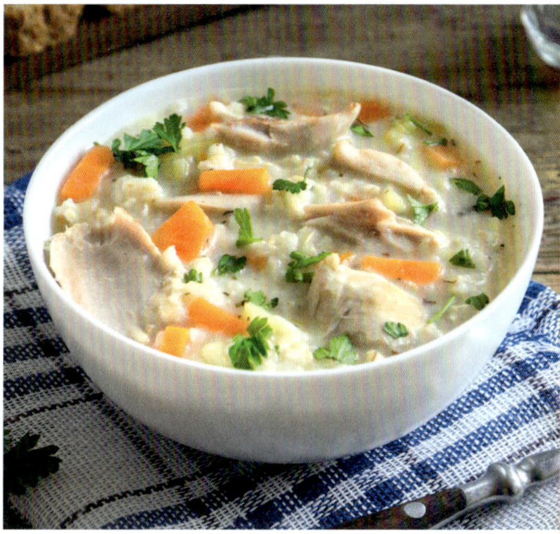

Zutaten

- 80 g Wildreis
- 1 Hühnerbrustfilet (ca. 200 g)
- 750 ml Gemüsebrühe (histaminarm, frisch zubereitet, siehe Rezept Seite 108)
- 2 Möhren
- 1 kleine Zwiebel oder Frühlingszwiebel
- 1 Stange Staudensellerie
- 1 EL Olivenöl
- 4 EL Sahne
- Salz
- frische Petersilie, gehackt

Zubereitung

1. Den Wildreis in einem Sieb heiß abspülen und dann nach Packungsanleitung 40 Minuten kochen. Abgießen und beiseitestellen.
2. Das Hühnerbrustfilet waschen, abtupfen und 15–20 Minuten in der siedenden Gemüsebrühe sanft garen lassen. Dann herausnehmen und beiseitestellen.
3. In der Zwischenzeit Möhren und Zwiebel schälen und würfeln. Den Sellerie waschen und in kleine Scheiben schneiden.
4. Das Gemüse in einem Topf mit Öl erhitzen und etwa 5 Minuten darin anschwitzen. Die Brühe angießen. Aufkochen und etwa 10 Minuten garen lassen, bis das Gemüse bissfest ist.
5. Die Hühnerbrust in mundgerechte Stücke zupfen und zusammen mit dem Wildreis zur Suppe geben. Alles noch mal aufkochen lassen. Die Sahne unterrühren. Mit Salz abschmecken und mit frisch gehackter Petersilie bestreut servieren.

PORRIDGE MIT OBST

Zutaten

- 80 g glutenfreie Haferflocken
- 250 ml Milch oder Pflanzenmilch nach Verträglichkeit
- 1 Prise Salz
- 1 Apfel
- ½ Birne
- ½ TL Ahornsirup
- 1 Handvoll Johannisbeeren

Zubereitung

1. Die Haferflocken mit der Milch oder Pflanzenmilch mit 1 Prise Salz in einem kleinen Topf unter ständigem Rühren erhitzen. 2–3 Minuten leicht köcheln lassen.
2. Den Apfel und die Birne waschen, Kerngehäuse entfernen, halbieren und die Hälften in Scheiben oder Stücke schneiden. Die Johannisbeeren waschen und trocken tupfen.
3. Sobald der Porridge eine cremige Konsistenz hat, vom Herd nehmen. Das Obst unterheben (ein paar Stücke für die Garnitur beiseitelegen). Leicht abkühlen lassen und in zwei Schüsseln anrichten und servieren.

Hinweise

- Natürlich können hier auch andere Beerensorten verwendet werden, z. B. Heidelbeeren.
- Ein paar Kokosraspeln verleihen dem Ganzen noch einen Sättigungsfaktor mehr.

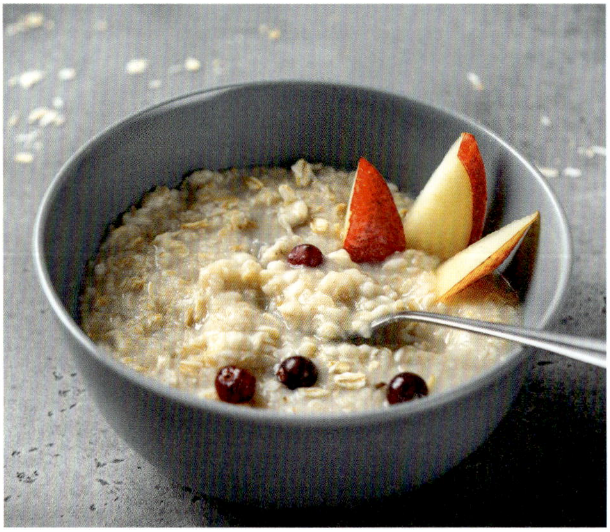

HEIDELBEER-HIRSE-MUFFINS

Zutaten

- 50 g Hirseflocken
- 50 g glutenfreie Haferflocken
- 40 g Reis- oder Mandelmehl
- 1 TL Flohsamenschalenpulver
- 1 TL glutenfreies Backpulver
- 1 Prise Salz
- 1 Ei (oder 1 EL Apfelmus)
- 60 ml Milch oder Pflanzendrink (z. B. Reis- oder Kokosmilch)
- 40 ml Kokosöl oder Butter
- 2 EL Reis- oder Ahornsirup
- 100 g frische Heidelbeeren

Zubereitung

1. Den Ofen auf 180 °C (Ober-/Unterhitze) vorheizen. Die Hirse- und Haferflocken kurz in einer Pfanne anrösten, bis sie leicht duften. Abkühlen lassen und dann in einer Kaffeemühle leicht zerkleinern. Das Flockengranulat in einer Schüssel mit dem Mehl, dem Flohsamenschalenpulver, dem Backpulver und Salz gut vermischen.
2. In einer separaten Schüssel Ei (oder Apfelmus), Milch oder Pflanzendrink, Kokosöl (ggf. etwas erwärmen) oder Butter und den Sirup verquirlen. Die flüssigen Zutaten zu den trockenen geben und kurz, aber gründlich verrühren.
3. Die Heidelbeeren waschen und trocken tupfen. Vorsichtig unter die Teigmasse heben.
4. Vier Muffinförmchen fetten oder mit Papierförmchen auslegen. Den Teig gleichmäßig auf die Förmchen verteilen und dann 20–25 Minuten backen (Stäbchenprobe!).
5. Die Muffins kurz abkühlen lassen und dann genießen.

Hinweise

- Glutenfreies Backpulver kommt ohne zugesetzte Weizenstärke aus. Stattdessen sorgen Reis-, Mais- oder Tapiokastärke für die gewünschte Lockerheit.
- Extra saftig wird der Teig, wenn du einen Löffel Apfelmark hinzufügst.

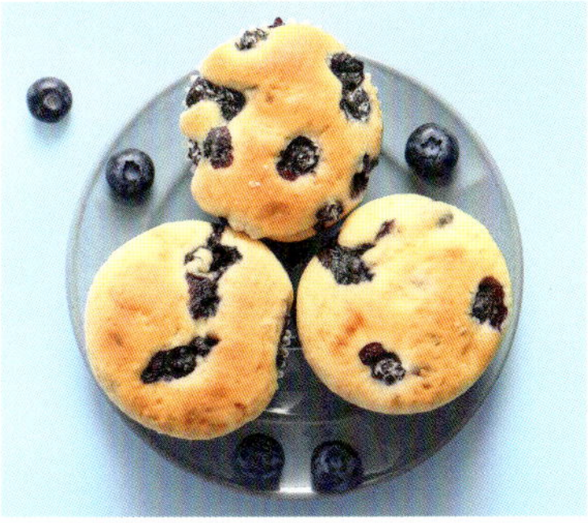

HIRSEAUFLAUF MIT APFEL

Zutaten

- 2 EL Mandeln (oder 1 EL Kokosmehl)
- 100 g Hirse
- 250 ml Pflanzendrink oder Wasser
- 1 TL Vanillepulver ohne Zusätze (oder Mark einer Vanilleschote)
- 1 EL Reissirup
- 1 EL Apfelmus
- 1 EL Butter + ½ TL zum Einfetten
- 2 Äpfel
- 1 TL Zitronensaft (optional, frisch)
- 40 g Hirse- oder Reismehl
- 30 g glutenfreie Haferflocken
- 25 g Butter
- 1 TL Reissirup

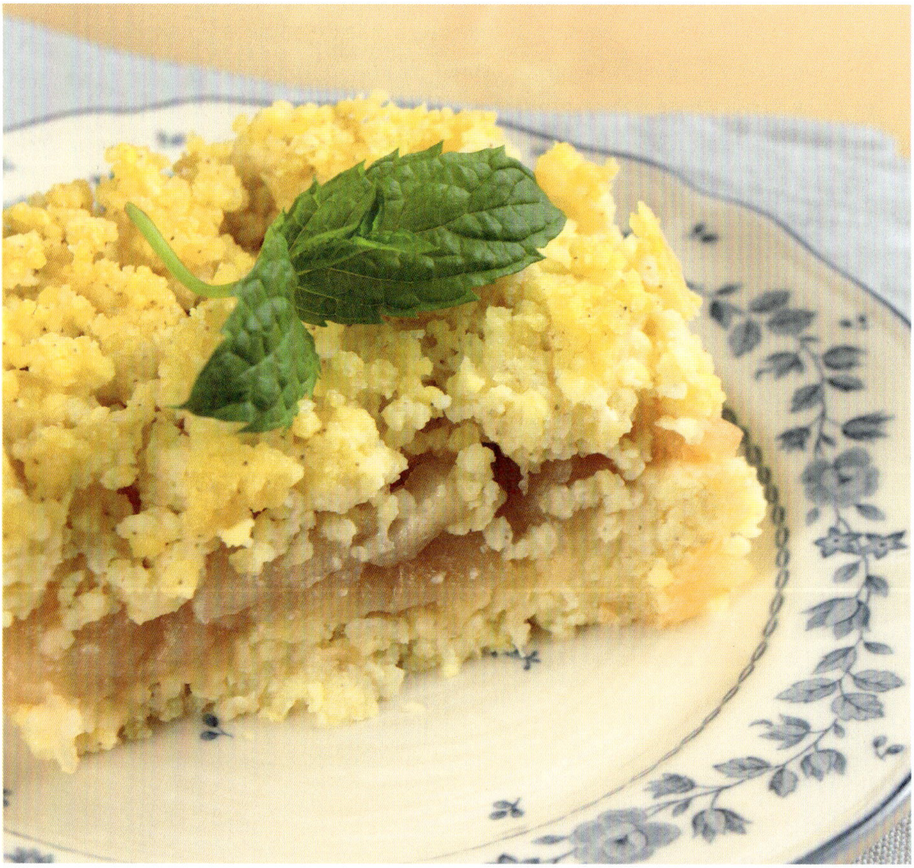

Zubereitung

1. Die Mandeln mit kochend heißem Wasser übergießen und ca. 1 Minute darin einweichen. Dann in kaltem Wasser abschrecken. Die Schale entfernen. Die Mandeln kurz trocknen lassen. Danach fein vermahlen.
2. Die Hirse in einem Sieb waschen und mit Pflanzendrink oder Wasser aufkochen. Etwa 10 Minuten sanft köcheln lassen, bis sie weich ist. Vom Herd nehmen, Vanille, Reissirup, Butter und Apfelmus einrühren.
3. Den Backofen auf 180 °C (Ober-/Unterhitze) vorheizen. Die Äpfel schälen, vierteln, Kerngehäuse entfernen und in Stücke schneiden. Ggf. mit etwas Zitronensaft beträufeln.
4. Eine Auflaufform mit etwas Butter einfetten. Die Hälfte der Hirsemasse einfüllen, die Apfelstücke darauf verteilen und dann die restliche Hirsemasse darübergeben und glatt streichen.
5. Für die Streusel die gemahlenen Mandeln (oder Kokosmehl), das Hirsemehl, die Haferflocken, Butter und Reissirup vermischen und krümelig verarbeiten. Auf der Oberfläche verteilen.
6. Das Ganze ca. 30 Minuten im vorgeheizten Ofen backen, bis die Oberfläche goldbraun und leicht fest ist. Vor dem Anschneiden kurz ruhen lassen und dann lauwarm servieren.

Hinweis

- Weiche Mandeln am besten kurz vor dem Essen ein – das kann ihre Verträglichkeit verbessern. Wenn du magst, kannst du gemahlene Mandeln auch einfach durch Kokosmehl (halbe Menge) ersetzen.

SÜSSKARTOFFEL-BROWNIES

Zutaten

- 2 EL Mandeln (oder 1 EL Kokosmehl)
- 1 mittelgroße Süßkartoffel (ca. 250 g)
- ½ Banane
- 3 EL Kokosöl
- 1 EL Hafermehl
- optional 1 Prise glutenfreies Backpulver
- 1 EL entöltes Kakaopulver
- 1 EL Carobpulver
- 2 EL Ahornsirup
- ½ TL Vanillepulver ohne Zusätze (oder Mark einer Vanilleschote)
- 1 Prise Salz
- Pflanzendrink nach Belieben (z. B. Kokosdrink)

Zubereitung

1. Die Mandeln mit kochend heißem Wasser übergießen und ca. 1 Minute darin einweichen. Danach in kaltem Wasser abschrecken. Die Schale entfernen. Die Mandeln kurz trocknen lassen (für mehr Aroma können sie auch in einer Pfanne ohne Öl kurz angeröstet werden). Danach fein vermahlen.
2. Den Ofen auf 175 °C (Ober-/Unterhitze) vorheizen und eine kleine Backform (ca. 15 × 15 cm) mit Backpapier auslegen. Die Süßkartoffel schälen, in Stücke schneiden und in kochendem Wasser garen, bis sie weich ist (ca. 10 Minuten). Abkühlen lassen und mit einer Gabel zerdrücken.
3. Die Banane schälen und mit einer Gabel zerdrücken. Das Kokosöl in einem kleinen Topf leicht erwärmen und dann mit der Banane, dem Hafermehl, ggf. Backpulver, gemahlenen Mandeln (oder Kokosmehl), Kakao, Carob, Ahornsirup, Vanille und dem Salz verrühren, bis eine glatte Masse entsteht. Falls der Teig zu fest ist, noch etwas Pflanzendrink unterrühren.
4. Den Teig in die vorbereitete Form geben, glattstreichen und etwa 18–22 Minuten backen. In der Mitte dürfen die Brownies noch leicht weich sein – beim Abkühlen werden sie fester. In der Form auskühlen lassen, dann in Stücke schneiden und servieren.

Hinweis

- Carob wird aus den Früchten des Johannisbrotbaums hergestellt und ist eine verträglichere Alternative zu Kakao. Statt des Kakaos kann daher auch nur Carobpulver verwendet werden.

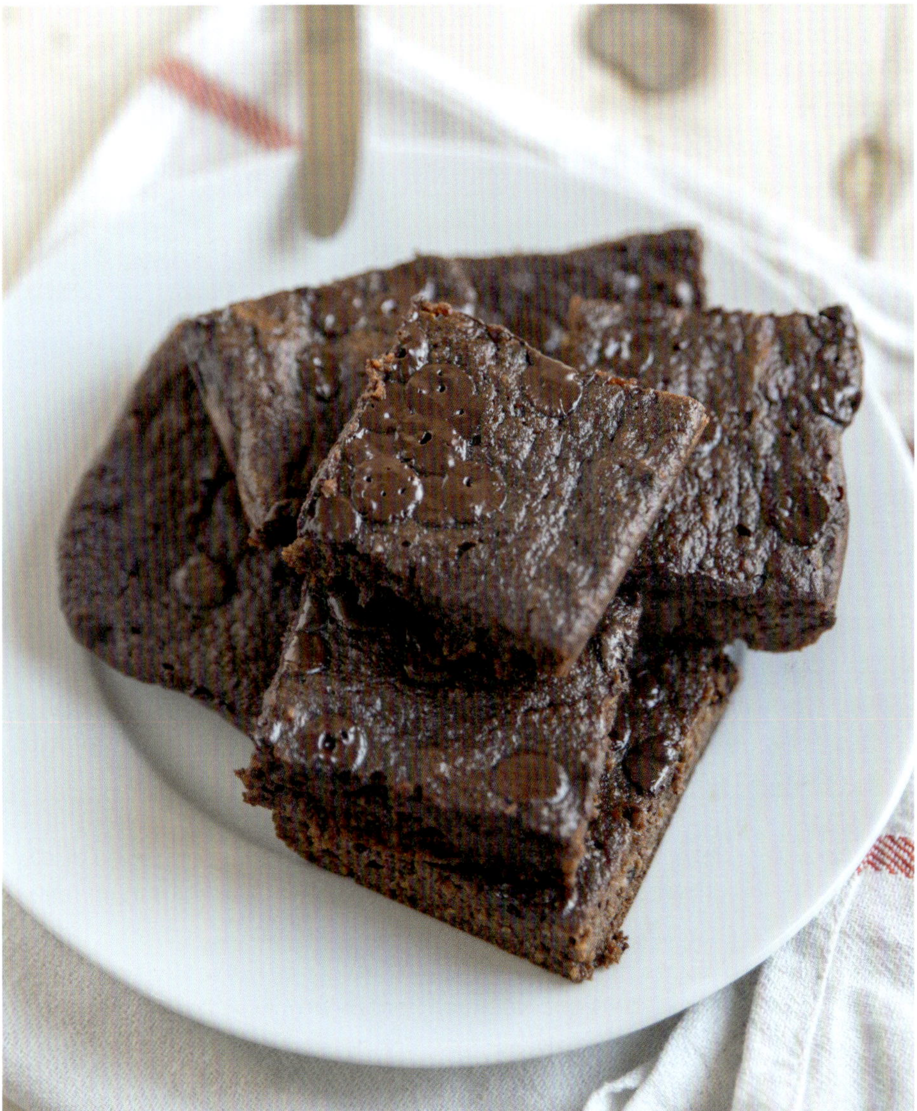

OFENPFANNKUCHEN MIT NEKTARINEN UND HEIDELBEEREN

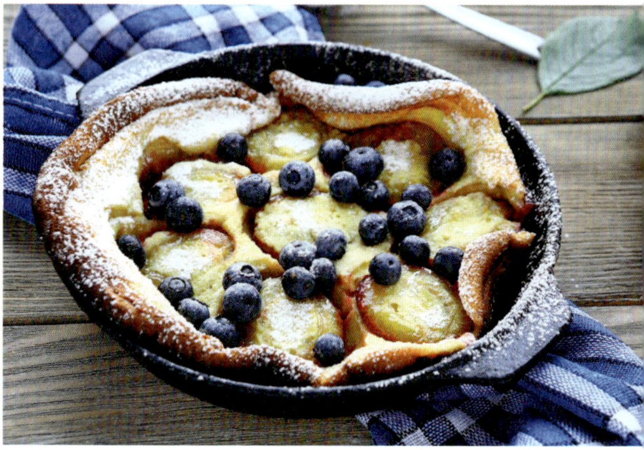

Zutaten

- 1 Nektarine
- 60 g frische Heidelbeeren
- 2 Eier (Gr. M)
- 100 ml Reis- oder Kokosmilch
- 40 g Reismehl
- ca. 1 EL Ahorn- oder Reissirup
- 1 TL mildes Kokosöl
- optional etwas Erythrit-Puderzucker zum Bestreuen

Zubereitung

1. Den Backofen auf 180 °C (Ober-/Unterhitze) vorheizen.
2. Die Nektarine waschen, halbieren und in Scheiben schneiden. Die Heidelbeeren waschen.
3. Die Eier mit der Pflanzenmilch, dem Reismehl und dem Ahornsirup zu einem glatten Teig verrühren.
4. Eine kleine ofenfeste Form mit Kokosöl einfetten, den Teig hineingießen und die Nektarinenscheiben darauf verteilen.
5. Das Ganze etwa 25 Minuten backen, bis der Pfannkuchen goldgelb aufgegangen ist. Aus dem Ofen herausnehmen und mit den Heidelbeeren bestreuen. Nach Belieben mit etwas Erythrit-Puderzucker bestäuben und warm servieren.

Hinweis

- Erythrit ist ein kalorienfreier Zuckeralkohol, der den Blutzuckerspiegel schont.

BIRNEN-CRUMBLE

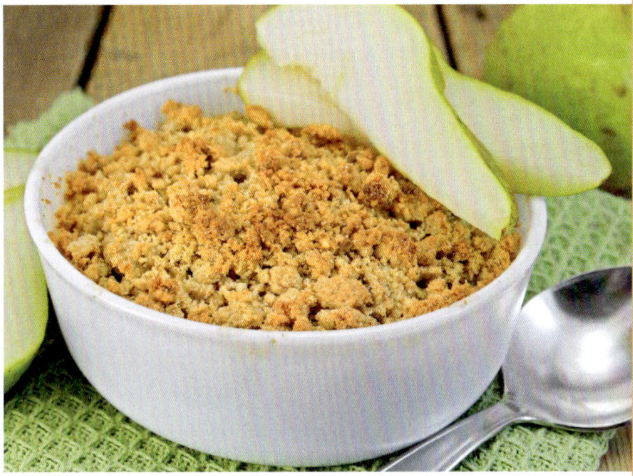

Zutaten

- 2 Birnen
- optional ½ TL Zitronensaft
- 2 TL Reissirup
- 40 g glutenfreie Haferflocken
- 30 g Reismehl
- 20 g Bio-Mandeln
- 25 g Butter
- ½ TL Vanillepulver ohne Zusätze (oder Mark einer Vanilleschote)

Zubereitung

1. Die Mandeln mit kochend heißem Wasser übergießen und ca. 1 Minute darin einweichen. Danach in kaltem Wasser abschrecken. Die Schale entfernen. Die Mandeln kurz trocknen lassen (für extra Aroma können sie auch in einer Pfanne ohne Öl kurz angeröstet werden). Danach fein vermahlen.
2. Den Backofen auf 180 °C (Ober-/Unterhitze) vorheizen. Die Birnen schälen, entkernen und in kleine Stücke schneiden. Ggf. Zitronensaft, 1 TL vom Reissirup über die Birnenstücke geben und vermischen. Das Ganze in eine kleine, mit Backpapier ausgelegte ofenfeste Form geben.
3. Für die Crumbles Haferflocken, Reismehl, gemahlene Mandeln, Vanillepulver und den restlichen Reissirup in einer Schüssel vermischen. Die Butter in kleinen Stücken zugeben und mit den Fingern zu groben Streuseln verarbeiten. Die Crumbles über die Birnen streuen.
4. Das Ganze etwa 20–25 Minuten im Ofen backen, bis die Oberfläche goldbraun ist. Lauwarm servieren.

Hinweis

- Hierzu passt sehr gut ein Klacks Joghurt (am besten selbst zubereitet, siehe Rezept auf Seite 78) oder Kokosjoghurt.

APFEL-GRÜNKOHL-SMOOTHIE MIT CHIASAMEN

Zutaten

- 1 Apfel (Elstar oder Gala)
- 1 Stück Bio-Gurke (ca. 4 cm lang)
- 2 Grünkohlblätter
- ¼ Avocado
- 1–2 TL Ahorn- oder Reissirup
- ca. 250 ml Wasser oder Kokoswasser
- 2 TL Chiasamen

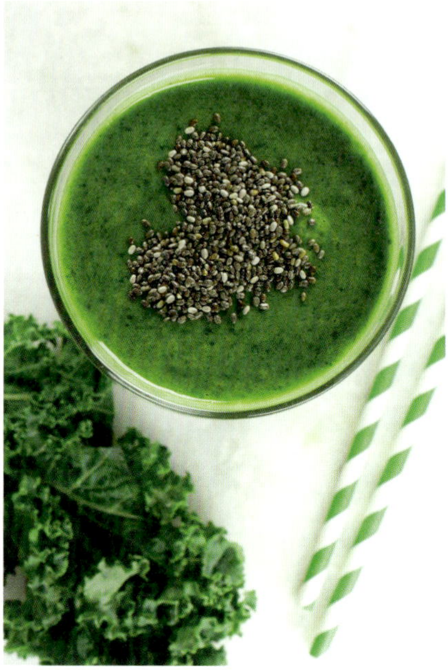

Zubereitung

1. Den Apfel waschen, vierteln und das Kerngehäuse entfernen. Die Gurke waschen, die Grünkohlblätter waschen und die harten Blattrispen entfernen. Die Avocado halbieren und ein Viertel des Fruchtfleisches vom Kern lösen.
2. Dann alle Zutaten und 1 TL der Chiasamen in einen Hochleistungsmixer geben und zu einem cremigen Smoothie pürieren.
3. Den Smoothie auf 2 Gläser verteilen und die restlichen Chiasamen dekorativ darüberstreuen.

Hinweise

- Für eine bessere Verträglichkeit können die Chiasamen vorher für ca. 10 Minuten in Wasser eingeweicht werden.
- Smoothies bitte ganz frisch verzehren und nicht aufbewahren.

GRÜNER FITNESS-SMOOTHIE

Zutaten

- 1 Apfel (Elstar oder Jonagold)
- ¼ Bio-Gurke
- ½ Kiwi
- ¼ Avocado
- 4 EL frische Petersilienblättchen
- 2 TL Ahorn- oder Reissirup
- ca. 250 ml Wasser

Zubereitung

1. Den Apfel waschen, vierteln und das Kerngehäuse entfernen. Die Gurke waschen und in grobe Stücke schneiden. Die Kiwi schälen und das Fruchtfleisch in einen Hochleistungsmixer geben. Die Avocado vierteln und schälen.
2. Alle weiteren Zutaten (ein paar Petersilienblättchen für die Deko beiseitestellen) hinzufügen und zu einem cremigen Smoothie pürieren.
3. Auf zwei Gläser verteilen und mit den restlichen Petersilienblättchen dekoriert servieren.

Hinweis

- Durch die Petersilie, Gurke und Avocado wird der Smoothie etwas herber. Bei Bedarf kann etwas nachgesüßt werden.

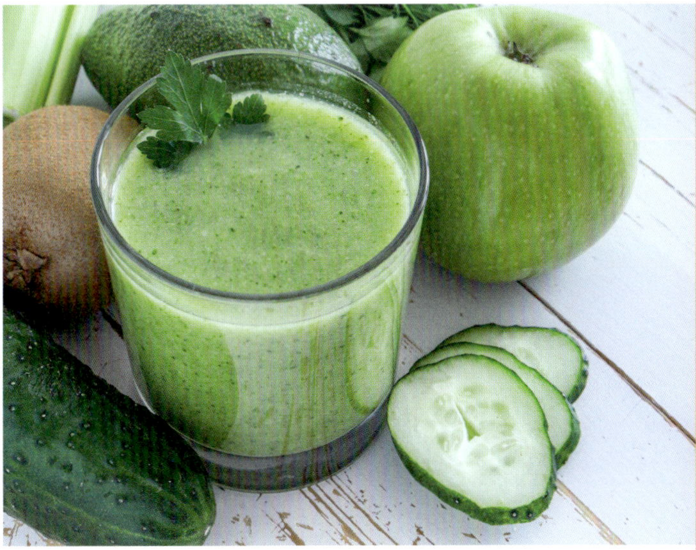

PFIRSICH-KURKUMA-KOKOS-SMOOTHIE

Zutaten

- 2 gelbe Pfirsiche
- 1 Stück Kurkuma (ca. 1 cm)
- 100 ml Kokosmilch
- Wasser nach Bedarf
- frische Melisseblättchen

Zubereitung

1. Die Pfirsiche waschen, die Kerne entfernen und das Fruchtfleisch in Spalten schneiden – einige Spalten für die Deko zur Seite legen. Die Kurkumawurzel schälen und fein hacken.
2. Alle Zutaten in einen Hochleistungsmixer geben und zu einem cremigen Smoothie pürieren. Je nach gewünschter Sämigkeit noch etwas Wasser hinzugeben.
3. Den Smoothie mit den Pfirsichspalten dekorieren und mit den Melisseblättchen garniert servieren.

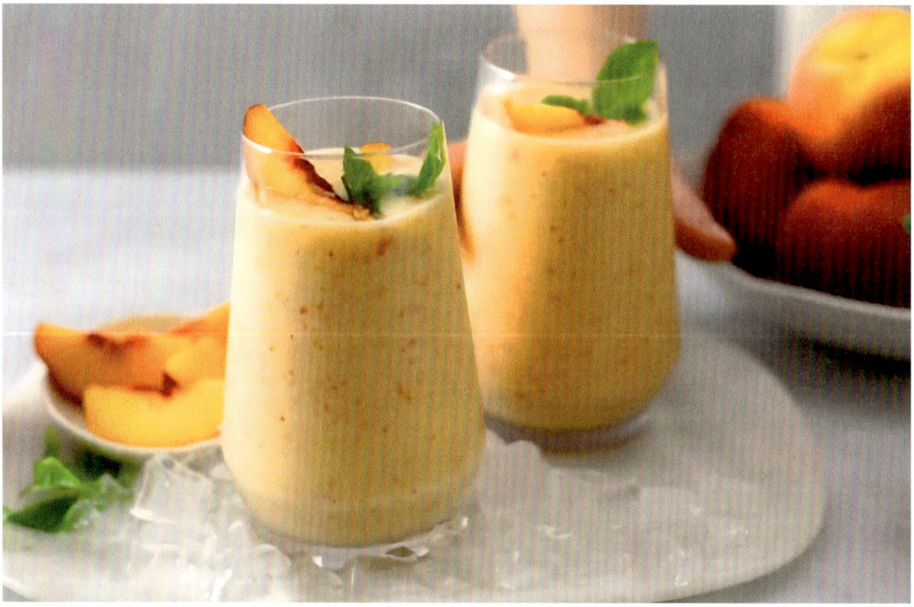

APFEL-HAFER-SMOOTHIE

Zutaten

- 1 großer Apfel (Elstar oder Gala)
- 300 ml glutenfreier Haferdrink
- 1 TL Kokosmus
- 1 TL Ahorn- oder Reissirup
- 2 EL glutenfreie Haferflocken

Zubereitung

1. Den Apfel waschen, vierteln, das Kerngehäuse entfernen und einige Spalten zur Seite legen.
2. Die restlichen Zutaten (einen Teil der Haferflocken für die Deko beiseitestellen) mit dem Apfel in einen Hochleistungsmixer geben und zu einem cremigen Smoothie pürieren. Falls der Smoothie zu dickflüssig wird, noch etwas Haferdrink oder Wasser hinzugeben.
3. Den Smoothie auf Gläser verteilen, mit den Apfelspalten dekorieren und mit etwas Zimt und Haferflocken bestreut servieren.

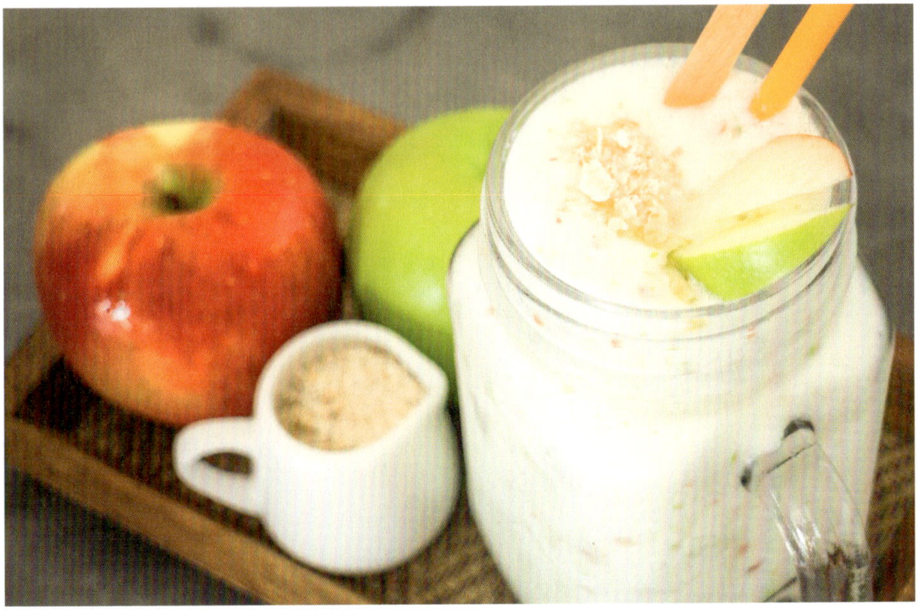

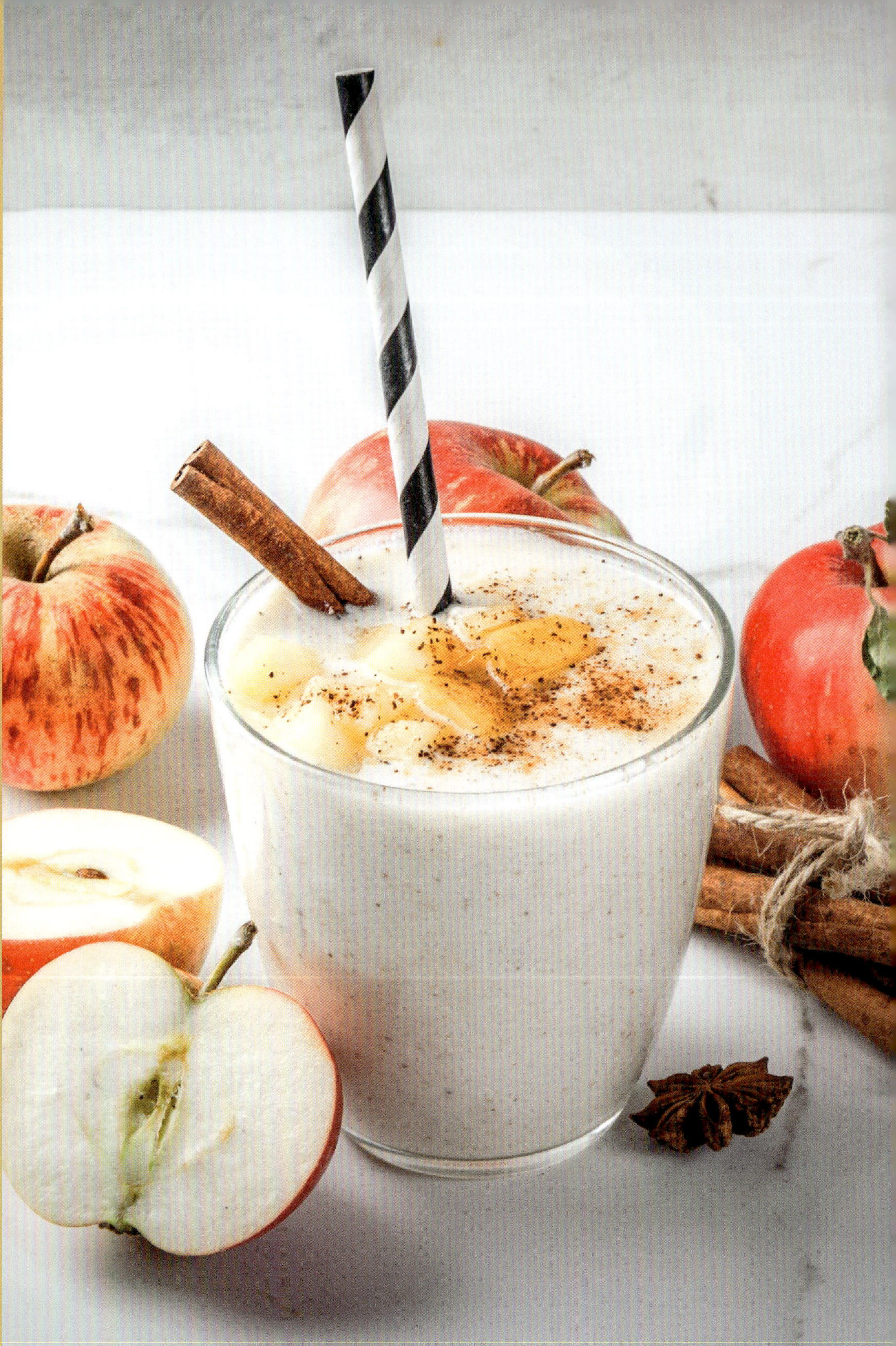

BRATAPFEL-SMOOTHIE

Zutaten

- 2 Äpfel
- 1 Prise Kardamom
- 1 EL Kokosmus
- 1 EL Kokosflocken
- ca. 300 ml Wasser
- 1 TL Ahorn- oder Reissirup
- 1 Prise Zimt zum Garnieren
- Zimtstangen und Anis sind nur für die Deko!

Zubereitung

1. Die Äpfel schälen, das Kerngehäuse entfernen und in grobe Stücke schneiden. Mit 1 Prise Kardamom in einem Topf oder in einer Ofenform im Backofen bei 180–200 °C (Ober-/Unterhitze) für 10 Minuten weich garen lassen.
2. Die Apfelstücke abkühlen lassen (einige für die Garnitur beiseitestellen) und dann in einem Mixer mit den restlichen Zutaten – das Wasser nach und nach zugeben – zu einer geschmeidigen Masse pürieren. Falls der Smoothie zu dickflüssig wird, noch etwas Wasser hinzugeben.
3. Auf zwei Gläser verteilen, mit Apfelstücken und etwas Zimt dekorieren und servieren.

Hinweis

- Statt Zimt kann auch Kardamom dem Smoothie einen »winterlichen« Akzent verleihen.

KAROTTEN-APRIKOSEN-SMOOTHIE

Zutaten

- 2 kleine Karotten
- 6 Aprikosen
- 1 kleines Stück Ingwer
- 2 EL Kokosmus
- ca. 200 ml Wasser
- 100 ml Kokoswasser
- 1–2 EL Ahorn- oder Reissirup

Zubereitung

1. Die Karotten schälen und grob in Stücke schneiden. Die Aprikosen waschen, halbieren und den Kern entfernen. Den Ingwer schälen.
2. Alle Zutaten in einen Hochleistungsmixer geben und zu einem cremigen Smoothie pürieren. Falls der Smoothie zu dickflüssig wird, noch etwas Wasser hinzugeben.
3. Auf zwei Gläser verteilen und genießen.

Hinweis

▶ Kein Aprikosenfan? Dann nimm einfach Pfirsiche – die passen genauso gut!

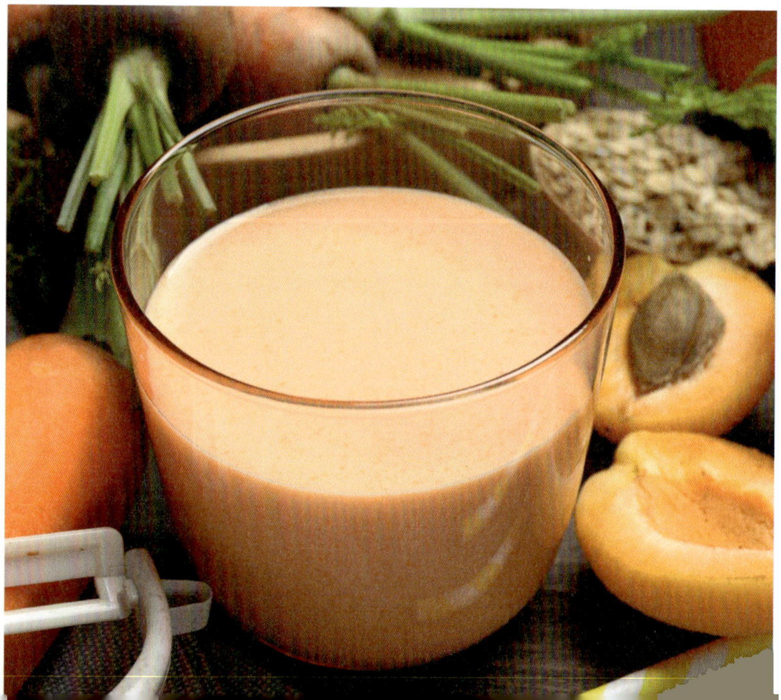

UPGRADES FÜR PHASE 2

Übergang von Phase 2 zu Phase 3

Nach der Aufbauphase ist das System meist stabiler, aber noch sensibel. Dieses Upgrade dient dazu, die Ernährung weiter zu öffnen, ohne das Histamin-Fass unnötig zu füllen. Jetzt geht es nicht mehr nur um Verträglichkeit, sondern um vorsichtige Vielfalt. Neue Lebensmittel werden weiterhin einzeln getestet und in kleinen Mengen eingesetzt.

Geeignet sind zum Beispiel:

- etwas milder Apfelessig
- Spinat oder Mangold, bevorzugt gegart
- Hülsenfrüchte wie Linsen oder Kichererbsen, gut gekocht
- Nüsse und Samen in kleinen Mengen
- Paprikapulver, mild eingesetzt
- etwas Senf oder Gewürzmischungen ohne Zusatzstoffe
- wenige Tropfen Chiliöl

Diese Erweiterungen bereiten den Körper darauf vor, wieder flexibler mit Reizen umzugehen.

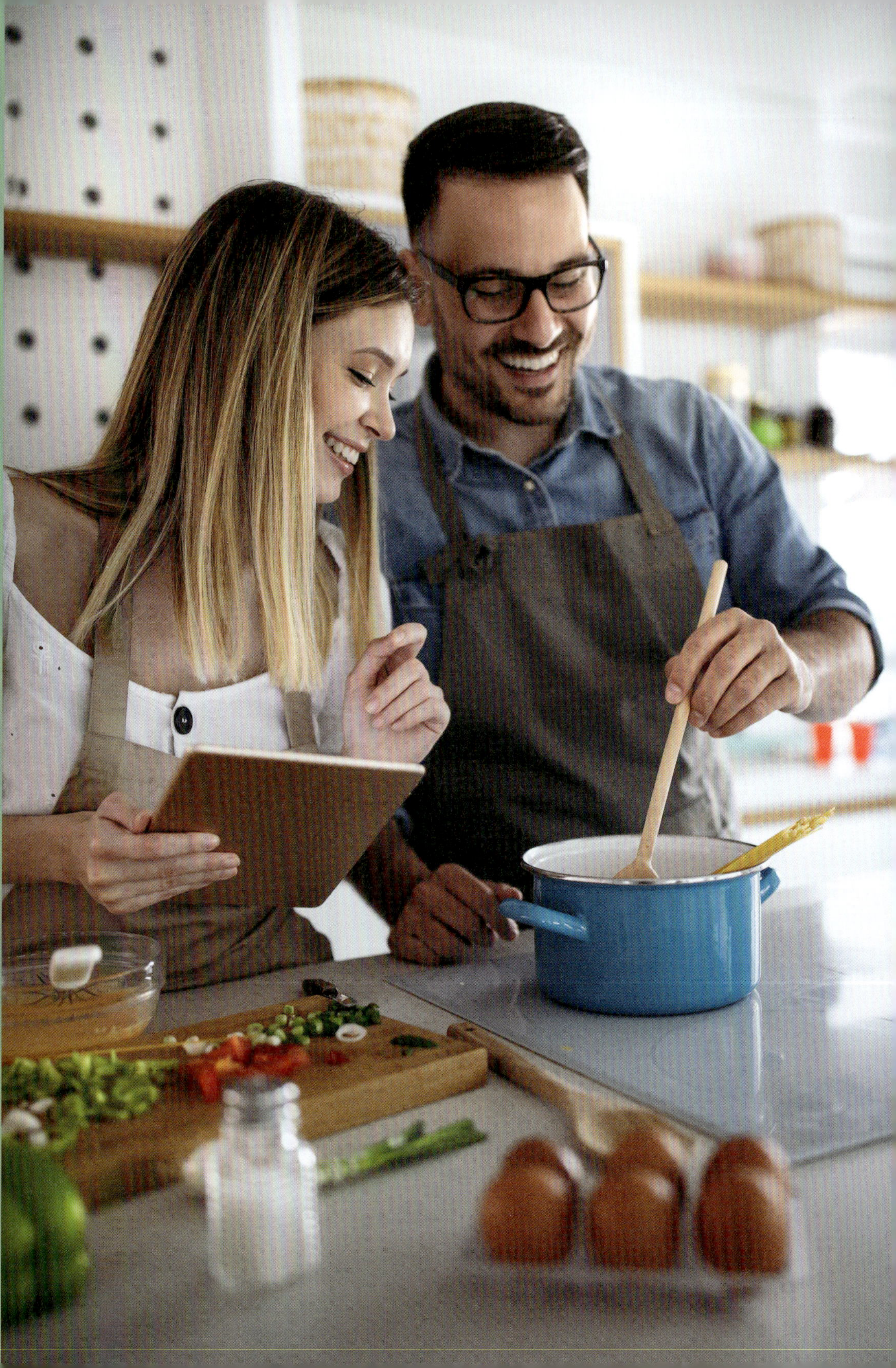

PHASE 3 – **ERWEITERUNG & NEUE FREIHEIT**

Alltag, Genuss und Stabilisierung

Herzlichen Glückwunsch, du bist nun an einem Punkt angekommen, an dem dein Körper immer stabiler wird und du ihm Schritt für Schritt noch mehr Vielfalt schenken kannst. Phase 3 bedeutet neuen Genuss, mehr Auswahl – und gleichzeitig achtsames Ausprobieren, um herauszufinden, was jetzt wieder gut funktioniert und wo eventuell Grenzen liegen.

In dieser Phase darfst du vorsichtig beginnen, weitere Lebensmittel zu integrieren, die zuvor noch tabu waren. Nimm dir Zeit, beobachte dich aufmerksam und genieße das Gefühl, deinen Körper immer besser zu verstehen.

Was kommt in Phase 3 hinzu?

- Ein paar Rezepte enthalten nun Gemüsesorten wie z. B. Spinat. In puncto Früchte eignet sich die Phase wunderbar, um Erdbeeren auszuprobieren. Werden sie noch nicht gut vertragen, ist das völlig in Ordnung – dann greife einfach weiterhin zu anderen Beeren. Außerdem haben wir Ananas und Wassermelone ins Repertoire aufgenommen.
- Zudem findest du ein Rezept, das Mandelmus enthält, Sesam und Cashews kommen ebenfalls vor. Weitere Rezepte enthalten Kakao, Paprika- oder Senfpulver. Und zur Abwechslung kannst du statt Zitronensaft oder Essig auch Verjus, den feinen Saft unreifer Trauben, ausprobieren.
- Tomaten sind ein weiterer möglicher Schritt in Richtung neue Freiheit. Dazu haben wir für dich u. a. speziell ein Rezept für selbst gemachtes Tomatenmark (Seite 197) bereitgestellt – frisch noch einmal viel aromatischer als verarbeitete Produkte.
- Jetzt kannst du dich langsam an leicht gereiften Käse herantasten. Beginne mit kleinen Mengen, um zu spüren, wie dein Körper reagiert. Natürlich bleibt auch junger Gouda weiterhin eine gute, milde Option.

In Phase 3 bleiben wir weiterhin glutenfrei und frei von Industriezucker. Zu den Optionen Reis- oder Ahornsirup kommt noch Erythrit, der den Blutzuckerspiegel nicht beeinflusst, kalorienfrei ist und gemahlen werden kann, sodass du hier eine Alternative zu Puderzucker findest.

Frische ist entscheidend

Bei allen Zutaten ist immer noch absolute Reife und Frische wichtig. Vor allem bei den neuen Obst- und Gemüsesorten gilt: Je frischer, desto besser wird es erfahrungsgemäß vertragen. Und auch bei Fleisch, Fisch und Milchprodukten ist absolute Frische weiterhin essenziell und sowohl ein gesundheitlicher als auch geschmacklicher Pluspunkt.

Phase 3 ist ein wichtiger Schritt: Ein weiterer Teil deiner Freiheit kehrt zurück. Erlaube dir, neugierig zu bleiben und dich über jedes neue Lebensmittel zu freuen, das wieder gut funktioniert.

CHIA-PUDDING MIT BEEREN

Zutaten

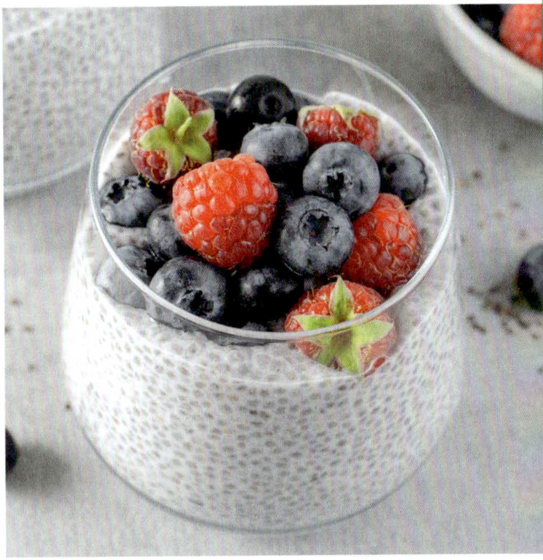

- 60 g Chia-Samen
- 400 ml Kokos- oder Reisdrink
- 2 TL Reis- oder Ahornsirup
- ½ TL Vanillepulver ohne Zusätze (oder Mark einer Vanilleschote)
- 1 Handvoll Himbeeren
- 1 Handvoll Heidelbeeren
- optional 4 Erdbeeren

Zubereitung

1. Die Chiasamen in eine größere Schüssel füllen. Mit dem Kokos- oder Reisdrink übergießen und für ¼ Stunde einweichen lassen, dabei immer wieder rühren, damit die Samen keine Klumpen bilden. Danach für mindestens 2 Stunden im Kühlschrank einweichen lassen.
2. Den Sirup und die Vanille in den Pudding einrühren.
3. Die Beeren verlesen, waschen und nach Belieben in oder über den Pudding geben. Sofort genießen.

Hinweis

- Winzig, aber voller Power: Chiasamen stecken voller Omega-3-Fettsäuren, pflanzlichem Eiweiß, Ballaststoffen sowie wichtigen Mineralstoffen wie Kalzium, Eisen und Magnesium. Sie schenken dir Vitalität, Energie und ein gutes Bauchgefühl – perfekt für einen gesunden Start in den Tag.

QUARKCREME MIT PFIRSICH UND KARDAMOM

Zutaten

- 2 Pfirsiche
- 100 g Quinoa- oder Hirseflocken
- ca. 50 ml Kokos- oder Reisdrink
- 200 g Quark
- 2 TL Ahornsirup
- 1 Prise Kardamom

Zubereitung

1. Die Pfirsiche waschen, halbieren, die Kerne entfernen und in Spalten schneiden.
2. Die Flocken auf 2 Schüsseln verteilen. Die Pflanzenmilch hinzufügen und verrühren.
3. Den Quark mit dem Ahornsirup verrühren und über die Flocken geben.
4. Die Pfirsichspalten auf den Quark legen, das Ganze mit etwas Kardamom bestäuben und sofort servieren.

Hinweis

▶ Kardamom bringt ein warmes, leicht exotisches Aroma mit sich. Stattdessen passt aber auch Vanille sehr gut.

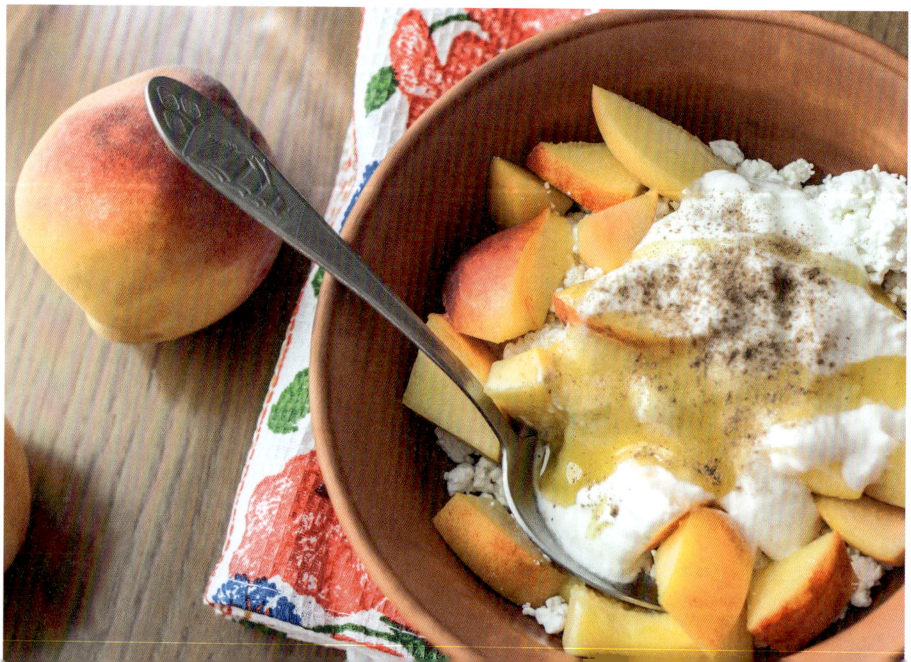

KARTOFFEL-PUFFER MIT APFEL- UND JOHANNISBEERKOMPOTT

Zutaten

- 2 Äpfel (z. B. Golden Delicious oder Jona Gold)
- 2 EL Wasser
- 2 Handvoll Johannisbeeren
- 1 TL Ahornsirup
- ca. 100 ml Wasser

Für die Puffer

- 250 g Kartoffeln
- 1 Ei (Gr. M)
- 30 g Reismehl
- 1 TL Reis- oder Ahornsirup
- 1 TL Kokosöl
- ein paar frische Melissenblätter für die Garnitur

Zubereitung

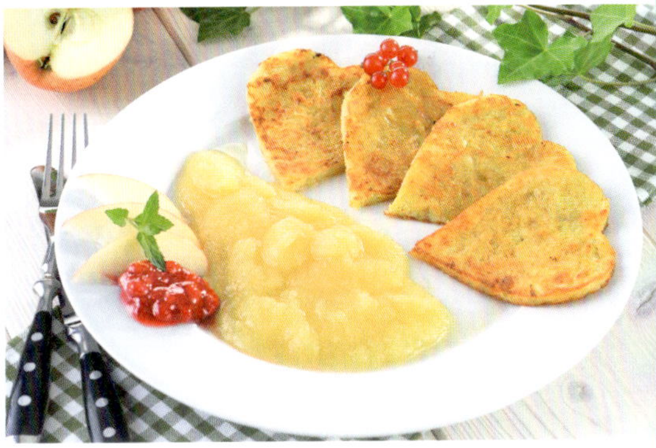

1. Für das Apfelkompott die Äpfel schälen, das Kerngehäuse entfernen und klein würfeln (dabei ein paar Spalten für die Garnitur schneiden und beiseitelegen). Mit dem Wasser in einen Topf geben. Bei mittlerer Hitze zugedeckt 10 Minuten weichdünsten. Dann grob zerdrücken.
2. Für das Johannisbeerkompott die Beeren verlesen, waschen und in einen Topf mit dem Sirup und 1 EL Wasser geben. Ebenfalls bei mittlerer Hitze zugedeckt 10 Minuten weichkochen lassen.
3. Für die Puffer die Kartoffeln schälen und fein reiben. In ein Sieb geben und ausdrücken, damit überschüssige Flüssigkeit entweichen kann.
4. Die Kartoffelraspeln mit dem Ei, Sirup und Mehl vermengen. Wer eine herzförmige Ausstechform hat, kann die Puffer entsprechend formen.
5. Das Kokosöl in einer großen Pfanne erhitzen und die Kartoffelpuffer darin nacheinander ausbacken.
6. Die Kartoffelpuffer auf zwei Teller verteilen, das Apfel- und Johannisbeerkompott daneben anrichten und mit frischen Johannisbeeren, Apfelspalten und etwas Melisse garniert servieren.

HIRSE-PORRIDGE MIT PFIRSICHKOMPOTT

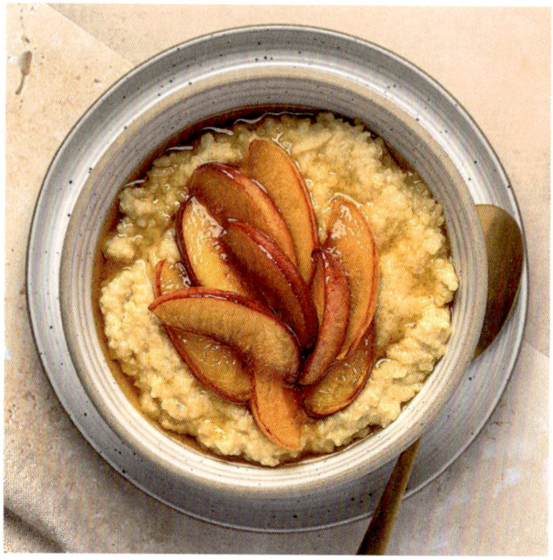

Zutaten

- 100 g Hirse
- 300 ml Wasser oder Pflanzenmilch nach Wahl
- 1 EL Mandelmus
- 1 TL Reissirup
- 2 Pfirsiche
- 4 EL Wasser
- 1 TL Ahornsirup

Zubereitung

1 Die Hirse in einem Sieb mit Wasser abspülen. Das Wasser oder die Pflanzenmilch erwärmen und die Hirse einrühren. Für ca. 20 Minuten bei schwacher Hitze gar köcheln lassen, bis die Hirse cremig ist. Bei Bedarf etwas mehr Flüssigkeit zugeben. Am Ende 1 TL Reissirup und das Mandelmus in den Hirsebrei einrühren.

2 Für das Kompott die Pfirsiche waschen, halbieren, den Kern entfernen und das Fruchtfleisch in Spalten schneiden. In einen Topf mit 4 EL Wasser und dem Ahornsirup geben und ca. 7 Minuten weichdünsten lassen.

3 Das Hirse-Porridge auf Schüsseln verteilen, das Pfirsichkompott darübergeben und sofort servieren.

Hinweis

▶ In Phase 3 kannst du ausprobieren, ob Mandelmus gut zu dir passt – vielleicht wird es sogar dein neuer Lieblingsbegleiter! Wenn du Abwechslung suchst, kannst du auch zu cremigem Kokosmus oder aromatischem Pistazienmus greifen.

SOMMERROLLEN MIT GEMÜSE UND KRÄUTERN

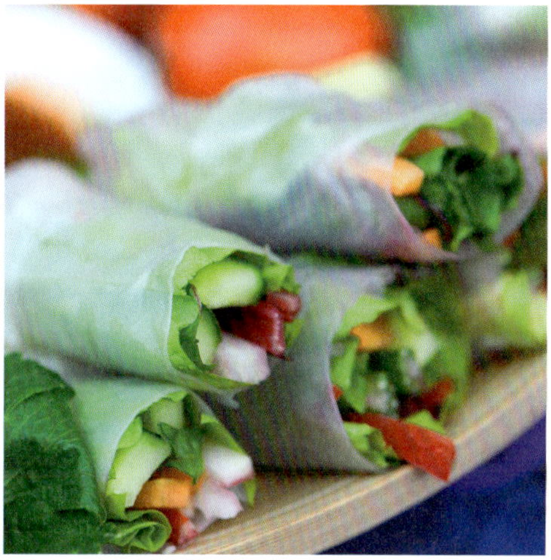

Zutaten

- ¼ Bio-Gurke
- ½ Paprika
- ½ Möhre
- 1–2 Radieschen
- 2 Salatblätter
- 2 Stängel roter Mangold
- 1 Frühlingszwiebel
- 2 Stängel frische Petersilie
- 2 Stängel frischer Koriander
- 4 Stk. Reispapier
- etwas lauwarmes Wasser

Zubereitung

1. Das Gemüse waschen, ggf. schälen und in dünne Streifen schneiden. Salat, Mangold und Frühlingszwiebel waschen, trocken schütteln und in Streifen schneiden. Die Kräuter waschen und trocken schütteln.
2. Lauwarmes Wasser in einen tiefen großen Teller geben. Die Reispapierblätter einzeln für je 15–25 Sekunden darin einweichen. Danach auf eine glatte, leicht befeuchtete Oberfläche legen, damit sie nicht ankleben.
3. Nun nacheinander das geschnittene Gemüse auf die Reispapierlagen verteilen. Das Reispapier dann einmal von unten nach oben über die Hälfte der Füllung legen, dann die linke und rechte Seite zur Mitte hin übereinanderlegen. Frisch genießen!

Hinweis

- Nicht zu viel Füllung verwenden, fange lieber mit weniger an, da die Rollen sonst wieder aufgehen. Lass das Reispapier nicht zu lange im Wasser, da es sonst schneller einreißt. Es sollte noch etwas biegsam sein, nicht »schlabberig«.

GUACAMOLE

Zutaten

- 1 Avocado
- 4 Cocktailtomaten
- ½ Zwiebel
- 1 kleines Stück rote Chilischote (bei Verträglichkeit)
- Salz
- 1–2 TL Limettensaft
- 1 Prise frisch gemahlener Kreuzkümmel
- frische Petersilie, gehackt
- frischer Koriander bei Belieben, gehackt

Hierzu passen Reiscracker, Knäcke- oder das eigene Lieblingsbrot – am besten geröstet.

Zubereitung

1 Die Avocado halbieren, den Kern entfernen, das Fruchtfleisch herauslöffeln und in eine Schüssel geben. Mit einer Gabel zu einem Püree zerdrücken.

2 Die Cocktailtomaten waschen und fein hacken. Überschüssige Flüssigkeit entfernen und zum Avocadopüree geben. Die Zwiebel schälen und fein hacken. Die Chili waschen, längs aufschneiden, Kerne entfernen und fein hacken. Beides zum Püree geben und unterrühren.

3 Die Guacamole salzen und mit Limettensaft und etwas gemahlenem Kreuzkümmel verfeinern. Die frischen Kräuter unterrühren oder als Garnitur verwenden.

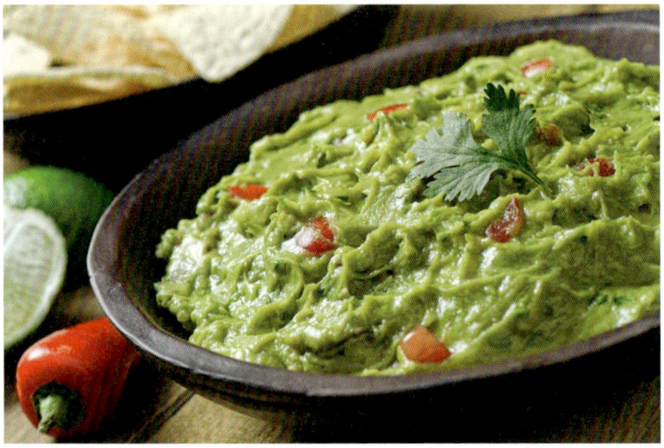

GRÜNER SALAT MIT AVOCADO UND BROKKOLI

Zutaten

- ½ kleiner Brokkoli
- ¼ Gurke
- 1 Avocado
- 200 g gemischter grüner Salat (z. B. Eichblatt, Feldsalat)
- optional 1–2 TL Sesamsamen
- frische Kräuter nach Belieben

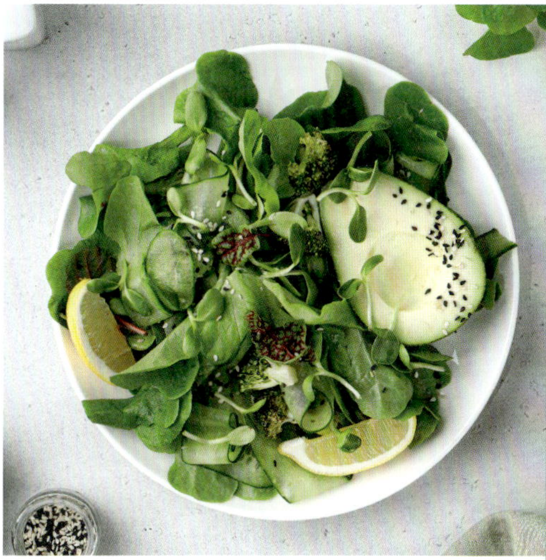

Für das Dressing

- 2 EL Olivenöl
- 1 EL Zitronensaft
- 1 TL Reis- oder Ahornsirup
- Salz
- frisch gemahlener weißer Pfeffer

Zubereitung

1. Den Brokkoli waschen, in Röschen schneiden und in kochendem Wasser oder im Dampfgarer etwa 5–7 Minuten bissfest garen, dann mit kaltem Wasser abschrecken und abtropfen lassen. Die Gurke waschen und in dünne Scheiben hobeln (anschließend etwas ausdrücken, damit überschüssige Flüssigkeit entweicht).
2. Die Avocado halbieren und den Kern entfernen. Den grünen Salat-Mix waschen und trocken schleudern. Die abgekühlten Brokkoliröschen und den Salat mit den Gurkenscheiben in eine Schüssel geben.
3. Für das Dressing Olivenöl mit Zitronensaft, Salz und Pfeffer verrühren und über den Salat geben, alles gut vermischen. Auf zwei Teller verteilen, die Avocadohälften jeweils anlegen und ggf. mit Sesam oder frischen Kräutern bestreut servieren.

Hinweis

- Durch das Rösten entfaltet Sesam sein volles, nussiges Aroma und wird zugleich leichter verdaulich. In der Regel ist er gut bekömmlich.

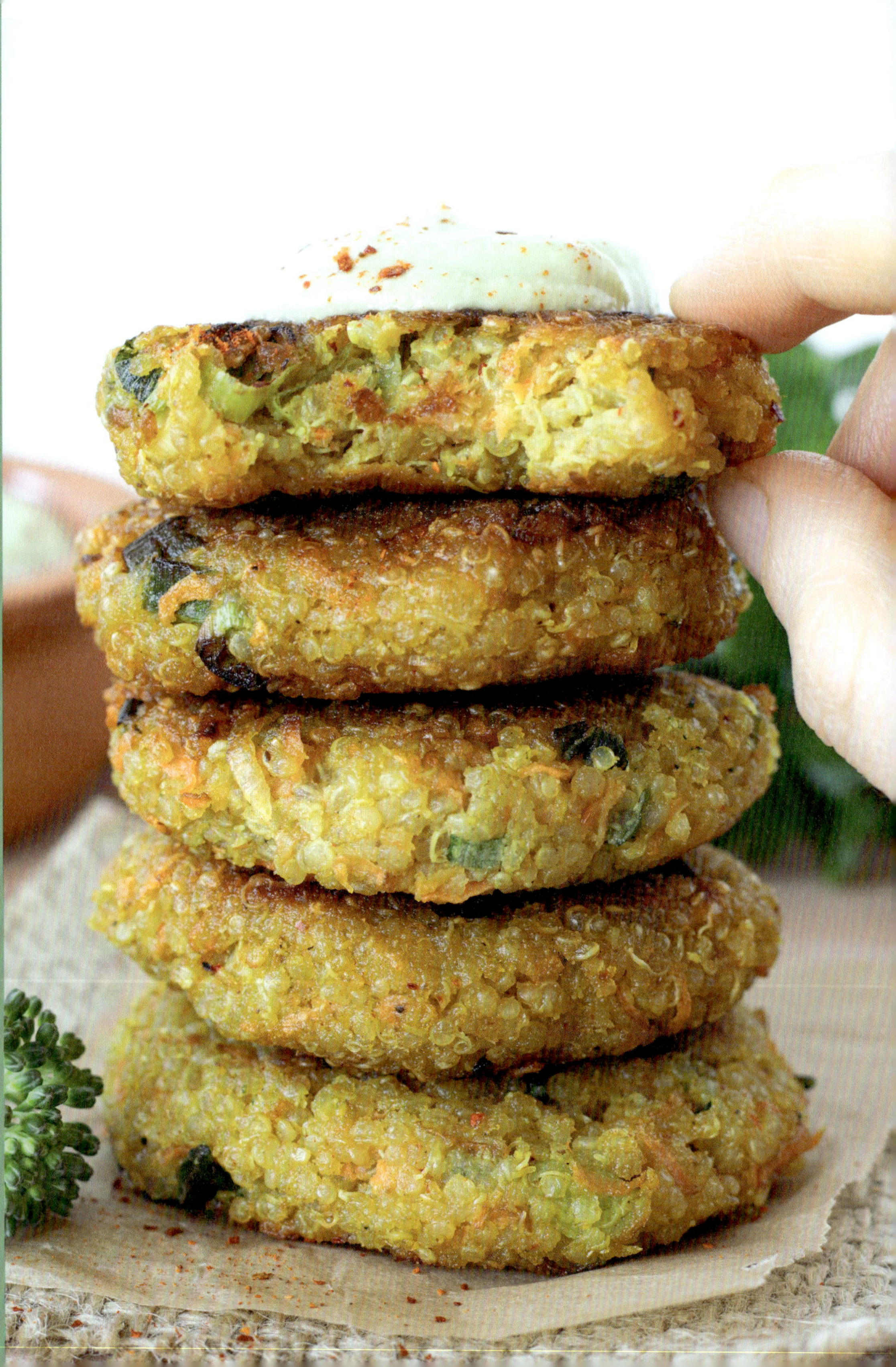

QUINOA-BRATLINGE MIT KRÄUTERDIP

Zutaten

- 100 g Quinoa
- 1 Karotte
- ½ Zucchini
- 1 Frühlingszwiebel
- 1 Ei (Gr. M)
- 2 EL Reismehl
- 2 EL frische Petersilie, gehackt
- 1 EL Olivenöl

Für den Dip

- 150 g Joghurt (am besten selbst zubereitet, siehe Rezept auf Seite 78)
- ½ TL Zitronensaft
- Salz
- 1 Prise mildes Paprikapulver
- frische Kräuter nach Belieben, gehackt*

Zubereitung

1. Quinoa gründlich abspülen und nach Packungsanleitung garen. Etwas abkühlen lassen.
2. Die Karotte schälen und fein reiben. Die Zucchini waschen und ebenfalls reiben – in einem Sieb oder Küchentuch leicht ausdrücken, damit überschüssige Flüssigkeit entweicht. Die Frühlingszwiebel waschen und fein hacken.
3. Das Gemüse mit Quinoa, Ei, Reismehl, Petersilie und Salz gut vermengen und kurz ziehen lassen.
4. Das Öl in einer Pfanne erhitzen. Bratlinge formen und diese bei mittlerer Hitze von beiden Seiten goldbraun braten.
5. Für den Dip den Joghurt mit Zitronensaft, Salz und Paprikapulver verrühren. Die Bratlinge ggf. mit frischen Kräutern bestreut und mit dem Dip servieren.

Hinweise

- Spüle Quinoa vor dem Kochen gründlich ab – so verschwinden die Bitterstoffe.
- *Es können hier auch Kräuter wie Melisse oder Pfefferminze verwendet werden. Sie enthalten heilsame ätherische Öle, die zudem ein besonderes Aroma verleihen.

BLUMENKOHL-SALAT

Zutaten

- 1 kleiner Blumenkohl (ca. 600–800 g)
- 1 große Kartoffel
- Salz
- ¼ Gurke
- 1 kleine Zwiebel
- frische Kräuter (z. B. Schnittlauch), gehackt

Für das Dressing

- 150 ml Sahne, Hafersahne oder Schmand
- 1 EL Zitronensaft
- 1 TL mildes Senfpulver (ohne Zusatzstoffe) oder Verjus*
- Salz
- frisch gemahlener weißer Pfeffer

Zubereitung

1. Den Blumenkohl waschen und in Röschen teilen. Die Kartoffel schälen und in mundgerechte Stücke schneiden. Zuerst die Kartoffeln, nach einigen Minuten den Blumenkohl hinzufügen und in Salzwasser oder in einem Topf mit Dämpfeinsatz garen. Danach abgießen und kalt abschrecken.
2. Die Gurke schälen, längs halbieren und in Scheiben schneiden. Die Zwiebel schälen und fein hacken.
3. Für das Dressing die Sahne (oder Alternative) mit Zitronensaft, Senfpulver, Salz und weißem Pfeffer verrühren. Den abgekühlten Blumenkohl-Kartoffel-Mix in eine Schüssel geben, die Gurke hinzufügen. Das Dressing darüber verteilen und alles vorsichtig vermengen. Mit frisch gehackten Kräutern bestreuen und servieren.

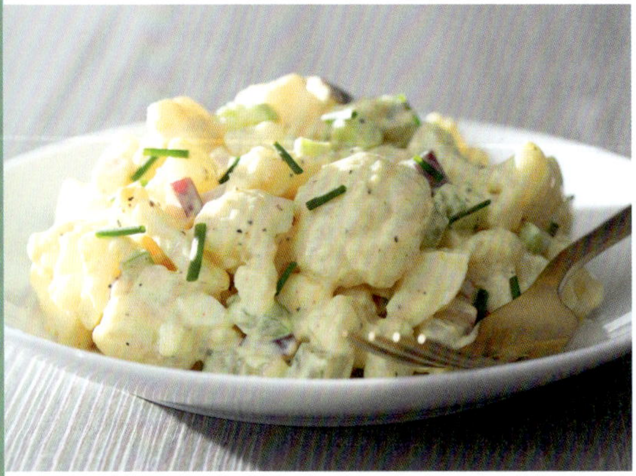

Hinweis

- *Wenn du auf Zitronensaft verzichten möchtest, versuch es doch einmal mit histaminarmem Verjus – dem feinen Saft unreifer Trauben. Er sorgt für eine fruchtige Frische, ohne den Körper zu reizen. Taste dich langsam heran und entdecke, was dir guttut.

ZUCCHINI-SPAGHETTI MIT FRISCHER TOMATENSAUCE

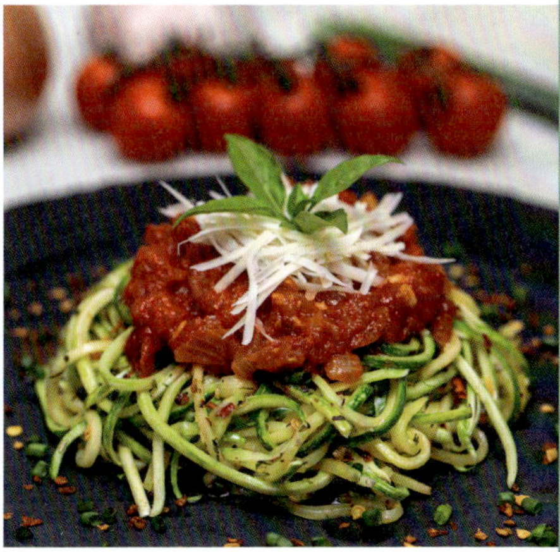

Zutaten

- 2 Zucchini
- ½ Kugel Mozzarella
- 4 Bio-Strauchtomaten
- 1 kleine Zwiebel
- 1 Knoblauchzehe
- 2 EL Olivenöl
- ½ TL frischer oder getrockneter Oregano
- 1 TL Reis- oder Ahornsirup
- Salz
- frisch gemahlener weißer Pfeffer
- frische Basilikumblättchen

Zubereitung

1. Die Zucchini waschen und mit einem Spiralschneider oder einem Sparschäler in spaghettiähnliche Streifen schneiden. Den Mozzarella aus der Packung nehmen, halbieren und die Hälfte etwas trocken tupfen.
2. Die Tomaten waschen, den Strunk entfernen und grob in Stücke schneiden. Die Zwiebel und den Knoblauch schälen. Beides fein hacken.
3. Die Zwiebel in einer Pfanne mit 1 EL des Olivenöls glasig anbraten, dann den Knoblauch zugeben und kurz mitbraten.
4. Die Tomatenstücke in die Pfanne geben, den Oregano einstreuen, mit dem Sirup sowie Salz und Pfeffer würzen. Alles bei mittlerer Hitze ca. 8–10 Minuten köcheln lassen, bis die Tomaten weich sind und die Sauce ein wenig eingedickt ist.
5. Währenddessen die Zucchini-Spaghetti kurz in einer separaten Pfanne mit dem restlichen EL Öl bei mittlerer Hitze 1–2 Minuten andünsten, sodass sie noch Biss haben.
6. Die Sauce abschmecken. Die Zucchini-Spaghetti auf Teller verteilen und die Sauce darübergeben. Den Mozzarella reiben und darüberstreuen. Mit Basilikumblättchen garniert servieren.

Hinweis

▶ Die Tomatensauce nicht aufwärmen, sondern frisch verzehren.

GEMÜSE-HÜHNCHEN-AUFLAUF MIT MITTELALTEM KÄSE

Zutaten

- 500 g Hähnchenbrustfilet
- 2 Zucchini
- 2 kleine Paprika (rot und gelb)
- 1–2 Kartoffeln
- eine Handvoll frische Maiskörner
- 150 ml Hafer- oder Kokosdrink (ungesüßt)
- 100 g mittelalter Gouda oder Edamer
- 1 EL Olivenöl
- Salz
- 1 TL Oregano
- frisch gemahlener weißer Pfeffer
- frische Kräuter nach Belieben (z. B. Petersilie, Schnittlauch)

Frischer Mais bietet zahlreiche B-Vitamine, die einen gesunden Histamin-Haushalt unterstützen. !

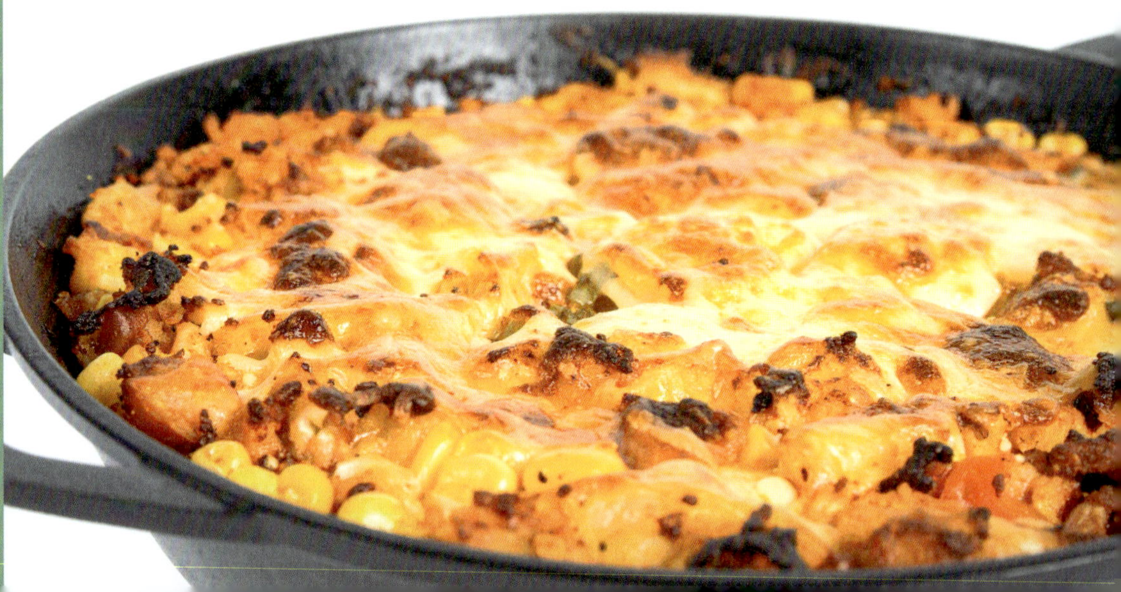

Zubereitung

1. Den Ofen auf 200 °C (Ober-/Unterhitze) vorheizen. Das Hähnchenfleisch waschen, abtupfen und in mundgerechte Stücke schneiden.
2. Die Zucchini und Paprika waschen und in Stücke schneiden. Die Kartoffel schälen und würfeln.
3. Das Hähnchenfleisch in einer großen ofenfesten Pfanne oder Auflaufform mit dem Olivenöl erhitzen und rundum 2–3 Minuten anbraten. Mit Salz und Oregano würzen.
4. Das Gemüse dazugeben und um das Fleisch verteilen. Die Flüssigkeit dazugießen. Ca. 25 Minuten backen, bis das Gemüse weich und das Fleisch durchgegart ist.
5. Den Gouda oder Edamer reiben und gleichmäßig über den Auflauf streuen. Weitere 5 Minuten überbacken, bis der Käse geschmolzen und goldbraun ist.
6. Zum Schluss bei Belieben mit weißem Pfeffer übermahlen und mit frischen Kräutern bestreuen und servieren.

Hinweis

- Frischer Mais kann direkt vom Kolben verwendet werden. Am besten die Körner mit einem scharfen Messer abschneiden und kurz garen oder anbraten – so bleibt er süß, saftig und gut bekömmlich. Roher Mais ist schwerer verdaulich.

WILDLACHS MIT ZITRONENSAUCE

Zutaten

- 2 frische Wildlachsfilets (je ca. 150–180 g)*
- ½ TL Salz
- frisch gemahlener weißer Pfeffer

Für die Sauce

- 100 ml Sahne oder Kokoscreme
- 1 TL mildes Senfpulver (ohne Zusatzstoffe)
- ½ TL Reissirup
- 1 TL Zitronensaft oder milder Apfelessig
- 1 EL frische Dillspitzen
- 1 Prise Salz

Zubereitung

1. Die Lachsfilets kurz unter kaltem Wasser abspülen und trocken tupfen. Den Ofen auf 180 °C (Umluft) vorheizen.
2. Ein Backblech mit Backpapier belegen, die Lachsfilets mit Salz und Pfeffer würzen und darauflegen. Im vorgeheizten Ofen bei etwa 180 °C (Umluft) ca. 12–15 Minuten garen lassen.
3. Währenddessen in einem kleinen Topf die Sahne oder Kokoscreme erhitzen (nicht kochen lassen). Senfpulver, Reissirup und Zitronensaft oder Apfelessig in die warme Sahne einrühren. Kurz simmern lassen, bis die Sauce ein wenig eindickt.
4. Die Sauce vom Herd nehmen und mit einer Prise Salz abschmecken. Die Dillspitzen fein hacken (einen Teil für die Deko beiseitestellen) und unterrühren.
5. Den fertigen Lachs auf Tellern anrichten, die Zitronensauce darübergeben und mit dem Dill dekoriert servieren.

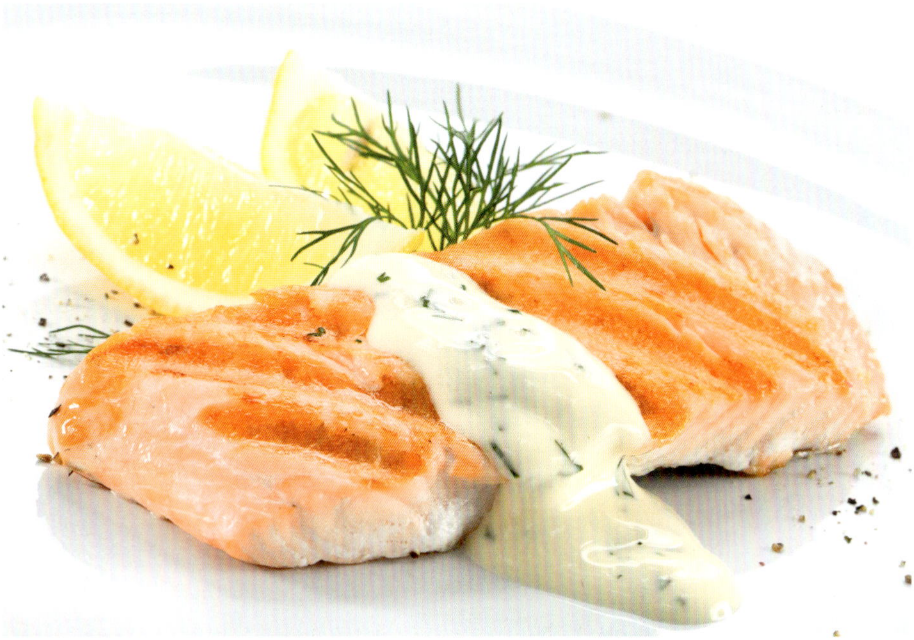

Hinweise

- *Auch Tiefkühl-Wildlachs ist möglich. Diesen nur kurz antauen lassen und dann zubereiten.
- Das kurze Abspülen der frischen Lachsfilets unter kaltem Wasser und das anschließende Trockentupfen reduziert oberflächliches Histamin.
- Hierzu passen sehr gut gedämpfter Brokkoli, Zucchini-Karotten-Gemüse oder ein Salat.

HÄHNCHENBRUST IN SAHNESAUCE MIT SPINAT

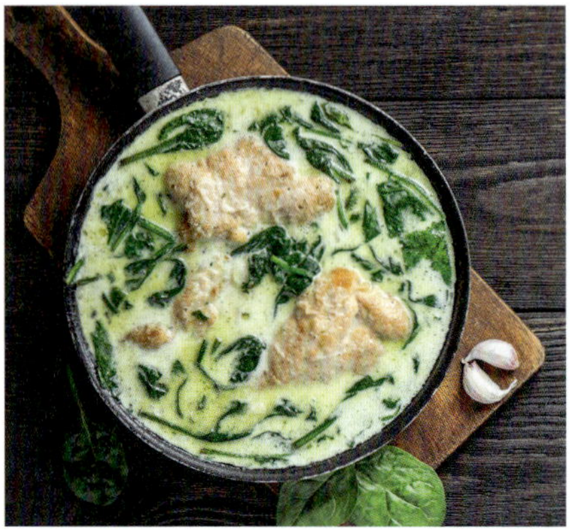

Zutaten

- 2 Hähnchenbrustfilets (je ca. 150 g)
- Salz
- 2 TL Olivenöl
- 200 g frischer Baby-Spinat
- 150 ml Sahne
- 1 TL helles Reismehl (oder Maismehl) zum Binden
- frisch gemahlener weißer Pfeffer
- frische Kräuter nach Belieben (z. B. Petersilie, Schnittlauch)

Zubereitung

1. Die Hähnchenbrustfilets kurz unter kaltem Wasser abspülen und trocken tupfen. Leicht mit Salz würzen. In einer beschichteten Pfanne 1 TL Olivenöl erhitzen. Die Filets von beiden Seiten jeweils ca. 4–5 Minuten braten, bis sie durchgegart, aber noch saftig sind. Herausnehmen und warm stellen.
2. In derselben Pfanne nochmals 1 TL Olivenöl erhitzen, den Spinat portionsweise dazugeben und kurz zusammenfallen lassen.
3. Die Sahne hinzugeben und das Mehl einrühren, um die Sauce leicht zu binden. Mit Salz und weißem Pfeffer abschmecken.
4. Die Filets zurück in die Pfanne legen und kurz in der Sahnesauce warm werden lassen. Bei Belieben frische Kräuter über das Gericht streuen und sofort servieren.

Hinweis

▶ Wenn du Spinat nicht so gut verträgst, kannst du ihn ganz einfach durch Mangold ersetzen – er ist mild im Geschmack und gut bekömmlich.

FORELLE MIT FENCHEL-ORANGEN-SALAT

Zutaten

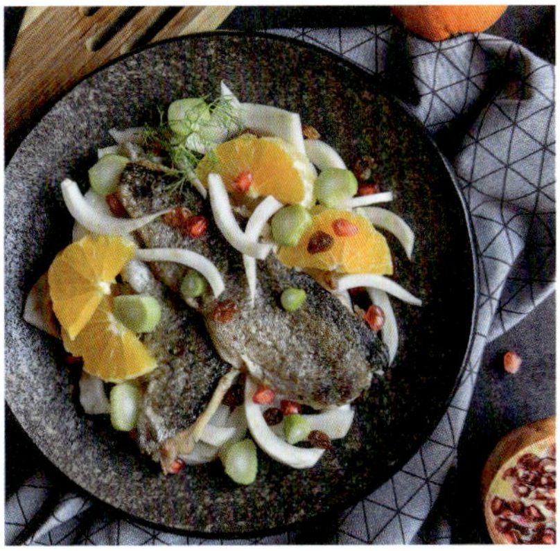

- 2 frische Forellen (je ca. 300–350 g)
- 2 EL Olivenöl
- Salz
- 3 EL frische Petersilie, gehackt
- 1 mittelgroße Fenchelknolle
- 1 Orange
- 2 EL Granatapfelkerne

Zubereitung

1. Die Forellen innen und außen kalt abspülen und mit Küchenpapier trocken tupfen. Die Fische mit dem Olivenöl einreiben, leicht salzen und jeweils mit 2 EL gehackter Petersilie füllen. Eine große Pfanne erhitzen und die Forellen darin auf mittlerer Hitze pro Seite etwa 5–6 Minuten goldbraun braten.
2. Den Fenchel putzen, das Grün beiseitelegen, die Knolle halbieren und in feine Scheiben hobeln. Die Orange mit einem scharfen Messer schälen, sodass die weiße Haut mit entfernt wird, und in Scheiben schneiden. Dabei austretenden Saft auffangen.
3. Für das Dressing den aufgefangenen Orangensaft mit Honig, Zitronensaft und Olivenöl verrühren und mit Salz und weißem Pfeffer abschmecken. Die Fenchelstreifen in einer Schüssel mischen und das Dressing darübergeben. Kurz durchziehen lassen. Die Orangen obenauf legen.
4. Den Fenchel-Orangen-Salat auf Tellern anrichten, die Forellen filetieren und darüberlegen, mit dem Fenchelgrün und den Granatapfelkernen bestreut garnieren. Sofort servieren.

Hinweis

- Die Forellen können auch gedämpft werden, um das Gericht milder zu machen.

RISOTTO MIT ZUCCHINI, ERBSEN UND SPARGEL

Zutaten

- 1 kleine Zwiebel
- 1 kleine Knoblauchzehe
- 1 kleine Zucchini
- 3–4 frische Spargelstangen
- 2 EL Olivenöl
- 150 g Risottoreis
- 600–700 ml Gemüsebrühe (histaminarm, frisch zubereitet, siehe Rezept Seite 108)
- 40 g Erbsen (frisch oder tiefgefroren)
- Salz
- frisch gemahlener weißer Pfeffer
- 1 Spritzer Zitronensaft
- 40 g mittelalter Gouda
- 1 TL Butter
- frische Kräuter (z. B. Petersilie, Basilikum oder Schnittlauch)

Zubereitung

1. Zwiebel und Knoblauch schälen und fein hacken. Die Zucchini waschen, längs halbieren und in Halbmonde schneiden. Die Spargelstangen waschen, die Enden entfernen und ggf. im unteren Bereich schälen. Halbieren oder dritteln.
2. Das Olivenöl in einem Topf erhitzen. Zwiebel und Knoblauch darin glasig dünsten. Den Risottoreis hinzufügen und unter Rühren kurz anschwitzen, bis er leicht durchsichtig ist. Nach und nach die Gemüsebrühe in kleinen Portionen zum Reis geben, dabei immer rühren und Flüssigkeit aufnehmen lassen, bevor neue Brühe hinzugefügt wird.
3. Nach ca. 10 Minuten die Zucchini- und Spargelstücke sowie die Erbsen unterrühren. Weiter Brühe hinzufügen und rühren, bis der Reis cremig, aber noch bissfest ist (ca. 18–20 Minuten insgesamt).
4. Den Risotto mit Salz, weißem Pfeffer, ggf. einem Spritzer Zitronensaft und Butter abschmecken. Den Gouda reiben und unter den Risotto heben. Bei Belieben mit frischen Kräutern bestreuen und servieren.

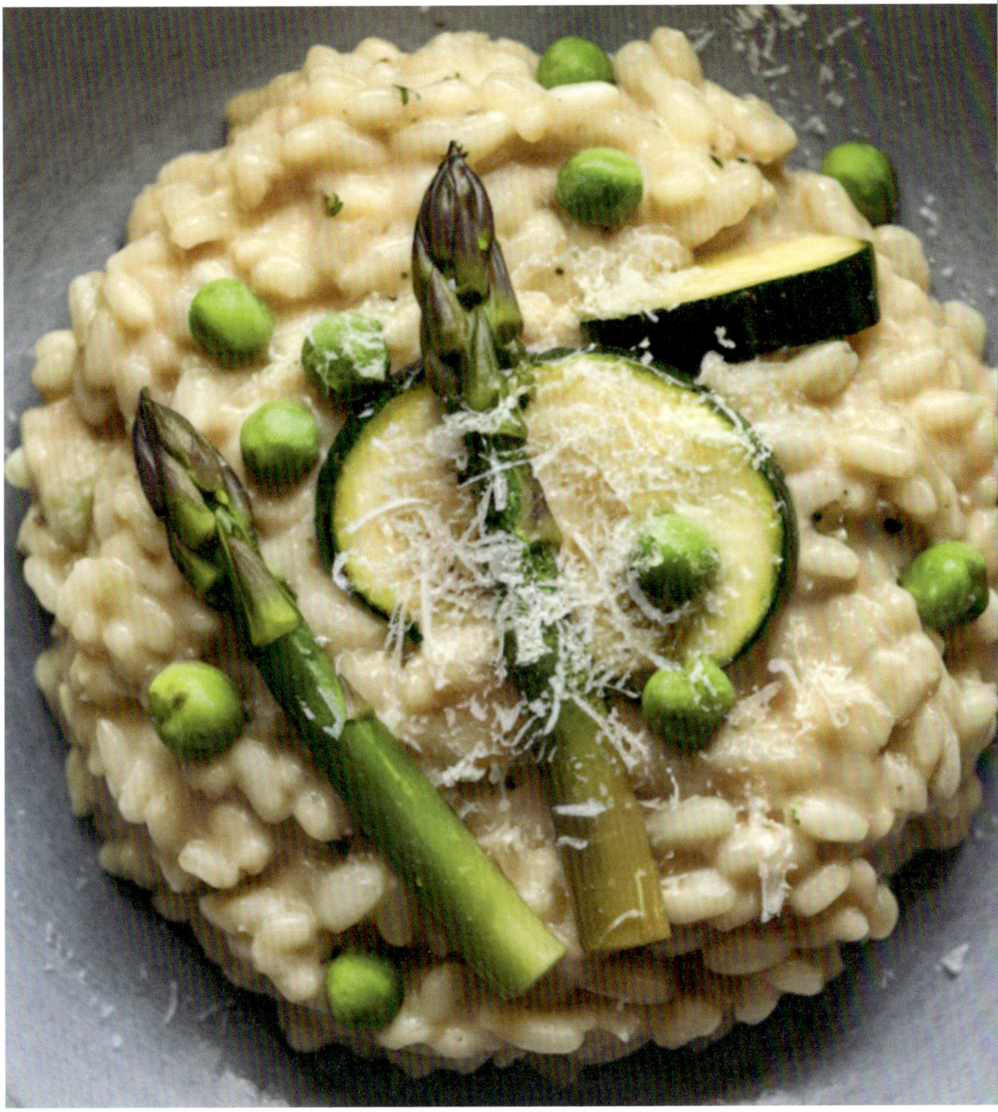

Hinweis

▶ Verwende am besten frische oder tiefgekühlte Erbsen – sie behalten ihren feinen Geschmack und viele Nährstoffe. Erbsen aus der Dose oder aus dem Glas sind weniger empfehlenswert.

LAMMSPIESSE MIT QUINOA, ERBSEN UND SALAT

Zutaten

- 100 g Quinoa
- 100 g grüne Erbsen (frisch oder tiefgekühlt)
- 1 TL Olivenöl oder Butter
- ca. 250–300 g frisches Lammfilet oder Lammhüfte
- 1 EL Olivenöl
- 1 kleine Knoblauchzehe
- frischer Rosmarin, gehackt
- 1 Prise Salz
- frisch gemahlener weißer Pfeffer

Für den Salat:

- 1 kleiner Salat (z. B. Kopfsalat oder Römersalat)
- ¼ Gurke
- 1 TL Zitronensaft (oder Verjus*)
- 1 TL Olivenöl
- Salz
- frische Kräuter nach Belieben (z. B. Petersilie, Basilikum), gehackt

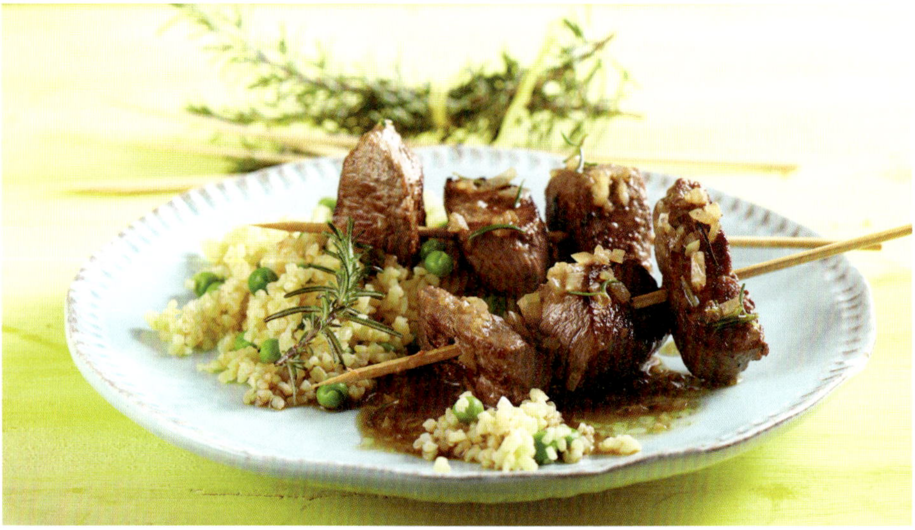

Zubereitung

1. Die Quinoa gründlich mit heißem Wasser abspülen und nach Packungsanleitung zubereiten. Gegen Ende der Garzeit die Erbsen hinzufügen und kurz mitgaren. Anschließend das Öl oder etwas Butter unterrühren und warmhalten.
2. Das Lammfleisch in mundgerechte Stücke schneiden. Knoblauch schälen und fein hacken (oder pressen) und in einer Schüssel mit dem Öl, Rosmarin (einige Spitzen für die Garnitur beiseitestellen) und einer Prise Salz und Pfeffer mischen. Die Fleischstücke damit vermengen und dann auf Spieße stecken.
3. Eine Pfanne ohne Öl erhitzen und die Lammspieße bei mittlerer Hitze rundum anbraten, bis sie schön gebräunt sind (je nach Größe etwa 8–10 Minuten).
4. Den Salat waschen und trocken schütteln. Die Gurke waschen, schälen und in Scheiben schneiden. Für das Dressing Olivenöl, Zitronensaft und Salz verrühren und über den Salat geben. Frische Kräuter nach Belieben unterheben.
5. Die Quinoa-Erbsen-Mischung auf Tellern anrichten, die Lammspieße darauflegen, mit Rosmarin garnieren und mit dem grünen Salat servieren.

Hinweise

- Spüle Quinoa bitte vor dem Kochen gründlich ab.
- *Verjus, der feine Saft unreifer Trauben, ist histaminärmer als Zitronensaft und eine Probe wert.

ASIATISCHE RINDFLEISCHPFANNE

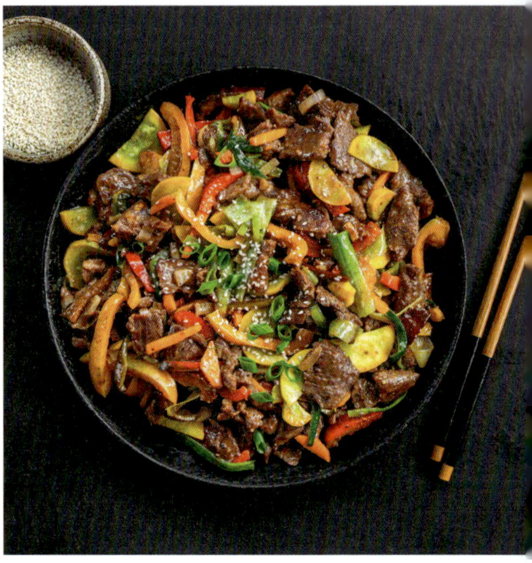

Zutaten

- 250 g Rindfleisch (z. B. Rinderfilet oder Rindergulasch)
- 1 rote Paprika
- 1 gelbe Zucchini
- 1 Frühlingszwiebel
- 1 Knoblauchzehe
- 1 Stück Ingwer (ca. 1,5 cm)
- 1–2 EL Kokosöl
- ca. 100 ml Gemüsebrühe (histaminarm, frisch zubereitet, Rezept Seite 108)
- Salz
- frischer gemahlener weißer Pfeffer
- 2 TL Reissirup
- frischer Koriander bei Belieben

Zubereitung

1. Das Rindfleisch in Streifen schneiden und salzen. Die Paprika waschen, entkernen und in Streifen schneiden. Die gelbe Zucchini waschen und in Stücke schneiden. Die Frühlingszwiebeln waschen und in Ringe schneiden. Knoblauch und Ingwer schälen und fein hacken.
2. Das Kokosöl in einer Pfanne erhitzen, das Rindfleisch darin 3–5 Minuten scharf anbraten, dann herausnehmen.
3. Paprika, Zucchini und Frühlingszwiebeln (einige Röllchen für die Garnitur beiseitestellen) zusammen mit Knoblauch und Ingwer in der Pfanne anbraten. Die Hitze etwas reduzieren und das Fleisch wieder hinzufügen.
4. Mit der Brühe ablöschen und kurz einkochen lassen. Salzen, pfeffern, den Sirup unterrühren und mit den restlichen Frühlingszwiebeln und ggf. frischem Koriander garniert servieren.

Hinweise

- Hierzu passen Reis, Quinoa oder Reisnudeln sehr gut.
- Statt Gemüsebrühe kann hier auch Kokosmilch verwendet werden.

ZANDERFILET AUF SALAT

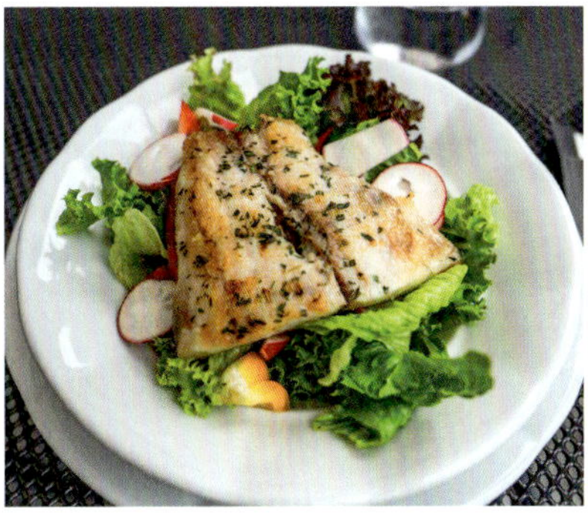

Zutaten

- 2 frische Zanderfilets (je ca. 120–150 g)
- 1 EL Olivenöl
- Salz
- 1 TL Thymianblättchen
- 1 TL Zitronensaft

Für den Salat

- 100 g gemischter grüner Salat (z. B. Eichblatt- oder Römersalat)
- ½ Paprikaschote
- 2 Radieschen
- frische Kräuter nach Belieben (z. B. Petersilie oder Schnittlauch), gehackt

Für das Dressing

- 1 EL Olivenöl
- 1 TL Zitronensaft oder milder Apfelessig
- Salz

Zubereitung

1. Das Zanderfilet kurz unter kaltem Wasser abspülen, trocken tupfen und leicht salzen.
2. In einer beschichteten Pfanne das Rapsöl erhitzen. Das Filet mit der Hautseite nach unten hineinlegen und bei mittlerer Hitze ca. 4–5 Minuten braten, anschließend wenden und noch 1–2 Minuten weiterbraten, bis das Fleisch gar, aber noch saftig ist. Mit den Thymianblättchen bestreuen.
3. Den Salat waschen und trocken schleudern. Die Paprika und die Radieschen waschen und in Stücke bzw. Scheiben schneiden. Die Kräuter mit dem Salat vermengen.
4. Das Dressing aus Rapsöl, Zitronensaft und Salz verrühren und über den Salat geben. Frische Kräuter nach Belieben hinzufügen und alles gut vermischen.
5. Den Salat auf Tellern anrichten, das gebratene Zanderfilet darauflegen, mit etwas frischem Zitronensaft beträufeln und servieren.

PUTENSTREIFEN IN KOKOSSAUCE MIT GEMÜSE

Zutaten

- 1 rote Paprika
- ½ Zucchini
- 1 Möhre
- 2 Frühlingszwiebeln
- 1 Knoblauchzehe
- 1 Stück Ingwer (ca. 1,5 cm)
- 1 Stück Kurkuma (ca. 1 cm)
- ca. 250 g Putenbrustfilet
- 2 TL Kokosöl
- Salz
- 1 Prise Kardamom (bei Belieben)
- ca. 100 ml Wasser
- frisch gemahlener weißer Pfeffer
- 125 ml Kokosmilch
- frischer Koriander bei Belieben

Zubereitung

1 Den Basmatireis nach Packungsbeilage zubereiten. Paprika und Zucchini waschen und in Stücke schneiden. Die Möhre schälen, längs halbieren und in Scheiben schneiden. Frühlingszwiebeln waschen und in Ringe schneiden. Knoblauch, Ingwer und Kurkuma schälen und fein hacken.

2 Das Geflügelfleisch abbrausen, trocken tupfen und in Streifen schneiden. Die Hälfte des Kokosöls in einer Pfanne erhitzen und das Fleisch kräftig darin anbraten. Frühlingszwiebel, Knoblauch, Ingwer und Kurkuma dazugeben. Salzen und 1 Prise Kardamom dazugeben. Das Fleisch aus der Pfanne nehmen und in einer Schüssel beiseitestellen.

3 Das restliche Öl in der Pfanne erhitzen. Paprika, Zucchini und Möhren hineingeben und kurz anbraten. Das Wasser einrühren und das Gemüse unter Rühren bei schwacher Hitze dünsten. Salzen und pfeffern.

4 Das Fleisch zur Gemüsemischung geben und die Kokosmilch hinzufügen. Bei schwacher Hitze 5–7 Minuten köcheln lassen. Bei Belieben mit frischem Koriander garniert servieren.

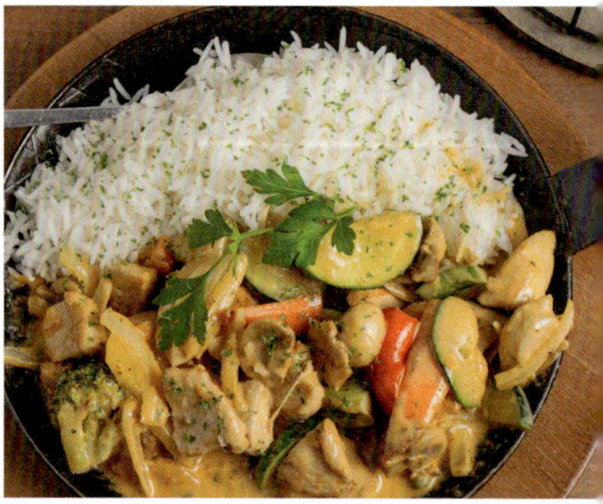

Hinweis

▶ Wenn du empfindlich auf Zwiebeln reagierst, probiere Frühlingszwiebeln – sie sind milder und meist besser verträglich.

SELBST GEMACHTES TOMATENMARK

Zutaten für ca. 200 g Tomatenmark

- 1,5 kg Fleischtomaten
- 1 EL Salz

Außerdem

- kleine Schraubgläser

Zubereitung

1. Die Tomaten waschen, vierteln und den Strunk herausschneiden. Bei Belieben können die Tomaten noch gehäutet und die Kerne entfernt werden. Dann wird das Mark noch geschmeidiger.
2. In einen Hochleistungsmixer geben oder mit einem Pürierstab pürieren.
3. Den Tomatenbrei mit dem Salz in einem Topf aufkochen und bei geringer Hitze ohne Deckel reduzieren, dabei gelegentlich umrühren. Je nach gewünschter Konzentration kann dies einige Stunden dauern.
4. Das Tomatenmark in heiß ausgekochte, sterile Gläschen abfüllen und heiß verschließen.

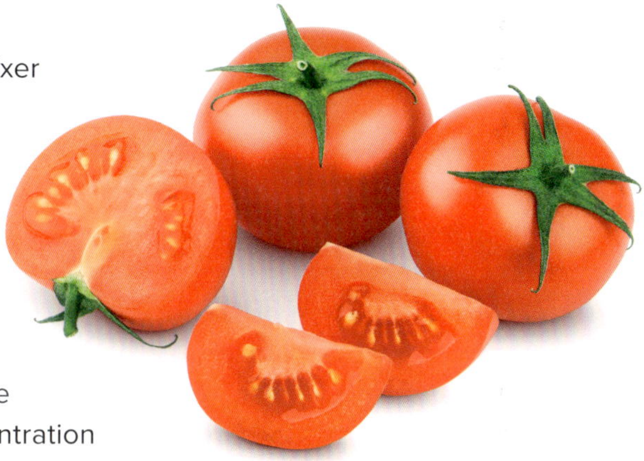

Hinweise

- Fleischtomaten sind besonders geeignet, da sie weniger Wasser enthalten als andere Tomatensorten.
- Es empfiehlt sich, kleine Gläser zu verwenden, da meist nur geringe Mengen Tomatenmark gebraucht werden. So hast du immer frisches Tomatenmark und vermeidest Reste.

MILCHREISCREME MIT PISTAZIEN

Zutaten

- 80 g Rundkornreis
- 400 ml Reis- oder Kokosdrink, ungesüßt
- Wasser nach Belieben
- 2 EL Reis- oder Ahornsirup
- ½ TL gemahlener Zimt
- 1 Prise gemahlener Kardamom
- 1 TL Vanillepulver ohne Zusätze (oder Mark einer Vanilleschote)
- 1 Prise Meersalz
- 1 EL gehackte ungesalzene Pistazien

Zubereitung

1. Den Pflanzendrink in einen Topf geben und bei mittlerer Hitze langsam erwärmen. Den Reis hinzufügen und unter Rühren aufkochen lassen. Sobald die Flüssigkeit kocht, die Hitze reduzieren und den Milchreis bei niedriger Temperatur etwa 25–30 Minuten köcheln lassen, bis er weich ist und eine cremige Konsistenz bekommt. Dabei immer wieder umrühren, damit nichts anbrennt.
2. Zimt, Kardamom, Vanille und eine Prise Salz hinzufügen und gut unterrühren. Wenn die Masse zu dick wird, etwas Wasser einrühren. Sobald der Reis gar und cremig ist, den Topf vom Herd nehmen und den Sirup unterrühren.
3. Einen Teil der gehackten Pistazien bei Belieben unterrühren und die Creme dann kurz abkühlen lassen. In Schälchen füllen, mit den restlichen Pistazien und etwas Zimt bestreuen und lauwarm servieren.

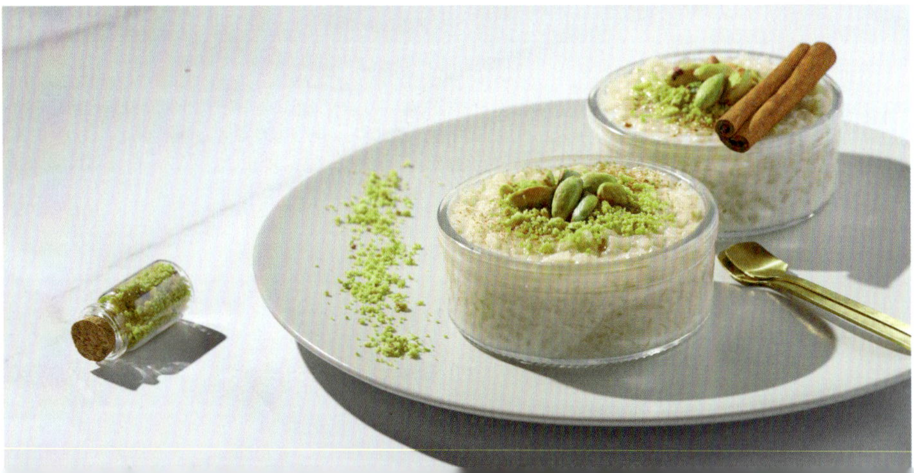

ERDBEER-JOGHURT-CREME

Zutaten

- 200 g frische Erdbeeren
- 250 g Joghurt oder Kokosjoghurt
- 1 EL Ahorn- oder Reissirup
- ½ TL Vanillepulver ohne Zusätze
- 1 EL gemahlene Hirseflocken
- frische Minz- oder Melisseblättchen zum Garnieren

Zubereitung

1. Die Erdbeeren waschen, das Grün entfernen und in Stücke schneiden.
2. Den Joghurt in eine Schüssel geben, mit dem Sirup und der Vanille verrühren, bis eine cremige Konsistenz entsteht. Die Flocken unterrühren, damit die Creme etwas sämig wird.
3. Joghurt und Erdbeeren abwechselnd in 2 Gläser schichten – dabei mit Erdbeeren anfangen und oben aufhören. Mit den Minz- oder Melisseblättchen dekorieren und servieren.

Hinweis

▶ Phase 3 bietet dir die Möglichkeit, frische Erdbeeren zu testen. Wenn du unsicher bist, kannst du erst eine kleinere Menge nehmen und andere Beeren hinzufügen.

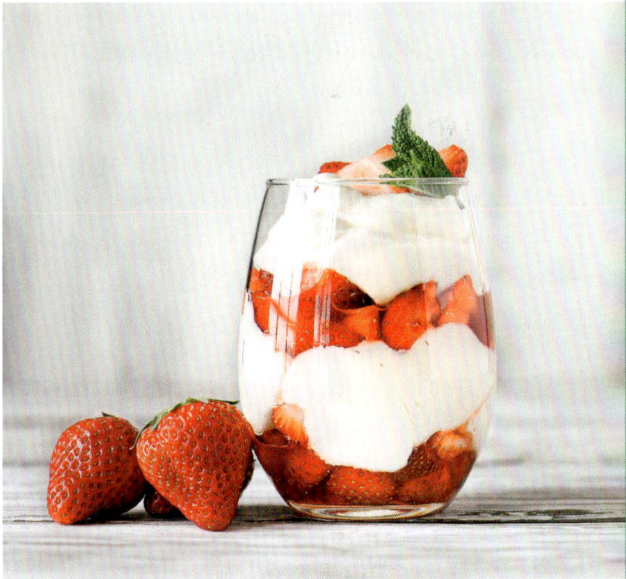

KOKOS-ANANAS-CREME

Zutaten

- 1 kleine, reife Ananas (ca. 250 g)
- 1 Dose Kokosmilch
- 1 TL Vanillepulver ohne Zusätze (oder Mark einer Vanilleschote)
- 1–2 EL Ahorn- oder Reissirup
- 1 Prise Salz
- 1 EL Maisstärke (oder Kartoffelstärke)
- 1 Spritzer Limettensaft
- Kokosflocken und frische Minzblättchen zum Garnieren

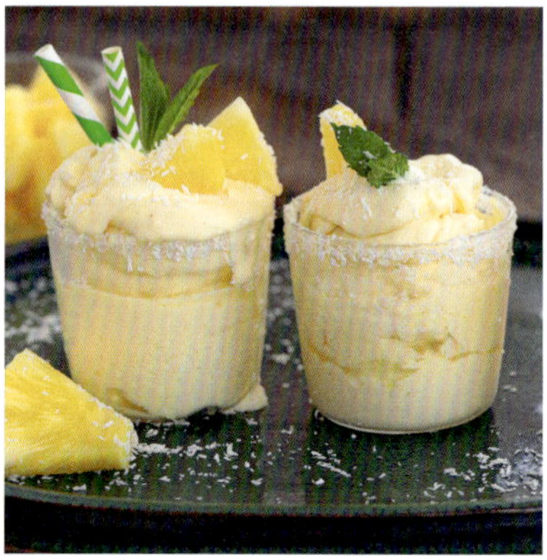

Zubereitung

1. Die Ananas schälen, den Strunk entfernen und das Fruchtfleisch (ein paar Stücke für die Garnitur beiseitestellen) fein pürieren.
2. Die Kokosmilch in einen Topf geben, Vanille, Sirup und Salz hinzufügen. Unter Rühren erhitzen (nicht kochen lassen!).
3. Die Maisstärke mit 3 EL kaltem Wasser glatt rühren, langsam in die warme Kokosmilch einrühren. Unter ständigem Rühren vorsichtig eindicken lassen (ca. 2 Min).
4. Das Ananaspüree und den Limettensaft zur Creme geben und kurz verrühren. Die Creme vom Herd nehmen und direkt in zwei Gläser oder Schälchen füllen. Abkühlen lassen.
5. Die Creme mit den restlichen Ananasstücken, Kokosraspeln und frischer Minze garnieren und servieren.

Hinweise

- Ananas ist meist recht gut verträglich, enthält aber viel Fruchtsäure und Bromelain – daher individuelle Toleranz beachten. Die Frucht sollte auf jeden Fall ganz frisch und reif verarbeitet werden.
- Für eine noch festere Konsistenz, die Kokosmilch vorab im Kühlschrank kühlen lassen und dann die festere Schicht verwenden, den flüssigen Teil für etwas anderes verwenden.

SCHOKOLADEN-MOUSSE

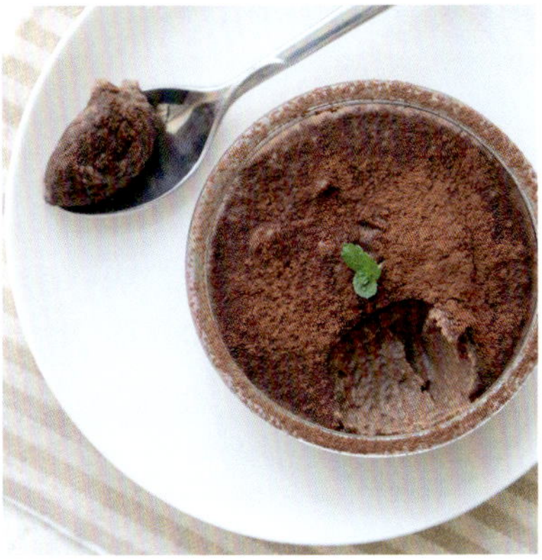

Zutaten

- ½–1 TL Gelatinepulver oder
  1 Blatt Gelatine (alternativ Agar-Agar)
- 1 EL Wasser
- 200 ml Schlagsahne
- 1 ½ TL entöltes Kakaopulver
- 1 TL Carobpulver
- ca. 3 TL Reissirup oder Agavendicksaft
- ½ TL Vanillemark oder Vanillepulver
  (ohne Zusätze)
- Prise Salz

Zubereitung

1. Die Gelatine in 1 EL kaltem Wasser einweichen bzw. quellen lassen (bei Verwendung von Agar-Agar die Menge anpassen).
2. Die Sahne in einem kleinen Topf erhitzen, aber nicht kochen lassen. Die Kakao-Carob-Mischung (½ TL Kakaopulver beiseitestellen), den Sirup, Vanille und eine Prise Salz einrühren, bis eine gleichmäßige, glatte Masse entsteht.
3. Das Ganze vom Herd nehmen und die Gelatine einrühren, bis sie sich vollständig aufgelöst hat. Die Masse dann auf Zimmertemperatur abkühlen lassen. Bei Bedarf noch etwas Sirup hinzufügen.
4. Wenn die Creme zu stocken beginnt, alles kurz (20–30 Sekunden) mit dem Handrührgerät oder einem Schneebesen cremig aufschlagen und dann in kleine Gläser oder Schüsselchen füllen.
5. Die Mousse mindestens 3 Stunden kaltstellen. Zum Servieren mit dem restlichen Kakaopulver bestreuen und servieren.

Hinweise

- Gelatine bitte auf individuelle Verträglichkeit testen. Agar-Agar ist eine gute pflanzliche Alternative für Geliermittel.
- Carob wird aus den Früchten des Johannisbrotbaums hergestellt. Das Pulver ist eine bekömmliche Alternative zu Kakaopulver.

MANGO-KOKOS-TARTE

Zutaten

- 40 g Mandeln (alternativ 25 g Kokosmehl)
- 1 EL Kokosöl
- 60 g glutenfreie Haferflocken
- 1 EL Apfelmark ohne Zusätze
- 1 EL Ahornsirup oder Honig
- 1 Prise Salz

Zubereitung

Für die Mangocreme

- 1 Mango (ca. 200 g)
- 2 TL Kokosflocken
- 2 EL Kokosöl
- ½–1 TL Flohsamenschalenpulver (oder ¼ TL Guarkernmehl)
- ½ TL Zitronensaft oder Verjus

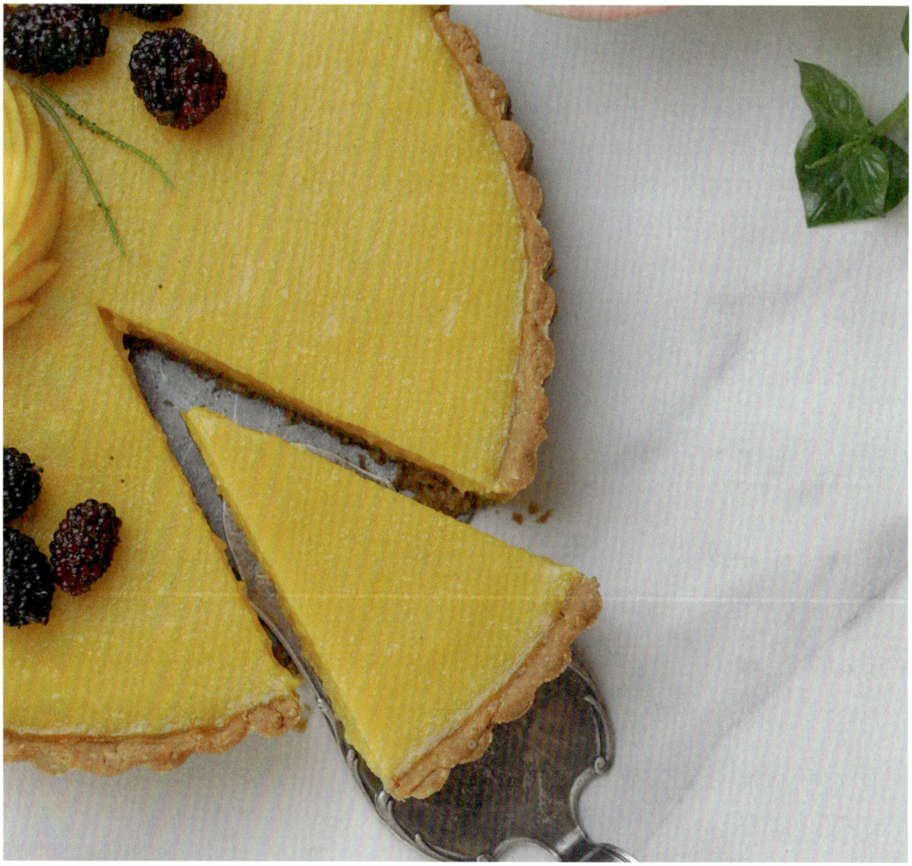

1 Die Mandeln für ½ Stunde in warmem Wasser einweichen und dann die Schale entfernen. Anschließend fein vermahlen. Den Ofen auf 180 °C (Ober-/Unterhitze) vorheizen.
2 Das Kokosöl in einem kleinen Topf schmelzen. Alle Zutaten für den Boden in einer Schüssel vermengen, bis eine krümelige Masse entsteht. In eine kleine Tarteform (ca. 18–20 cm Ø) geben und mit den Händen fest andrücken. Für 10–15 Minuten backen, bis der Boden leicht goldbraun ist. Dann abkühlen lassen.
3 Für die Füllung das Kokosöl in einem kleinen Topf schmelzen. Die Mango schälen, den Kern entfernen und das Fruchtfleisch in grobe Stücke schneiden (einige Scheiben ggf. für die Garnitur beiseitestellen). Das Mango-Fruchtfleisch mit den Kokosflocken, dem Kokosöl und Flohsamenschalenpulver oder Guarkernmehl und Zitronensaft oder Verjus im Mixer kurz cremig pürieren.
4 Die Mangocreme auf den abgekühlten Boden verteilen und glatt streichen. Für mindestens 1 Stunde im Kühlschrank fest werden lassen.
5 Nach Belieben mit frischen Mangoscheiben oder Früchten garnieren und servieren.

Hinweise

- Wenn du frische Mandeln vor dem Essen einweichst, werden sie milder und meist besser verträglich.
- Flohsamenschalen sind kleine Alleskönner – sie fördern die Verdauung und geben Teigen eine schöne Bindung. Sie wirken nicht so stark bindend wie Guarkernmehl. Für mehr Geschmeidigkeit sorgt ein Löffel Apfelmark.

APFEL-BIRNEN-STRUDEL

Für den Teig

- 100 g glutenfreies Mehl
  (z. B. Reismehl, glutenfreies Hafermehl oder glutenfreie Mehlmischung)
- 1 EL Flohsamenschalenpulver
- 1 Prise Salz
- 1 TL Apfelmark oder ein kleines Ei
- 2 EL Kokosöl
- 50 ml warmes Wasser
- 2 EL Butter

Für die Füllung

- 2 Äpfel (z. B. Gala oder Elstar)
- 1 Birne
- 1 TL Zitronensaft (bei Verträglichkeit)
- optional ½ TL gemahlener Zimt
- ½ TL Vanillepulver ohne Zusätze (oder Mark einer Vanilleschote)
- 1 TL Ahornsirup
- 1–2 EL glutenfreies Hafermehl
- optional 1 TL gemahlener Erythrit zum Bestäuben

Zubereitung

1. Das Mehl mit dem Flohsamenschalenpulver und Salz mischen. Das Apfelmark oder Ei, Kokosöl und warmes Wasser zufügen und zu einem glatten, elastischen Teig verkneten. Falls er zu klebrig ist, etwas mehr Mehl einarbeiten. Den Teig abgedeckt etwa 30 Minuten ruhen lassen.
2. Die Äpfel und die Birne schälen, das Kerngehäuse entfernen und das Fruchtfleisch in Stücke schneiden. Mit etwas frischem Zitronensaft beträufeln und ggf. mit Zimt, Vanille und Sirup vermengen. Das Hafermehl untermischen, damit die Füllung nicht zu feucht wird.
3. Den Ofen auf 180 °C (Ober-/Unterhitze) vorheizen. Butter in einem kleinen Topf schmelzen. Den Teig auf einer leicht bemehlten Fläche vorsichtig dünn ausrollen oder mit nassen Händen zurechtziehen. Die Obstmasse darauf verteilen, dabei an den Rändern 2 cm Platz lassen. Die Seiten leicht einschlagen und den Strudel aufrollen.

4 Den Strudel auf ein mit Backpapier belegtes Backblech legen, mit etwas geschmolzener Butter bestreichen und im vorgeheizten Ofen bei etwa 25–30 Minuten goldbraun backen. Etwas abkühlen lassen und bei Belieben mit dem gemahlenen Erythrit bestäuben.

Hinweis

- Erythrit ist ein kalorienfreier Zuckeralkohol, der den Blutzuckerspiegel schont.

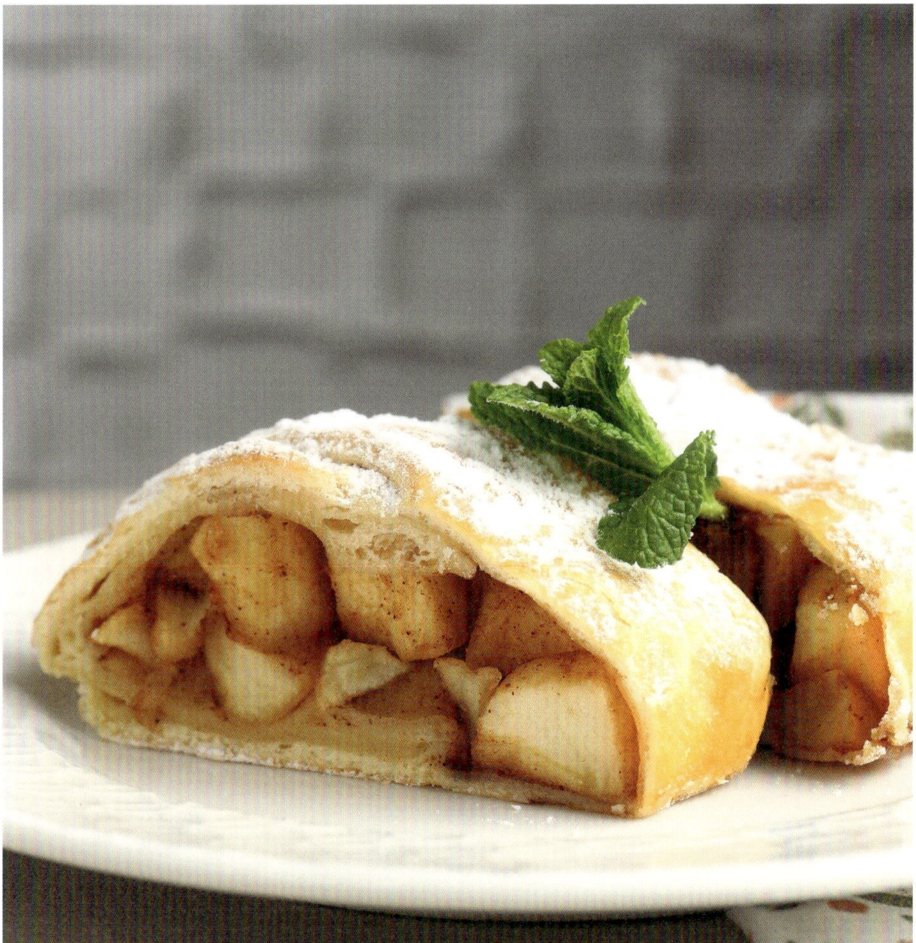

CREMIGER BEEREN-SMOOTHIE

Zutaten

- 100 g frische Heidelbeeren
- 100 g frische Himbeeren
- 50 g frische Erdbeeren
- 200 ml Kokosmilch
- 100 ml Kokosjoghurt
- 1 EL frische Melisseblättchen

Zubereitung

1. Die Beeren verlesen, waschen und trocken tupfen.
2. Dann alle Zutaten und die Hälfte der Melisseblättchen in einem Hochleistungsmixer zu einem cremigen Smoothie pürieren. Falls der Smoothie zu dickflüssig wird, noch etwas Wasser hinzugeben.
3. Auf zwei Gläser verteilen, mit den restlichen Melisseblättchen garnieren und servieren.

Hinweis

▶ Smoothies bitte generell nicht aufbewahren, sondern stets sofort genießen.

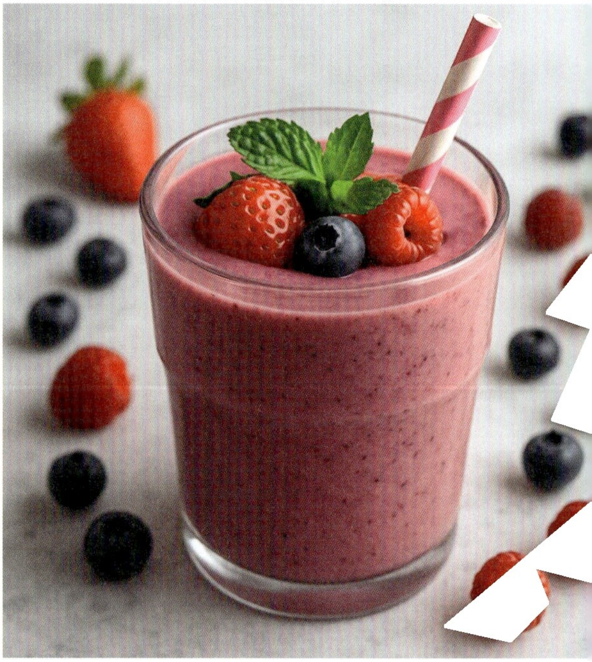

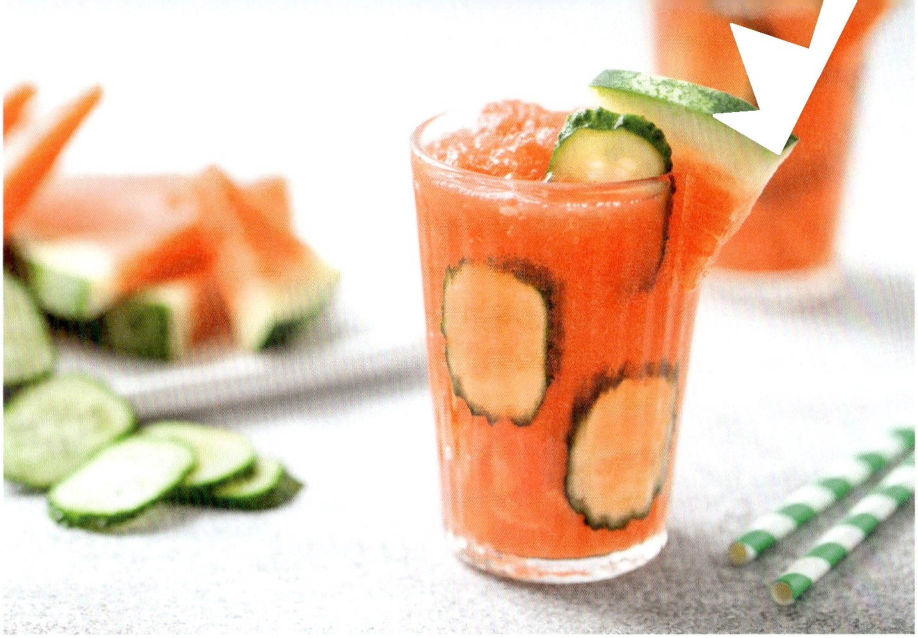

WASSERMELONEN-GURKEN-SLUSH

Zutaten

- 500 g Wassermelone
- 6 frische Erdbeeren
- ⅓ Bio-Gurke
- 1 TL Ahornsirup
- ca. 150 ml Wasser oder Kokoswasser

Zubereitung

1. Das Wassermelonenstück von der Schale befreien und das Fruchtfleisch in einen Hochleistungsmixer geben. Zwei kleine Scheiben für die Deko beiseitestellen.
2. Die Erdbeeren waschen, den Strunk entfernen, die Gurke waschen, grob in Stücke schneiden und beides in den Mixer geben. Von der Gurke ein paar Scheiben abschneiden und für die Deko beiseitestellen.
3. Den Sirup sowie nach und nach Wasser hinzufügen und alles pürieren. Bei Bedarf noch etwas Wasser hinzufügen.
4. Das Ganze für ½ Stunde ins Eisfach stellen und leicht gefrieren lassen. Dann in halbgefrorenem Zustand auf zwei Gläser verteilen und mit Gurkenscheiben und Wassermelonenstücken dekoriert servieren.

BIRNEN-AVOCADO-SMOOTHIE

Zutaten

- 2 kleine Birnen
- ½ Kiwi
- ½ Avocado
- ½ TL Ahornsirup
- ca. 200 ml Wasser
- ca. 40 ml Reis- oder Mandeldrink
- Kürbiskerne zum Garnieren

Zubereitung

1. Die Birnen waschen und in grobe Stücke schneiden. Die Kiwi halbieren und schälen. Die Avocado halbieren und eine Hälfte schälen.
2. Alle Zutaten im Mixer zu einem cremigen Smoothie pürieren. Bei Bedarf noch etwas Wasser hinzugeben.
3. Auf zwei Gläser verteilen, mit Kürbiskernen garnieren und servieren.

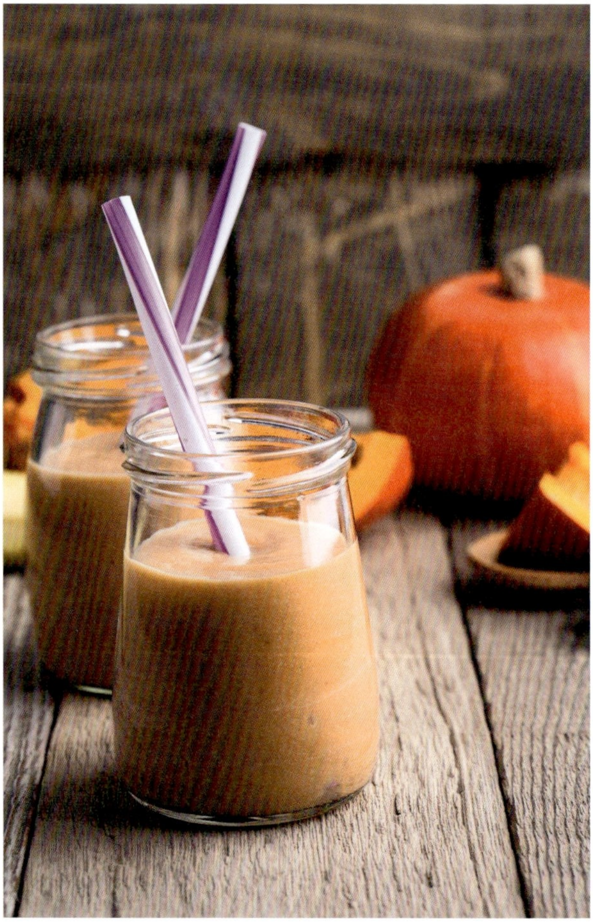

MILDES MANDEL-DATTEL-GETRÄNK

Zutaten

- 1 reife, feste Birne
- 4 frische oder Medjoul-Datteln
- ca. 200 ml Wasser
- ca. 100 ml Mandeldrink
- 2 EL glutenfreie Haferflocken
- 1 TL Ahorn- oder Reissirup
- 1 Prise Kardamom

Zubereitung

1. Die Birne waschen, schälen, vierteln und das Kerngehäuse entfernen. Die Datteln ggf. entkernen.
2. Dann alle Zutaten (ein paar Haferflocken für die Deko beiseitestellen) in einen Hochleistungsmixer geben und zu einem cremigen Smoothie pürieren. Falls der Smoothie zu dickflüssig wird, noch etwas Mandelmilch oder Wasser hinzugeben.
3. Auf zwei Gläser verteilen, mit den restlichen Haferflocken dekorieren und einer Prise Kardamom bestreut servieren.

Hinweis

- Die Datteln sollten möglichst frisch und ohne Konservierungsstoffe sein.

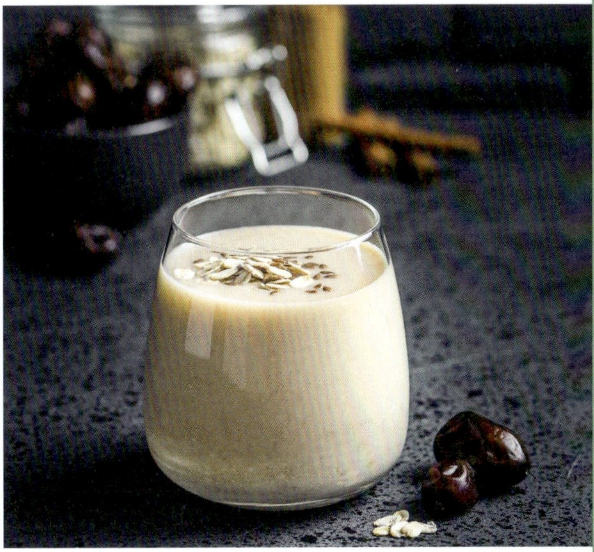

UPGRADES FÜR PHASE 3

Übergang zu einer alltagstauglichen, histaminbewussten Ernährung

In Phase 3 steht Stabilität im Vordergrund. Dieses Upgrade markiert den Schritt zurück in einen entspannten Alltag mit Genuss, ohne die Grundprinzipien aus den Augen zu verlieren. Histaminreiche Lebensmittel sind jetzt nicht grundsätzlich verboten, sondern werden bewusst, selten und in passenden Situationen eingesetzt.

Möglich sind jetzt zum Beispiel:

- gereifter Käse in kleinen Mengen
- Tomatenprodukte wie Sauce oder Mark, frisch zubereitet
- Essig, Sojasauce oder Miso, sparsam verwendet
- Rotwein oder andere alkoholische Getränke zu besonderen Anlässen
- fermentierte Lebensmittel wie Sauerkraut oder Kimchi in sehr kleinen Portionen
- Schokolade oder Kaffee in moderater Menge

Wichtig bleibt: Frische, gutes Timing und Achtsamkeit – in puncto Ernährung und generell im Alltag. Die Ernährung darf wieder ein bisschen herkömmlicher sein – aber nicht gedankenlos. Ziel ist nicht Verzicht, sondern Sicherheit und Freiheit im Alltag.

ORIENTIERUNG
VERTIEFUNG

UNSER »TELLER-MODELL«

Toll, ihr habt die drei Phasen geschafft – und vielleicht spürt ihr gerade eine Mischung aus Erleichterung, Stolz und gleichzeitig der Frage: Und was mache ich jetzt im Alltag, ohne wieder unsicher zu werden?

Für die Zeit nach den drei Phasen empfehlen wir dir unser »Teller-Modell« als praxisnahe Richtschnur für deine Lebensmittelauswahl und die Zusammensetzung deiner Mahlzeiten. Es ist alltagstauglich, leicht umzusetzen und kann dir dabei helfen, wieder mehr Orientierung und Sicherheit zu gewinnen – ohne dass Essen ständig zum Grübelthema wird.

Besonders bewährt hat sich dieses Vorgehen bei chronischen Histaminbeschwerden, z. B. bei MCAS, weil hier die individuelle Toleranzgrenze – das sogenannte »Histamin-Fass« – langfristig im Blick bleiben sollte.

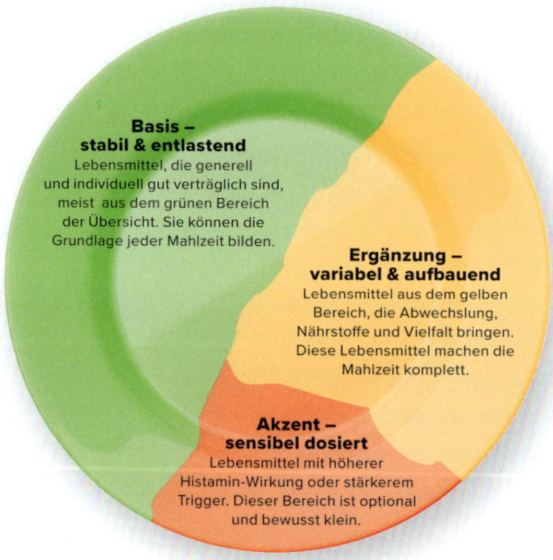

Warum jede Mahlzeit nach diesem Prinzip aufgebaut ist

Dieses Buch endet nicht mit den drei Phasen, die wir beschrieben haben, sondern führt das Prinzip weiter. Das »Teller-Modell« zeigt, wie das System danach im

Alltag funktioniert, an jedem Tag, bei jeder Mahlzeit. Nicht nur, was gegessen wird, sondern wie eine Mahlzeit zusammengesetzt ist, entscheidet über die Verträglichkeit. Der Körper reagiert nicht auf Lebensmittel isoliert, sondern auf Kombinationen, Mengen und den aktuellen Zustand.

Die grüne **Basis** der Mahlzeit besteht aus Lebensmitteln, die deinem Körper das Grundlegende und Sicherheit geben. Sie sorgen für gesunde Sättigung. Wenn diese Basis fehlt, wird jede weitere Zutat schneller zum Problem.

Die gelbe **Ergänzung** bringt Vielfalt. Sie erweitert den Speiseplan, ohne das System zu überfordern. Hier entstehen Abwechslung, Genuss und Nährstoffdichte, immer angepasst an das, was aktuell möglich ist.

Der rote **Akzent** ist ein bewusst kleiner Bereich. Er steht für weitere Geschmacksnuancen und besonderen Genuss. Nicht, weil diese Lebensmittel »schlecht« sind, sondern weil sie stärker histaminfreisetzend wirken können. In kleiner Menge, auf einer stabilen Basis, können sie oft gut eingebettet werden.

Dieses Prinzip gilt immer

Dieses Modell gilt nicht nur innerhalb der Phasen, sondern darüber hinaus. In stabilen Zeiten kann der Akzent größer sein. In sensiblen Phasen wird er kleiner oder fällt weg. Wenn Symptome auftreten, lässt sich das Modell rückwärts lesen: Akzente zurücknehmen, Ergänzungen vereinfachen, die Basis stärken. So wird aus Rückschritten Feinsteuerung. Nicht alles muss infrage gestellt werden, denn oft reicht es, eine Zone neu zu gewichten.

Orientierungshilfen statt starrer Regeln

Unser »Teller-Modell« ist kein Regelwerk, sondern eine Orientierungshilfe, die sich anpassen lässt. Es hilft dabei, Mahlzeiten bewusst zusammenzustellen, Überforderung zu vermeiden und Vertrauen in das eigene Gespür zu entwickeln. Mit der Zeit entsteht eine individuell ausgerichtete Ernährung im eigenen Rhythmus.

GROSSE LEBENSMITTELÜBERSICHT

Legende zur Lebensmittelübersicht

GRÜN
In der Regel gut verträglich. Frisch zubereitet, ohne längere Lagerung oder Verarbeitung.

GELB
Individuell unterschiedlich verträglich. Abhängig von Reifegrad, Menge, Frische, Zubereitung und persönlicher Toleranz.

ROT
Häufig problematisch. Durch Reifung, Verarbeitung, Lagerung oder Fermentation histaminreich oder histaminfreisetzend.

GEMÜSE UND PILZE

Wurzel- und Knollengemüse
Möhre, gegart oder frisch
Pastinake, gegart
Petersilienwurzel, gegart
Kartoffel, gegart, frisch
Süßkartoffel, gegart
Topinambur, gegart
Steckrübe, gegart
Kohlrabi, gegart
Sellerieknolle, gegart, frisch
Fenchelknolle, gegart
Rettich
Radieschen
Ingwer, frisch oder gegart
Kurkuma, frisch oder gegart
Bete, frisch oder gegart
Meerrettich, frisch
Meerrettich, aus dem Glas
Rote Bete, eingelegt aus dem Glas
Wurzelgemüse, fermentiert oder eingelegt

Fruchtgemüse
Zucchini, gegart
Gurke, frisch
Kürbis, gegart
Okra, gegart
Paprika, gegart
Aubergine, gegart
Avocado, halbreif
Paprika, eingelegt
Zucchini
Aubergine
Avocado, reif
Tomate, frisch
Tomatenmark
Tomatenpüree
Tomatensauce
Tomaten, passiert, getrocknet oder eingelegt
Gemüse, verarbeitet, z. B. in Relish, Ajvar

Kohl- und Blattgemüse
Brokkoli, gegart
Blumenkohl, gegart
Romanesco, gegart
Chinakohl, gegart
Pak Choi, gegart
Mangold, gegart
Endivie
Frisée
Feldsalat
Kopfsalat
Römersalat
Eichblattsalat

Bataviasalat
Chicorée
Radicchio, mild
Rucola
Sauerkraut
Kimchi
Kohl, fermentiert
Spinat, frisch
Spinat, aufgewärmt
Mangold, aufgewärmt

Pilze
Champignons, frisch
Kräuterseitlinge, frisch
Austernpilze, frisch
Shiitake, frisch
Pfifferlinge, frisch
Steinpilze, frisch
Pilze –
tiefgekühlt, getrocknet, eingeweicht, aus der Dose, aus dem Glas, eingelegt, mariniert, lange gelagert
Pilzpulver

OBST

Kernobst
Apfel
Birne
Apfelmus/-kompott, aus dem Glas
Birnenmus/-kompott, aus dem Glas
Fruchtmus, mit Zitronen- oder Ascorbinsäure

Steinobst
Pfirsich
Nektarine
Aprikose
Pflaume
Zwetschgen
Kirschen, süß
Kirschen, sauer
Steinobst, sehr reif, aus der Dose/dem Glas
Aprikosen, getrocknet
Pflaumen, getrocknet

BEEREN

Heidelbeeren
Brombeeren
Maulbeeren
Johannisbeeren
Preiselbeeren
Sanddorn
Brombeeren
Himbeeren
Stachelbeeren
Erdbeeren
Beeren –
sehr reif, lange gelagert, aus dem Glas

TROPEN- UND ZITRUSFRÜCHTE

Mango, frisch
Papaya
Kokosnuss
Melone
Physalis, frisch
Granatapfelkerne
Mango, sehr reif
Ananas, frisch oder aus der Dose/dem Glas
Kiwi
Orange
Mandarine
Clementine
Zitrone,
Limette,
Grapefruit

GETREIDE, PSEUDOGETREIDE UND HÜLSENFRÜCHTE

Glutenfreie Getreide

Reis, gekocht
Basmatireis, gekocht
Jasminreis, gekocht
Risottoreis, gekocht
Milchreis, gekocht
Hafer, glutenfrei, gekocht
Haferflocken, glutenfrei, gekocht
Haferkleie, glutenfrei
Hirse, gekocht
Mais, frisch, gekocht
Polenta, gekocht
Wildreis, gekocht
Reis, Vollkorn, gekocht
Naturreis, gekocht
Parboiled Reis, gekocht
Getreide, vorgekocht, lange gelagert
Instant-Getreideprodukte
Fertigmischungen, gewürzt

Glutenhaltige Getreide

Weizen
Dinkel
Roggen
Gerste
Grünkern
Couscous
Bulgur

Pseudogetreide

Quinoa, gekocht
Amaranth, gekocht
Buchweizen, gekocht
Quinoa, vorgekocht
Amaranth, gepufft
Amaranthflocken
Buchweizen, geröstet
Instantprodukte

Hülsenfrüchte

Erbsen, frisch
Gelbe Linsen, geschält, gegart
Rote Linsen, geschält, gegart
Mung Dal, gekocht
Kichererbsen, gegart
Erbsen, getrocknet
Zuckererbsen
Weiße Bohnen, gegart
Schwarze Bohnen, gegart
Kidneybohnen, gegart
Edamame, frisch gekocht
Hülsenfrüchte, aus der Dose/dem Glas
Linsen, aus der Dose/dem Glas
Sojabohnen
Hülsenfrüchte, verarbeitet, z. B. Falafel, Hummus

MEHLE, FLOCKEN UND STÄRKEPRODUKTE

Reismehl
Reisflocken
Hafermehl, glutenfrei
Haferflocken, glutenfrei
Hirsemehl
Hirseflocken
Maismehl
Maisstärke
Kartoffelstärke
Pfeilwurzelstärke
Tapiokastärke
Buchweizenmehl
Quinoamehl
Amaranthmehl
Mehlmischungen
Backmischungen
Instantmehle

EIER UND EIBASIERTE PRODUKTE

Ei, frisch
Ei, gekocht, gebraten
Ei, in frisch Gebackenem/
Überbackenem
Eierspeisen, aufgewärmt
Eiprodukte, pasteurisiert
Ei, in Fertiggerichten

FLEISCH UND FISCH

Geflügel
Hähnchenfleisch, frisch
Putenfleisch, frisch
Wachtel, frisch
Perlhuhn, frisch
Ente, frisch
Gans, frisch
Suppenhuhn
Geflügel, mariniert, gepökelt
Geflügelaufschnitt
Geflügelwurst

Fleisch
Rindfleisch, frisch
Kalbfleisch, frisch
Lammfleisch, frisch
Wildfleisch, frisch
Schweinefleisch, frisch
Gehacktes
Wurstwaren
Salami
Schinken, roh, gekocht
Speck
Bacon
Fleischwaren, gepökelt, mariniert

Fisch und Meeresfrüchte
Kabeljau, frisch
Zander, frisch
Forelle, frisch
Saibling, frisch
Heilbutt, frisch
Dorade, frisch
Wolfsbarsch, frisch
Thunfisch, frisch
Garnelen, frisch
Shrimps, frisch
Jakobsmuscheln, frisch
Makrele
Hering
Sardinen
Fisch aus Konserven
Fisch, mariniert oder geräuchert
Meeresfrüchte, mariniert

MILCHPRODUKTE UND ALTERNATIVEN

Frische Milchprodukte
Kuhmilch, frisch
Ziegenmilch, frisch
Schafmilch, frisch
Sahne
Süßrahmbutter
Quark
Magerquark
Frischkäse, natur
Ricotta
Mascarpone
Joghurt, kurz fermentiert
Skyr, frisch
Griechischer Joghurt, frisch
Buttermilch, frisch
Hüttenkäse, frisch
Crème fraîche, frisch
Saure Sahne, frisch
Schmand, frisch
Kefir, mild
Joghurt, lange gereift

Kefir, lange fermentiert
Milchprodukte, sauer oder lange gelagert
H-Milch

Käse nach Reifegrad
Mozzarella
Burrata
Feta
Gouda, jung
Edamer, jung
Butterkäse, jung
Gouda, mittelalt
Edamer, mittelalt
Tilsiter, jung
Emmentaler, jung
Bergkäse, jung
Hartkäse
Parmesan
Grana Padano
Pecorino
Bergkäse, gereift
Schimmelkäse
Camembert
Brie
Roquefort

Pflanzliche Alternativen
Reisdrink
Kokosdrink
Hirsedrink
Kokosjoghurt, natur
Haferdrink, glutenfrei
Mandeldrink
Cashewdrink
Haselnussdrink
Sojadrink
Sojajoghurt
Pflanzendrinks, fermentiert oder mit Zusätzen

ÖLE UND FETTE

Olivenöl, nativ extra + mild
Kokosfett
Kokosöl, nativ
Butter
Ghee
Butterschmalz
Leinöl, frisch
Walnussöl
Hanföl
Sonnenblumenöl
Rapsöl
Maiskeimöl
Sojaöl
Distelöl
Margarine
Fette, gehärtet
Frittierfette
Öle, mehrfach erhitzt

NÜSSE, SAMEN UND KERNE

Mandeln, frisch oder blanchiert
Macadamianüsse
Pekannüsse
Kokosnuss
Kokosraspeln
Kokoschips
Kürbiskerne
Sonnenblumenkerne
Pinienkerne
Chiasamen
Leinsamen, geschrotet
Hanfsamen, geschält
Haselnüsse
Walnüsse
Pistazien
Sesam
Mohn
Cashewmus

Cashewkerne
Erdnüsse
Erdnussbutter
Nüsse, geröstet oder gesalzen
Nüsse, lange gelagert

SÜSSUNGSMITTEL, GEWÜRZE UND KRÄUTER

Reissirup
Ahornsirup
Erythrit
Vanille
Kardamom
Petersilie, frisch
Schnittlauch, frisch
Basilikum, frisch
Dill, frisch
Koriander, frisch
Thymian, frisch
Rosmarin, frisch
Honig
Kokosblütenzucker
Muskat
Piment
Fenchelsamen
Kreuzkümmel
Paprikapulver, mild
Zimt, Ceylon
Essig
Balsamico
Sojasauce
Tamari
Miso
Hefeextrakt
Glutamat
Würzmischungen
Instantbrühen
Chili, frisch oder -pulver

GETRÄNKE

Quellwasser
Mineralwasser, still
Mineralwasser, wenig Kohlensäure
Fencheltee
Kamillentee
Melissentee
Rooibostee
Tulsitee
Benifuuki-Tee
Kaffee
Espresso
Schwarzer Tee
Grüner Tee
Weißer Tee
Kakao, pur ohne Zusätze
Alkohol
Rotwein
Weißwein
Sekt
Champagner
Bier
Likör
Energy-Drinks
Kombucha
fermentierte Getränke

Fazit zur Lebensmittelübersicht

Diese Lebensmittelübersicht ist bewusst praxisnah gehalten. Aufgeführt sind vor allem Lebensmittel, die im Alltag häufig vorkommen und für Menschen mit Histamin-Problemen relevant sind. Seltene, regionale oder exotische Produkte sowie feine Sortenunterschiede wurden nicht einzeln berücksichtigt.

Die Einstufungen beziehen sich auf typische Bedingungen. Reifegrad, Frische, Lagerdauer, Zubereitung und individuelle Toleranz können die Verträglichkeit im Einzelfall verändern. Lebensmittel, die hier nicht ausdrücklich genannt sind, lassen sich in der Regel einer bestehenden Gruppe zuordnen.

Die Übersicht dient der Orientierung und ersetzt nicht die eigene Beobachtung.

DANKSAGUNG

Wir lieben es, unsere Ideen zu Papier zu bringen. Dass daraus am Ende ein Buch werden kann, gelingt jedoch nur mit einem starken Team im Hintergrund. Dafür möchten wir von Herzen Danke sagen.

Ein ganz besonderer Dank gilt Sabine Schmieder und ihrem großartigen Team: Danke für die kluge Begleitung, das wache Mitdenken und die verlässliche Unterstützung über all die Jahre hinweg. Sabine Schmieders Erfahrung hat uns bei all unseren Buchprojekten unglaublich geholfen – fachlich wie menschlich.

Unser Dank gilt auch dem VAK-Verlag, der unseren Buchideen immer wieder Raum gibt und uns mit großem Vertrauensvorschuss begegnet. Mit viel Engagement hat das VAK-Team dafür gesorgt, dass aus Gedanken, Notizen und Entwürfen erneut ein echtes Herzensprojekt werden konnte.

Und natürlich danken wir unseren Leserinnen und Lesern: Danke, dass ihr uns eure Zeit schenkt, euch auf die Inhalte einlasst, Fragen stellt, Rückmeldungen gebt und das Buch weiterempfehlt. Eure Offenheit und euer Feedback sind für uns der beste Antrieb.

Ein ebenso großes Dankeschön geht an unsere Social-Media-Community: Ihr seid für uns ein Ort des Austauschs, der Ermutigung und der Inspiration. Danke fürs Mitdiskutieren, Mitfühlen, Teilen und Kommentieren – für konstruktive Kritik und für all die warmen Nachrichten, die uns erreichen.

Und nicht zuletzt: Danke an unsere Patientinnen und Patienten. Ihr begleitet uns jeden Tag mit eurem Vertrauen und eurer Bereitschaft, gemeinsam Wege zu finden. Viele Gedanken, Beispiele und Perspektiven in diesem Buch sind durch euch und mit euch gewachsen.

Möge dieses Buch vielen Leserinnen und Lesern eine hilfreiche Unterstützung auf dem Weg zu einem gesunden Leben sein.

Mit herzlichen Grüßen
Kyra und Sascha Kauffmann

ANHANG

FAQ – häufig gestellte Fragen

Muss ich mich nach den Phasen streng an die Listen halten?

Nein. Die Phasen sind ein Einstieg, kein festgeschriebenes Schema. Nach den Phasen geht es nicht darum, möglichst viele Lebensmittel »freizuschalten«, sondern darum, ein stabiles persönliches Muster zu entwickeln. Die Lebensmittelübersicht bleibt Orientierung, nicht Gesetz. Entscheidend ist, wie Mahlzeiten aufgebaut sind und wie dein Körper aktuell reagiert.

Warum reagiere ich manchmal auf Lebensmittel, die sonst gut gehen?

Der Körper reagiert nicht nur auf einzelne Lebensmittel, sondern auf den Gesamtzustand. Schlaf, Stress, Hormone, Bewegung, Tageszeit und Kombinationen spielen eine große Rolle. Ein Lebensmittel kann an einem Tag problemlos sein und an einem anderen Tag Symptome auslösen, ohne dass sich die Verträglichkeit grundsätzlich verändert hat.

Was bedeutet »grün, gelb, rot« konkret?

Grün steht für Lebensmittel, die meist gut verträglich sind und eine Mahlzeit stabil tragen können. Gelb bezeichnet Lebensmittel mit variabler Verträglichkeit, abhängig von Menge, Kombination und Tagesform. Rot steht für Lebensmittel mit höherer Histamin-Wirkung oder stärkerem Einfluss auf den Histamin-Stoffwechsel. Rot bedeutet nicht verboten, sondern sensibel und dosiert.

Kann ein rotes Lebensmittel trotzdem Teil einer Mahlzeit sein?

Ja. Entscheidend ist die Einbettung. Auf einer stabilen Basis und in kleiner Menge können auch kritische Lebensmittel oft besser vertragen werden. Problematisch wird es vor allem dann, wenn mehrere gelbe oder rote Komponenten in einer Mahlzeit zusammenkommen oder die Basis fehlt.

Wie gehe ich mit Rückschlägen oder Symptomen um?

Rückschläge sind Teil des Prozesses. Sie bedeuten nicht, dass alles falsch war. Oft reicht es, für einige Tage wieder einfacher zu essen: mehr Basis, weniger Ergänzung, kein Akzent. Das »Teller-Modell« lässt sich jederzeit rückwärts denken. Stabilität entsteht nicht durch Perfektion, sondern durch Anpassung.

Spielt die Zubereitung eine Rolle?

Ja. Frische, Lagerzeit und Verarbeitung sind zentrale Faktoren. Je frischer ein Lebensmittel ist und je kürzer es gelagert wurde, desto geringer ist in der Regel die Histamin-Belastung. Aufgewärmte Speisen, lange Lagerung oder stark verarbeitete Produkte erhöhen die Gesamtbelastung oft deutlich.

Ist Alkohol immer gleich problematisch?

Alkohol wirkt histaminrelevant über zwei Ebenen. Zum einen fördert Ethanol selbst die Histamin-Freisetzung und hemmt gleichzeitig den Histamin-Abbau. Dieser Effekt ist unabhängig vom Getränk. Zum anderen unterscheiden sich alkoholische Getränke stark in ihrem Gehalt an Histamin und anderen biogenen Aminen – abhängig von Gärung, Reifung und Lagerung. Deshalb ist Alkohol insgesamt als kritisch einzuordnen. Getränke mit vielen Gärungs- und Reifungsprodukten erhöhen die zusätzliche Histamin-Last stärker als klare, ungereifte Getränke ohne Zusätze. Entscheidend bleibt jedoch immer die individuelle Reaktion.

Warum vertrage ich etwas allein besser als in Kombination?

Histamin wirkt kumulativ. Mehrere mittelmäßig belastende Faktoren können sich addieren, auch wenn jedes für sich genommen gut verträglich erscheint. Das betrifft nicht nur Lebensmittel, sondern auch Stress, Hitze, Sport oder Schlafmangel. Kombinationen sind daher oft entscheidender als Einzelaspekte.

Muss ich dauerhaft histaminarm essen?

Nein. Ziel ist nicht Einschränkung, sondern Orientierung. Viele Menschen entwickeln mit der Zeit ein stabiles Repertoire und können ihren Speiseplan wieder erweitern. Die Übersicht und der Baukasten bleiben als Werkzeuge, um auf Veränderungen reagieren zu können – nicht, um dauerhaft zu begrenzen.

Woran erkenne ich, dass ich wieder mehr vertrage?

Ein stabiler Verdauungstrakt, ruhiger Schlaf, weniger spontane Reaktionen und ein insgesamt entspannteres Körpergefühl sind gute Hinweise. In solchen Phasen lassen sich Ergänzungen und Akzente oft besser integrieren. Auch hier gilt: langsam, einzeln und aufmerksam.

Gibt es »den einen Trigger«?

Meist nicht. Histamin-Probleme entstehen selten durch ein einzelnes Lebensmittel, sondern durch das Zusammenspiel vieler Faktoren. Das Ziel dieses Buches ist es, dieses Zusammenspiel verständlich und steuerbar zu machen – nicht, einen Trigger zu identifizieren.

GLOSSAR

Abbauenzym – Enzym, das Histamin im Körper zerlegt. Beim Histamin sind vor allem DAO und HNMT gemeint.

Allergie – Überreaktion des Immunsystems auf einen eigentlich harmlosen Stoff, häufig IgE-vermittelt (Antikörper). Histaminbedingte Beschwerden können ähnlich aussehen, sind aber nicht automatisch eine klassische (IgE-vermittelte) Allergie.

Biogene Amine – Natürlich vorkommende Abbauprodukte von Aminosäuren, die besonders beim Reifen, Gären/Fermentieren, Verderb und längerer Lagerung zunehmen können. Histamin gehört zu den biogenen Aminen.

DAO (Diaminoxidase) – Enzym, das Histamin vor allem im Darm abbaut. Wenn DAO zu wenig arbeitet oder gehemmt ist, steigt die Histaminbelastung leichter an.

DAO-Hemmung – Situation, in der DAO weniger Histamin abbauen kann. Das kann durch Alkohol, Medikamente oder Reizlagen im Darm begünstigt werden.

Eliminationsphase – Zeit, in der mögliche Trigger bewusst reduziert werden, um das System zu beruhigen und wieder klarer zu erkennen, worauf der Körper reagiert.

Fermentation – Gärprozess, bei dem Mikroorganismen Lebensmittel verändern. Dabei kann der Histamingehalt deutlich steigen, je nach Produkt, Dauer und Lagerung.

Histadelie – Begriff aus der orthomolekularen Medizin für einen Typ, bei dem es zu einer erhöhten Histamin-Belastung primär im zentralen Nervensystem kommt, entweder durch vermehrte Histamin-Freisetzung/-bildung oder durch unzureichenden Abbau. Häufig steht dabei ein verminderter Abbau über das Enzym Diaminoxidase HNMT im Fokus.

Histamin – Ein körpereigener Botenstoff, der an Entzündungs- und Allergiereaktionen, Nervenfunktionen und der Magensäureproduktion beteiligt ist.

Neben der körpereigenen Bildung gelangt Histamin auch über die Nahrung in den Körper.

Histamin-Abbau – Summe der Prozesse, mit denen der Körper Histamin neutralisiert. Zentral sind DAO (Darm/Blut) und HNMT (Zellen/Gewebe).

Histamin-Fass – Bild für die individuelle Toleranzschwelle. Verschiedene Faktoren füllen das Fass, nicht nur Essen. Wenn es überläuft, treten Symptome auf.

Histamin-Intoleranz – Überforderung des Histaminsystems. Entweder kommt zu viel Histamin zusammen oder der Abbau ist zu langsam.

Histamin-Liberator – Lebensmittel, das nicht zwingend viel Histamin enthält, aber im Körper Histamin-Freisetzung anstoßen kann. Das Konzept ist umstritten und stark individuell.

Histaminose – Sammelbegriff für verschiedene histaminbezogene Symptomkonstellationen. Weil nicht alle Betroffenen denselben Mechanismus haben (z. B. Abbau, Freisetzung, Trigger), nutzt das Buch die Typ-Logik zur Einordnung.

HNMT (Histamin-N-Methyltransferase) – Enzym, das Histamin in Zellen abbaut. Spielt vor allem im Gewebe eine Rolle, nicht nur im Darm.

Immunsystem – Abwehrsystem des Körpers. Histamin ist darin ein Signalstoff, der Entzündung, Durchblutung und Abwehrreaktionen mitsteuert.

Kofaktoren – Nährstoffe, die Enzyme brauchen, um gut zu arbeiten. Im Buch werden im Zusammenhang mit DAO/HNMT bestimmte Mikronährstoffe als mögliche Kofaktoren genannt.

Mastzellen – Immunzellen, die Histamin speichern und bei Reizen ausschütten können. Sie sitzen unter anderem in Haut, Schleimhäuten und rund um Gefäße.

Mastzellaktivierung – Überreaktion der Mastzellen auf Reize. Kann Beschwerden auslösen, auch ohne dass ein Lebensmittel viel Histamin enthält.

MCAS (Mastzellaktivierungssyndrom) – Erkrankungsbild, bei dem Mastzellen übermäßig leicht aktiviert werden und dabei vermehrt Botenstoffe (z. B. Histamin, Tryptase, Prostaglandine, Leukotriene) freisetzen. Die Symptome können stark schwanken und werden nicht nur durch Essen, sondern auch durch Faktoren wie Stress, Temperaturwechsel, Infekte, körperliche Belastung, Medikamente, Gerüche oder Hormonschwankungen beeinflusst.

Mastozytose – Erkrankung, bei der Mastzellen vermehrt vorkommen oder sich ungewöhnlich verhalten. Kann histaminähnliche Beschwerden verstärken.

Nocebo-Effekt – Erwartungsbedingte Verschlechterung: Angst vor einem Lebensmittel kann Symptome verstärken oder auslösen, obwohl die Ursache nicht allein im Lebensmittel liegt.

Reifung – Prozess, bei dem Lebensmittel über Zeit aromatischer werden. Je länger Reifung und Lagerung, desto eher kann Histamin steigen.

Resteverträglichkeit – Viele Speisen werden nach dem Kochen bei Lagerung histaminreicher. Deshalb ist im Buch Frische und schneller Verzehr ein zentrales Prinzip.

Schonkost – Leicht verdauliche, reiz- und fettarme Kost, die Beschwerden reduzieren und dem Körper Ruhe geben soll. Sie ist als kurzfristige Entlastung gedacht und sollte möglichst nährstoffdeckend gestaltet werden.

Stress – Belastungszustand, der Histaminreaktionen verstärken kann. Im Bild des Histamin-Fasses ist Stress ein typischer »Füllfaktor«.

TAFF-Regel – Merksystem im Buch: Trinkmenge, Abwechslung, Frische, Fette. Soll eine alltagstaugliche Orientierung geben.

Toleranzschwelle – Individuelle Grenze, ab der Symptome auftreten. Die Schwelle kann sich täglich ändern.

Trigger – Auslöser, der Symptome begünstigt. Trigger können Lebensmittel sein, aber auch Schlafmangel, Stress, Hormonschwankungen, Infekte oder Medikamente.

Typenmodell – Einteilung im Buch in verschiedene Muster, zum Beispiel Mastzell-Typ, Darm-Lunge-Typ, Hormon-Typ, Histadelie-Typ. Es soll erklären, warum nicht jeder gleich reagiert.

Verarbeitung – Je stärker ein Lebensmittel verarbeitet ist, desto häufiger kommen Faktoren hinzu, die Beschwerden begünstigen können – z. B. höherer Histamin-Gehalt (durch Reifung/Lagerung/Fermentation), Zusatzstoffe oder andere Reizstoffe. Diesem Prinzip folgt die Histamin-Pyramide.

Zyklus/hormonelle Schwankungen – Veränderungen, die Histaminreaktionen beeinflussen können, besonders bei manchen Frauen in bestimmten Zyklusphasen oder in den Wechseljahren.

REZEPTREGISTER

PHASE 1 – ENTLASTUNG

FRÜHSTÜCK

Hirsebrei mit Apfelkompott 67
Overnight-Haferflocken mit Heidelbeeren 68
Buchweizen-Porridge mit Birne 69
Zucchini-Karotten-Puffer mit Quark 71
Kokosjoghurt mit Mango und Hirse-Crunch 72
Reisgrießbrei mit Apfel 73
Süßkartoffel-Apfel-Creme 74
Kürbisaufstrich mit Hirsebrot 76

Zusatzrezept:
Selbst gemachter Joghurt 78

SNACK/KLEINE MAHLZEIT

Gemüse-Sticks mit Kräuterquark 80
Zucchini-Cremesuppe 81
Hirse-Gemüse-Bratlinge mit Dip 83
Fenchel-Karotten-Salat mit Apfel 84
Gedämpfte Brokkoliröschen mit Sesamöl 85
Kürbiscremesuppe mit Petersilie 86
Blumenkohlpüree mit Leinöl 87
Selbst gemachter Apfelbrei 88
Kartoffeln, Karotten und Zucchini aus dem Ofen 89
Süßkartoffelchips mit Dip 90

HAUPTGERICHT

Gedämpfter Kabeljau mit Fenchelgemüse 91
Ofenkürbis mit Hirse und Rosmarin 93
Putenbruststreifen auf Zucchini-Spaghetti 94
Quinoa-Zucchini-»Risotto« 95
Wildlachs mit Gurkensalat 96
Kräuter-Zucchini-Suppe 97
Mildes Kartoffel-Kokos-Curry 99
Quinoa-Brokkoli-Pfanne 100
Gefüllte Paprika 101
Pastinakenpüree mit Hühnerbrust 102
Zander mit Kürbisgemüse 103
Brokkoli-Hirse-Auflauf 104
Hühnerfleisch und Gurke gedämpft mit Reis 105
Hirse-Tabouleh 106
Gemüseeintopf mit Kartoffeln und Pastinake 107

Zusatzrezept:
Selbst gemachte Gemüsebrühe 108

DESSERT

Gekochte Birne mit Vanille 109
Mango-Aprikosen-Kokos-Creme 111
Hirsepudding mit Heidelbeeren 112
Reis-Kokos-Dessert mit Apfel 113
Joghurtcreme mit Aprikosen 114
Süßkartoffel-Apfel-Muffins 115
Goldener Milchpudding 116

SMOOTHIE

Sanfter Kürbis-Pfirsich-Smoothie 117
Apfel-Melissen-Smoothie 118

PHASE 2 – AUFBAU

FRÜHSTÜCK

Quinoa-Brei mit Granatapfelkernen 122
Kokos-Mango-Porridge 123
Hirsewaffeln mit Apfelmus 124
Hafer-Pancakes mit Heidelbeeren 125
Reis-Hirse-Porridge mit Kürbis 126
Kokosjoghurt mit Heidelbeeren und Crunch 127

SNACK/KLEINE MAHLZEIT

Rote-Bete-Salat mit Apfel und Koriander 128
Linsencremesuppe mit Rosmarin 129
Kürbis-Zucchini-Bratlinge mit Joghurtdip 130
Gurkensalat mit Dill und Leinöl 131
Brokkoli-Apfel-Heidelbeer-Salat 132
Gedämpfte Süßkartoffelspalten mit Leinöl 133
Cremige Champignonsuppe 134
Fenchel-Apfel-Salat mit Pinienkernen 135
Fenchel-Suppe 136

HAUPTGERICHT

Kabeljaufilet im Kräutersud mit Püree 137
Lammkoteletts mit Pastinaken-Kräuter-Püree 139
Schnelle Pilzpfanne mit Crème fraîche 140
Risotto mit Kürbis und Thymian 141
Putenfrikadellen mit Salat und Joghurt-Dip 143
Quinoa-Bowl
mit frischem Gemüse und Kürbiskernen 144
Hühnerbrust mit Brokkoli und Kokossauce 145
Forelle mit Kartoffeln aus dem Ofen 146
Gemüseauflauf mit Quarkhaube 147
Zucchini-Pasta mit Kräuterpesto 148
Glutenfreier Nudelauflauf mit Brokkoli 149
Mediterranes Gratin mit frischen Tomaten 151
Blumenkohl-Gratin mit Frischkäse 152
Hühner-Wildreis-Suppe mit Möhren 153

DESSERT

Porridge mit Obst 154
Heidelbeer-Hirse-Muffins 155
Hirseauflauf mit Apfel 156
Süßkartoffel-Brownies 158
Ofenpfannkuchen mit Nektarinen und
Heidelbeeren 160
Birnen-Crumble 161

SMOOTHIE

Apfel-Grünkohl-Smoothie mit Chiasamen 162
Grüner Fitness-Smoothie 163
Pfirsich-Kurkuma-Kokos-Smoothie 164
Apfel-Hafer-Smoothie 165
Bratapfel-Smoothie 167
Karotten-Aprikosen-Smoothie 168

PHASE 3 – ERWEITERUNG

FRÜHSTÜCK

Chia-Pudding mit Beeren 173
Quarkcreme mit Pfirsich und Kardamom 174
Kartoffel-Puffer mit Apfel- und
Johannisbeerkompott 175
Hirse-Porridge mit Pfirsichkompott 176

SNACK/KLEINE MAHLZEIT

Sommerrollen mit Gemüse und Kräutern 177
Guacamole 178
Grüner Salat mit Avocado und Brokkoli 179
Quinoa-Bratlinge mit Kräuterdip 181
Blumenkohl-Salat 182

HAUPTGERICHT

Zucchini-Spaghetti
mit frischer Tomatensauce 183
Gemüse-Hühnchen-Auflauf
mit mittelaltem Käse 184
Wildlachs mit Zitronensauce 186
Hähnchenbrust in Sahnesauce mit Spinat 188
Forelle mit Fenchel-Orangen-Salat 189
Risotto mit Zucchini, Erbsen und Spargel 190
Lammspieße mit Quinoa, Erbsen und Salat 192
Asiatische Rindfleischpfanne 194
Zanderfilet auf Salat 195
Putenstreifen in Kokossauce mit Gemüse 196

Zusatzrezept:

Selbst gemachtes Tomatenmark 197

DESSERT

Milchreiscreme mit Pistazien 198
Erdbeer-Joghurt-Creme 199
Kokos-Ananas-Creme 200
Schokoladen-Mousse 201
Mango-Kokos-Tarte 202
Apfel-Birnen-Strudel 204

SMOOTHIE

Cremiger Beeren-Smoothie 206
Wassermelonen-Gurken-Slush 207
Birnen-Avocado-Smoothie 208
Mildes Mandel-Dattel-Getränk 209

STICHWORTREGISTER

A
Achtsamkeit 30
Antibiotika 22
Aufbauphase 121

B
Balance statt Verzicht 30
Baukasten 225
bewusste Ernährung 29
biogene Amine 226

D
DAO 20, 22, 46, 48 f., 226 f.
Darm 17, 21 ff., 31, 35 f., 44, 46 f., 58, 61, 65, 226 f., 229
Darm-Lunge-Typ 27
durchlässige Darmwand 27

E
Eliminationsphase 226
Entlastungsphase 43, 65
Enzyme 16, 20, 58, 227

F
Fermentation 18, 20, 55, 78, 226
frische Lebensmittel 47

G
Gewürze 20, 41, 51, 62, 65
glutenfrei 58, 60 f., 125, 172
glutenhaltig 106

H
Histadelie 27, 226, 229
Histaminabbau 25, 57, 224, 227
histaminbewusste Ernährung 15
Histamin-Fass 21 ff., 25 f., 28, 30 f., 35, 43, 227
Histaminintoleranz 6, 15, 29, 57, 60 f., 64, 227
Histaminliberator 227
Histaminose 25, 227
Histamin-Typen 26
HNMT 20, 46, 226 f.
Hormontyp 28

I
Immunsystem 17, 28, 36, 46, 227
individuelles Experimentieren 32
individuelle Toleranz 200

K
Kofaktoren 227

L
Lagerung 18, 20, 31, 37, 47, 57, 77, 224, 226, 228
Liberatoren 20, 42

M
Magen-Darm-Beschwerden 21
Mastzellen 26, 46, 227 f.
MCAS 15
Migräne 27
Mischtypen 28

N
Nährstoffmängel 31
Neurotransmitter 17
Nocebo-Effekt 31, 228

P
Praxisbeispiele 22
Probiotika 27, 79

R
Reifung 18, 20, 41, 47, 224, 228
Resteverträglichkeit 228
Rotwein 12, 17, 19, 22, 25 f., 29, 41

S
Schlaf 17, 23, 27, 29, 32, 35, 223, 225
Schonkost 35 f., 119, 121, 228
Stress 6, 16, 18, 23, 25 f., 29, 31 f., 48, 62, 223 f., 228
Symptome 21, 23, 26, 28 ff., 213, 223, 227 f.

T
TAFF 5, 44 f., 47, 49, 228
Tagebuch 23
Toleranzschwelle 15, 227, 228
Typenmodell 229

V
Verarbeitung 31, 42, 47, 122, 224, 229
Verbotslisten 15, 30 f., 42

W
Wohlbefinden 9, 10, 15, 23, 57 f., 61

Z
Zusatzstoffe 20, 47, 60 f., 79, 182, 186
Zyklus 229

LABORE, BEZUGSQUELLEN, LITERATURQUELLEN UND -EMPFEHLUNGEN

Labore in Deutschland für die im Buch genannten Untersuchungen

biovis Diagnostik MVZ GmbH
Brüsseler Straße 18
65552 Limburg-Eschhofen
www.biovis.de

Labor Rosler GmbH
Am Weißen Haus 10
97772 Wildflecken
www.labor-rosler.de

IMD Institut für Medizinische Diagnostik Berlin-Potsdam GbR
Nicolaistraße 22
12247 Berlin
www.imd-berlin.de

Ganz Immun Diagnostics AG
Hans-Böckler-Straße 109–111
55128 Mainz
www.ganzimmun.de

Sension GmbH
Provinostraße 52
86153 Augsburg
www.sension.eu

Synlab Labor Südwest GmbH
Otto-Hahn-Straße 18
76275 Ettlingen
www.laborzentrum.org

Bezugsquellen für Rezepturarzneien, Spezialinfusionen und Mastzellenmedikamente

Arnika Apotheke am Sportpark
Am Sportpark 5
82008 Unterhaching
www.arnika-apo.de

St. Martins Apotheke
Bleicherbreite
86154 Augsburg
www.stmartinsapotheke.de

Viktoria Apotheke
Bahnhofstraße 95-97
66111 Saarbrücken
www.internet-apotheke.de

Selbsthilfegruppen und Infoportale

Unsere Facebook-Gruppe:
MCAS, Mastozytose und HIT
www.facebook.com/groups/446201390071781

www.mastzellenhilfe.de
Infoportal für MCAS-Betroffene

www.mcas-hope.de
Infoportal für MCAS-Betroffene

www.mastozytose.de
Selbsthilfegruppe für MCAS-und Mastozytose-Betroffene

www.histaminintoleranz.ch
Infoportal für alle Histaminosen

www.mastzellaktivierungsinfo.de
Infoportal für MCAS- und Mastozytose-Betroffene

Bezugsquellen für hochwertige Nahrungsergänzungsmittel und Labortests für zu Hause:

www.natugena.de
www.tisso.de
www.foryouehealth.de
www.natuerlichlangleben.de
www.norsan.de

Literaturempfehlungen und Quellen

Afrin, Lawrence B.: Never bet against occam: Mast cell activations disease and the modern epidemics of chronic illness and medical complexity, Sister Media Bethesda 2016

Aggarwal, Bharat et al.: The molecular targets and therapeutic uses of curcumin in health and disease, Springer Science and Business Media, New York 2007

Amthor, Frank: Das menschliche Gehirn für Dummies, Wiley-VCH Verlag GmbH und Co KGaA 2013

Baehr, Volker von: Mastzellaktivierungssyndrom, www.imd-berlin.de, 26.9.2016

Baessler, K. H. et al.: Vitamin-Lexikon für Ärzte und Ernährungswissenschaftler, Urban und Fischer München 2002, 3. Auflage

Baumel, Syd: Serotonin – How to naturally harness the power behind Prozac and Phen/Fen, Keats Publishing New Canaan 1997

Benkert, Otto: Pocket Guide Psychopharmaka von A bis Z, 5. Auflage, Springer Verlag Berlin 2018

Beutling, Dorothea M.: Biogene Amine in der Ernährung, Springer Verlag Berlin 1996

Bloom, Willliam: The Endorphin Effect: A breakthrough strategy for holistic health and spiritual wellbeing, Judith Piatkus Ldt., London 2003

Bo, Young Chung and Sook, Young Park et al.: Effect of different cooking methods on histamine levels in selected foods, in: Annals of Dermatology 2017, December, 29 (6); 706714

Bowthorpe, Janie A.: Für die Schilddrüse – gegen den Starrsinn – Stop the Thyroid Madness, Laughing Grape Publishing, Fredricksburg Texas 2012

Breuning, Loretta Graziano: Die Chemie des Glücks, MVG Verlag München 2019

Brunner, Mirjam: Die Wirkungsweise von Serotonin, Dopamin und Noradrenalin im Gehirn bei Depressionen, Books on Demand 2017

Bullmore, Edward: Die entzündete Seele, Goldmann Verlag München 2019

Campbell, Becky: The 4-Phase-Histamine Reset Plan, Salem, MA, 2019

Campbell-McBride, Natasha: Gut and Psychology Syndrome, Medinform Publishing Cambridge 2010

Cordain, Loren: The Paleo Diet, John Wiley and Sons 2002

Cordain, Loren: Das Getreide – zweischneidiges Schwert der Menschheit, Novagenics Verlag Arnsberg 2004

Deppe, Kristin: Neue Wege aus dem Histamin-Dilemma, Tredition Verlag Hamburg 2018

Ehlers, Rolf: Wohlfühlhormon Serotonin – Botenstoff des Glücks, Vianova Verlag Petersberg 2012

Eichinger, Uschi, Kauffmann, Kyra: Die Anti-Stress-Ernährung – Die LOGI-Methode zur Stressbewältigung, Systemed Verlag Lünen, 2. Auflage 2016

Eichinger, Uschi, Kauffmann, Kyra: Der Burnout-Irrtum, Systemed Verlag Lünen, 6. Auflage 2017

Engida, Yazachew: Pharmakologie des Histamins, Verlag Unser Wissen 2020

Fauteck, Jan-Jörg: Melatonin, Verlag Brandstätter 2017

Fritzsche, Doris: Histamin-Intoleranz, GU München 2016

Gershon, Michael D.: The Second Brain, New York 2003

Gröber, Uwe: Mikronährstoffe – Metabolic Tuning – Prävention – Therapie, Wissenschaftliche Verlagsgesellschaft Stuttgart, 3. Auflage 2011

Gröber, Uwe: Orthomolekulare Medizin, 3. Auflage Wissenschaftliche Verlagsgesellschaft mbH Stuttgart 2008

Gröber, Uwe: Arzneimittel und Mikronährstoffe, Wissenschaftliche Verlagsgesellschaft mbh Stuttgart 2018

Guzek, Gaby und Guzek, Bernd: Alkohol – adé, Eigenverlag 2020

Gvodjakova, Anna: Mitochondrial Medicine – Mitochondrial Metabolism, Diseases and Therapy, Springer Verlag 2008

Haas, Jochen: Vigantol – Die Geschichte von Adolf Windaus und die Geschichte des Vitamin D, Kelsterbach 2006

Harper, Harold und Löffler, Georg et al.: Physiologische Chemie, Springer Verlag Berlin 1979

Hedya, Robert J.: The Antidepressant Survival Guide, Harmony Books New York 2000

Heseker, Helmut und Heseker, Beate: Die Nährwerttabelle, Neuer Umschau Buchverlag, Neustadt an der Weinstraße, 3. Auflage 2015

Hoffer, Abram: Orthomolecular treatment for schizophrenia, Lincolnwood Keats 1999

Holford, Patrick: Optimale Ernährung für die Psyche, Veda Nutria Verlag Vordorch 2004

Jarisch, Reinhart: Histamin-Intoleranz, Histamin und Seekrankheit, 3. Auflage, Stuttgart 2013

Kallert, Johanna: Wenn Mastzellen zu viel Histamin ausschütten, Eigenverlag 2019

Kauffmann, Kyra und Kauffmann, Sascha: Jod – das Standardwerk zum vergessenen Heilmittel, Systemed Verlag / RIVA Verlag München, 1. Auflage 2019

Kauffmann, Kyra und Kauffmann, Sascha: KPU/HPU – häufige, aber verkannte Mitochondrienstörungen, Oberhachinger Verlagsgruppe, 3. Auflage 2018

Kauffmann, Kyra und Kauffmann, Sascha: Natürlich High, Systemed Verlag / RIVA-Verlag München 2020

Kauffmann, Kyra und Kauffmann, Sascha: Eltern werden 40+, VAK Verlag Kirchzarten 2020

Kharrazian, Datis: Was ist bloß mit meinem Gehirn los?, VAK Verlag Kirchzarten 2018

Kuklinski, Bodo: Das HWS-Trauma, Aurum Verlag 2007

Kuklinski, Bodo: Schwachstelle Genick, Aurum Verlag 2010

Kuklinski, Bodo und Schemionek, Anja: Mitochondropathie – Heilung ausgeschlossen, Aurum Verlag Bielefeld 2014

Kuklinski, Bodo und van Lunteren, Jeroen. Neue Chance – gesünder mit Mikronährstoffen. Aurum Verlag Bielefeld; 2012

Lamprecht, Heinz: Medikation bei systemischen Mastzellaktierungserkrankungen (MCAD), www.mastzellaktivierung.info

Lee, James: Your Brain Electric, Helix Publishing 2017

Lieberman, Daniel Z. und Michael E. Long: Ein Hormon regiert die Welt – wie Dopamin unser Verhalten steuert und das Schicksal der Menschheit bestimmt, Riva Verlag München 2019

Mayr, Franz X.: Darmgesundheit, Graz 1968

Maslinski, Czeslaw: Histamine, Dowden, Hutchinchon and Ross Inc. 1973

Mechoulam, Rephael: Cannabinoids as therapeutics, Birkhäuser Verlag Basel 2005

Nasmyth, P. A.: Histamine release and the „stress" phenomen, in British Journal of Pharmacological Chemotherapy, March 1955

Pall, Martin: Explaining unexplained illnesses, Harrington Park Press New York 2009

Parker, James N. und Philip M.: Histamines – a medical dictionary, ICON Health Publications 2004

Pauling, Linus: Vitamin C und der Schnupfen, Verlag Chemie Weinheim 1972

Pert, Candace B.: Moleküle der Gefühle – Körper, Geist und Emotionen, Rororo Verlag Reinbek, 4. Auflage 2011

Pfeiffer, Carl: Total Nutrition, New York 1980

Pfeiffer, Carl: Nutrition and Mental Illness, Rochester 1987

Pfeiffer, Carl: Nährstofftherapie bei psychischen Störungen, Heidelberg 1989

Pham, Linh und Baiocchi, Leonardo et al.: The interplay between mast cells, pineal gland and circadian rhythm: Links between histamine, melatonin and inflammatory mediators, in Journal of Pineal Research, 5th October 2020

Pollmer, Udo: Zusatzstoffe von A bis Z: Was Etiketten verschweigen, 2017

Ross, Julia: Was die Seele essen will – die Mood Cure, Klett Verlag Stuttgart, 2. Auflage 2010

Runow, Klaus-Dietrich: Der Darm denkt mit – wie Bakterien, Pilze und Allergien das Nervensystem beeinflussen, Südwest Verlag München 2011

Schleip, Thilo: Histamin-Intoleranz, Trias Verlag Stuttgart 2004

Schwabe, Ulrich und Paffrath, Dieter et al.: Arzneimittelverordnungsreport 2020, Springer Verlag Berlin 2020

Selye, Hans: Stress beherrscht unser Leben, Heyne Verlag Düsseldorf 1957

Strunz, Ulrich: Das Schlaf-Buch-Gut, Heyne Verlag München 2018

Strunz, Ulrich: Blut – die Geheimnisse unseres flüssigen Organs, Heyne Verlag München 2016

Talbott, Shawn: The Cortisol Connection, Publishing Group West Berkeley

Tsafrir, Judy: MHFR, Methylation and Histamine in Psychiatric Conditions, in Psychologytoday.com, November 2017

Walsh, William J.: Psychische Erkrankungen anders behandeln, VAK Verlag Kirchzarten 2016

Williams, Roger, J.: Biochemical Individuality, Texas 1998

Wilson, James L.: Adrenal Fatigue – The 21st Century Stress Syndrome, Smart Publications, Petaluma 2017

Vohora, Divya S.: The Third Histamine Receptor, Selective Ligands as Potential Therapeutic Agends in CNS Disorders, 2009

Wunsch, Alexander: Die Kraft des Lichts, Riva Verlag München 2019

Yasko, Amy: Feed Good Nutrigenomics – Your Roadmap to Health, NRI 2014

Studien/Wissenschaftliche Publikationen/ Fachartikel

Afrin, Lawence und Demsey, Tania T. et al.: Diagnosis of mast cell activation syndrome: a global „consensus-2“, in: Diagnosis, 22.04.2020

Auth, Patrick und Hoffmann, Kyra: Wenn Histamin auf die Nerven geht, in: COMED, Mai 2011

Bieger, Wilfried P.: Schlaf warum?, in: OM und Ernährung 2009, Nr. 129

Bieger, Wilfried P.: Neurostress – eine Einführung, Teil 1, in: OM und Ernährung 2013, Nr. 143

Bieger, Wilfried P.: Neurostress – eine Einführung, Teil 2, in: OM und Ernährung 2013, Nr. 145

Comas-Baste, Oriol und Sanchez-Perez, Sonia et al.: Histamine Intolerance: The Current State of the Art, in: Biomolecules, August 14, 2020 10(8):1181

Gonzales-Diaz, Sandra und Sanchez-Borges, Mario: Chronic Urticaria and thyroid pathology, in World Allergy Organization Journal 2020, March 6, 13 (3)

Hodmann-Jeddi, Christina: Darmbakterien beeinflussen psychische Gesundheit, in: Pharmazeutische Zeitung, 05.02.2019

Hoffmann, Kyra und Kauffmann, Sascha: Die Gut-Brain-Axis, in: COMED Juli 2013

Kuklinski, Bodo und Fuchs, Norbert: Methylgruppen-Stoffwechsel, in: OM und Ernährung, Nr. 156, 216

Lambert, G. und Reid, C. et al.: The effect of sunlight and season on serotonin turnover in the brain, in: The Lancet, Volume 360, December 2002

Landucci, Elisa und Laurina, Accuntiatina et al.: Thyroid Hormone, Thyroid Hormone Metabolites and Mast Cells: A less explored issue, in: Front Cell Neuroscience, 2019; 13:79

Lichtman, Aron und Schlosburg, Joel et al.: CB1 receptors mediate rimonabant-induced pruritic responses in mice: investigation of locus in action, in: Psychopharmacology, August 2011

Mainz, Laura und Verana Schwarzer et al.: Effects of histamine and diamine oxidase activities on pregnancy: a critical review, in Human Reproductive Update, Volume 14, No. 5, May 2008

Molderings, Gerhard J. und Kolck U. et al.: Die systemische Mastzellerkrankung mit gastrointestinal betonter Symptomatik – eine Checkliste als Diagnoseinstrument, in: Deutsche Medizinische Wochenschrift 2006, 131: 2095–2100

Molderings, Gerhard J. und Homann, J. et al.: Systemische Mastzellaktivierungserkrankung – ein praxisorientierter Leitfaden zur Diagnostik und Therapie, in: Deutsche Medizinische Wochenschrift 30/2014

Mommert, Susanne und Gutzmer, R. et al.: Die Rolle von Histamin und seiner spezifischen Rezeptoren, insbesondere des Histamin-H4-Rezeptors, bei chronisch-entzündlichen Hautkrankheiten, in: Allergologie, Jahrgang 37, Nr. 2/2014, S. 68–76

Pöhlau, Dieter und Raithel, Martin et al.: Neurologische und psychiatrische Symptome der systemischen MCAD, in: Neurotransmitter, 2015; 26(9)

Raithel, Martin und Hahn, E. G.: Mediatordiagnostik am Gastrointestinaltrakt, in: Hahn, E. G. Klinische Gastroenterologie, Thieme Verlag Stuttgart 2000, S. 108–109

Schwelberger, Hubert G.: Histamine intolerance: a metabolic disease, in: Inflammation Research, 2010 March, 59, 2, 219–21

Valent, Peter und Akin, Cem et al.: Proposed diagnostic algorithm for patients with suspected Mast Cell Activation syndrome, in: The Journal of Allergy and Clinical Immunology, February 2019

Verheesen, R. H. und Schweitzer, C. M.: Micronutrients and amino acids, main regulators of physiological processes, in: Medical Hypotheses October 2009

Ärztezeitung online vom 18.5.2011: Entsteht Angst im Darm und nicht im Kopf?

Ärztezeitung online vom 18.3.2018: Arzneimittelmissbrauch: Doping für die Nerven

Ärztezeitung online vom 01.10.2019: Häufiger Depressionen diagnostiziert

Deutsches Ärzteblatt (2013): Intestinale Mikrobiota: Ein „Ökosystem" mit Potenzial, 110 (8): A320

Deutsches Ärzteblatt (2006): Die verschiedenen Gesichter der Histaminintoleranz

Konsequenzen für die Praxis, 103 (51–53)

www.brigitte.de/histaminunverträglichkeit, 29.01.2020

www.faz.de: Deutschland hat ein Alkoholproblem, 17.04.2019

www.pharmazeutische-zeitung.de: Neue Generationen von Antihistaminika, 05.08.2011

www.pharmazeutische-zeitung.de: Geheime Studie mit Famoditin als Covid-19-Mittel, 29.04.2020

www.pharmazeutische-zeitung.de: Darmbakterien beeinflussen psychische Gesundheit, 05.02.2019

www.zeit.de: Vom Bauch zum Kopf, 19.04.2019

BILDNACHWEISE

Adobe Stock: patypixie, tantawat, Andrea - alle KI-generiert (Cover)
Shutterstock: AT-Produktion (11), Vierundsiebzig (19), eQuinox Studio (45), New Africa (52, 55, 59, 92, 115, 129, 170, 207), Nitr (60), Monica Carvajal Salmeron (66), VeronikaSmirnaya (68), Mari Brue (69), Irina Meliukh (70), Mariya Surmacheva (72), Tatiana Volgutova (73, 124), Kiian Oksana (74), Anna Shalam (76), Mo Farren Fotografie (77), Graphicgaze (78/79), juefraphoto (80), margouillat photo (81, 88, 149), rainbow 33 (82), Rimma Bondarenko (84, 114, 166), olepeshkina (85), Oksana Mizina (86, 153), Julia Michailowa (86), Sergii Koval (89, 150), MariaKovaleva (91, 110, 141), teleginatania (92), Pixel-Shot (94, 148, 155), Elena Veselova (95), Stockcreations (96), danieleorsi (97), Kalpana Jayasekara (98), Nataliya Arzamasova (100), Nomad Pixel (101), Pavel.Spas (102), Natalia Mylova (103), Mykhailo Repuzhynskyi (104), GoWithstock (107), Martin Rettenberger (108), Shebeko (109), Katarzyna Hurova (111, 154), Mahda (112), Mapa kulture (115), Gaus Alex (116), Olinda (117), Giancarlo Polacchini (118), Zivica Kerkez (120), Asya Nurullina (123), Dargor (124), Vladislav Noseek (125), Kabachki.photo (126), Timolina (128), Yu_Zh (129), nelea33 (130), manulito (131), kochabamba (132, 135), Ildi Papp (133), nadianb (134), Agnes studio (136), hlphoto (137), Alexandralaw1977 (138), Astrid AC (140), Tatiana Vorona (142), Darko-HD Photography (144), Aleksey Khoruzhenko (145), Viktor1 (146), Brent Hofacker (147), ElenaBoronina (154), truembie (156), A_Lein (159), Afanasieva (160), kostrez (161), JeniFoto (162), Oleksandra Naumenko (163), Azeem Amin (164), nalinratphi (165), NDAB Creativity (170), Julie208 (173), valeriiaarnaud (174), Karl Allgaeuer (175), Oksana Karuna (176), natalia bulatova (177), Foodio (178), Maria Tebriaeva (179), MarinelaM (180), Catherine Murray (182), Murilo Mazzo (183), Onggatama (184), Jacek Chabraszewski (187), Cesarz (188), NoirChocolate (189), karolfogarasi (191), C Teubner (192), Purrfect_photo (194), hsunny (195), ShDrohnenFly (196), SamSamFM (197), Sanja Miljevic (198), Stephanie Frey (199), Barbara Neveu (200), kokofoundit (201), bakecycle (202), Shutterstock AI Generator (206), NatalyaBond (207), istetiana (208), Irina Rostokina (209)
Privat: Autorenfoto (12, 13)
freepik/de.freepik.com: (21)
KI-generiert: (40, 42, 212)

NOTIZEN